Lo que se debe saber

CANNABIS MEDICINAL

Lo que se debe saber

Autora:

Dra. Claudia Bonaudo M.

Coeditores:

Dra. Xiomara García O.

Dra. Paula Martínez-M.

Dr. Juan Manuel Orjuela R.

Dra. Lenis Rivera A.

Cannabis Medicinal

Copyright © 2024 por Claudia Bonaudo M

Aviso Legal

Todo el material contenido en este libro se proporciona sólo con fines educativos e informativos. No se puede asignar responsabilidades por los resultados obtenidos del uso de este material. Aunque se han realizado todos los intentos para proporcionar información precisa y eficaz, el autor no asume ninguna responsabilidad por la precisión o el uso / uso incorrecto de dicha información.

Todos los Derechos Reservados

Ninguna parte de este libro puede ser reproducida, almacenada en un sistema de recuperación o transmitida por cualquier medio, electrónico, mecánico, por fotocopia, grabación, escaneo, o de otro modo, sin la autorización previa por escrito del autor.

Lo que se debe saber

DEDICATORIA

Este libro está dedicado a todo el personal de salud que diariamente da su vida por el bienestar de los pacientes.

A los investigadores que gracias a su trabajo y dedicación han demostrado los beneficios que aportan los cannabinoides y poco a poco han ayudado a cambiar la forma de pensar que mucha gente tiene acerca de esta planta.

A los pacientes que son nuestros principales maestros y que confían en poner su salud en nuestras manos.

Dedico este libro a ti lector por mostrar interés en un tema que ha sido prohibido por casi un siglo, por informarte y tener las herramientas necesarias para conocer más acerca del Cannabis, una planta que nos puede ayudar de una forma más natural y con menos efectos adversos.

Cannabis Medicinal

Lo que se debe saber

Tabla de contenido

INTRODUCCIÓN 12

Capítulo 1. HISTORIA 15

1.1 Inicios del cannabis 15

1.2 Prohibición del cannabis en México 20
1.2.1 El Porfiriato 21
1.2.2 Degeneración de la raza 22

1.3 Prohibición del cannabis en los Estados Unidos de América 25
1.3.1 Minorías y racismo 26
1.3.2 Intereses económicos 27
1.3.3 Marihuana Tax Act 29
1.3.4 Informe La Guardia 31
1.3.5 El Acta Boggs y la Convención Única sobre Estupefacientes de la ONU. 31

1.4 Situación Regulatoria en Países de América 33

Capítulo 2. CANNABIS Y FITOCANNABINOIDES 36

2.1 Cannabis. La planta 36

2.2 Fitocannabinoides, terpenos y flavonoides 40
2.2.1 Fitocannabinoides 42
2.2.2 Terpenos 47
2.2.2.1 Monoterpenos 48
2.2.2.2 Sesquiterpeno 50
2.2.3 Flavonoides 51

2.3 Sinergia. *"Efecto entourage"* **o efecto séquito** 52

Capítulo 3. EL SISTEMA ENDOCANNABINOIDE 54

3.1 Receptores cannabinoides **55**

3.2 Cannabinoides endógenos **60**

3.3 Enzimas **62**

3.4 Deficiencia clínica de endocannabinoides **64**

3.5 Cannabinoides farmacéuticos **66**

Capítulo 4. MÉTODOS DE EXTRACCIÓN 69

4.1 Extracción sin uso de solventes **70**
4.1.1 Hachís 71
4.1.2 Kief 72
4.1.3 Rosin 73

4.2 Extracción a base de solventes **74**
4.2.1 Extracción de aceite de hash con butano (BHO) 74
4.2.1.1 Resina viva 75
4.2.2 Aceite de Rick Simpson (RSO) 76
4.2.3 Extracción a base de CO_2 supercrítico 77
4.2.4 Separación molecular 77
4.2.5 Tinturas 78

4.3 Analítica de laboratorio para control de calidad del cannabis **79**

Capítulo 5. CULTIVARES DE CANNABIS 83

5.1 Debate actual de las diferencias taxonómicas entre Cannabis sativa, Cannabis indica, Cannabis afgánica, Cannabis ruderalis e híbridos **84**

5.2 *"Indica"*, *"sativa"* e híbrido **88**

5.3 Híbridos con dominancia *"indica"* e híbridos con dominancia *"sativa"* **90**

Lo que se debe saber

Capítulo 6. VÍAS DE ADMINISTRACIÓN 92

6.1 Vía inhalada 93
6.1.1 Fumado.. 95
6.1.1.1 Cigarro 97
6.1.1.2 Pipas.. 99
6.1.1.3 Pipas de agua o bongs 100
6.1.2 Vaporizado 102
6.1.2.1 Dabs 106
6.1.3 Nasal..107

6.2 Vía oral 109
6.2.1 Aceites 110
6.2.2 Tinturas...112
6.2.3 Comestibles 113
6.2.3.1 Jugo de cannabis crudo 116
6.2.4 Aerosol sublingual u oromucoso............................117
6.2.5 Supositorios 118

6.3 Vía tópica... 120
6.3.1 Cremas y lociones 122
6.3.2 Ungüentos y pomadas. 122
6.3.3 Sales de baño 123
6.3.4 Parches transdérmicos y gel 124

CAPÍTULO 7. EFECTOS ADVERSOS 127

7.1 Más comunes, comunes y raros 130

7.2 Leves, moderados y severos. 131

Capítulo 8. PERSONAS MAYORES 141

Capítulo 9. INTERACCIONES FARMACOLÓGICAS 144

9.1 Farmacocinética y Farmacodinamia....................... 145

9.2 Inhibición e inducción enzimática 147
9.2.1 Interacciones con THC..147

9.2.2 Interacciones con CBD 150

9.3 Interacciones medicamentosas con THC y CBD **152**

9.4 Contraindicaciones relativas vs. absolutas **154**

Capítulo 10. APLICACIONES TERAPÉUTICAS 156

10.1 Enfermedades autoinmunes **162**
10.1.1 Artritis 164
10.1.2 Fibromialgia 166
10.1.3 Lupus eritematoso sistémico 169

10.2 Padecimientos dermatológicos **173**
10.2.1 Acné vulgaris 174
10.2.2 Dermatitis 176
10.2.3 Epidermólisis ampollosa 177
10.2.4 Esclerodermia 179
10.2.5 Prurito 180
10.2.6 Psoriasis 182

10.3 Enfermedades gastrointestinales **184**
10.3.1 Enfermedad inflamatoria intestinal 184
10.3.2 Náusea y vómito inducidos por quimioterapia 188
10.3.3 Síndrome de Intestino Irritable 190

10.4 Enfermedades musculoesqueléticas **194**
10.4.1 Espasmos musculares 195
10.4.2 Fracturas, osteoporosis 197

10.5 Padecimientos ginecológicos **200**
10.5.1 Endometriosis 201
10.5.2 Menopausia 203
10.5.3 Síndrome premenstrual y dismenorrea 204

10.6 Enfermedades psiquiátricas **207**
10.6.1 Trastorno por consumo de opioides y otras sustancias 208
10.6.2 Trastornos de ansiedad 211
10.6.2.1 Trastorno de ansiedad generalizada 213
10.6.2.2 Trastorno de ansiedad social 215

10.6.2.3 Trastorno por estrés postraumático (TEPT).................217
10.6.3 Esquizofrenia.................219
10.6.4 Síndrome de Gilles de la Tourette.................222
10.6.5 Trastornos del sueño.................224
10.6.6 Trastorno depresivo mayor.................228
10.6.7 Trastorno por consumo de cannabis.................231

10.7 Enfermedades neurológicas.................239
10.7.1 Cefaleas.................240
10.7.2 Enfermedades neurodegenerativas.................241
10.7.2.1 Enfermedad de Alzheimer.................242
10.7.2.2 Esclerosis lateral amiotrófica.................244
10.7.3 Epilepsia.................247
10.7.4 Esclerosis Múltiple.................249
10.7.5 Lesión cerebral traumática, encefalopatía traumática crónica.................251
10.7.6 Trastorno del espectro autista.................254
10.7.7 Trastornos del movimiento.................257
10.7.7.1 Distonías.................258
10.7.7.2 Enfermedad de Parkinson.................259

10.8 Dolor crónico.................261
10.8.1 Dolor oncológico.................264
10.8.1.1 Dolor neuropático oncológico.................266
10.8.2 Dolor crónico no oncológico.................267
10.8.2.1 Dolor nociceptivo.................268
10.8.2.2 Dolor neuropático.................269
10.8.2.3 Dolor nociplástico.................271
10.8.3 Recomendaciones sobre dosificación y administración de cannabis medicinal para tratar el dolor crónico.................272

10.9 Cáncer.................275
10.9.1 Tumores cerebrales.................279
10.9.2 Cáncer de colon y recto.................281
10.9.3 Tumores óseos.................282
10.9.4 Cáncer de mama.................283
10.9.5 Cáncer de piel.................284

10.10 Cuidados Paliativos.................287

Capítulo 11. CÓMO ENCONTRAR LA DOSIS ÓPTIMA 289

11.1 Efecto bifásico 292

11.2 Retos comunes 294

11.3 Paciencia y flexibilidad 297

11.4 Diario de tratamiento 299

Capítulo 12. TRATANDO AL PACIENTE, NO A LA ENFERMEDAD 301

12.1 Fortalecer el sistema endocannabinoide 303
12.1.1 Alimentación 303
12.1.2 Suplementos 309
12.1.3 Estilo de vida 312

12.2 Espiritualidad 314

12.3 Consentimiento informado 316

Capítulo 13. RECOMENDACIONES PARA ALMACENAR LOS PRODUCTOS CON CANNABIS 317

13.1 Almacenaje de las flores de cannabis 317

13.2 Almacenaje de productos con cannabis 319

13.3 Enseñar al paciente a leer la etiqueta 320

Capítulo 14. PREGUNTAS Y MITOS COMUNES 323

ANEXOS 332

REFERENCIAS DE LAS IMÁGENES 339

Lo que se debe saber

BIBLIOGRAFIA 345

AGRADECIMIENTOS 384

INTRODUCCIÓN

Por muchos años la planta de cannabis ha sido prohibida, llegando a estar clasificada en la misma categoría que la cocaína y la heroína por la *"Drug Enforcement Administration"* (DEA por sus siglas en inglés), por lo cual será complicado eliminar el estigma de lo que hoy se sabe es una planta con propiedades farmacológicas únicas, que le permite tener potenciales efectos terapéuticos en diversas condiciones clínicas.

Para entender los posibles beneficios que esta planta nos ofrece se debe remontar a la historia y así, también conocer los intereses que existieron y que seguramente continúan existiendo, razón por la cual no está aún legalizada o regulada en muchos países del mundo.

¿Qué son los fitocannabinoides, los terpenos y la sinergia, conocida también como *"efecto entourage"*? ¿Por qué se considera mucho más importante y con mayor efectividad consumir la planta en su estado natural que solamente como un compuesto aislado?

Para entender los tantos beneficios del cannabis, primero se explican las diferentes variedades de esta planta, llamadas también cultivares. Posteriormente se entra a lo que hasta hoy se conoce de un sistema de regulación interna (homeostasis) que tienen todos los animales vertebrados, el cual fue descrito a principios de los años noventa: el Sistema Endocannabinoide. Este sistema está ligado a muchas funciones del cuerpo humano, las cuales, al perder su balance, comienzan a expresar diferentes signos y síntomas y, si no se regulan a tiempo, se comienzan a expresar a través de enfermedades.

Lo que se debe saber

Gracias a las múltiples investigaciones que se han realizado, la gran mayoría en animales de laboratorio y tejido celular, hoy se sabe que existen diferentes receptores cannabinoides en el cuerpo humano; los más estudiados son los llamados CB1 y CB2: su localización, la función que desempeñan y el efecto que tienen los cannabinoides en el organismo humano, han permitido un mayor entendimiento de la actividad farmacológica que éstos podrían tener en diferentes patologías.

Se busca dar respuesta a inquietudes como: cuáles son las vías de administración más comunes y efectivas, cómo se absorbe y se distribuye en el cuerpo, así como los efectos adversos que se pueden presentar con la administración de cannabinoides. Adicionalmente, mencionar las interacciones medicamentosas reportadas en la literatura médica, principalmente asociadas al uso concomitante

con delta-9 tetrahidrocannabinol (THC) y cannabidiol (CBD), por lo que es fundamental una prescripción responsable y segura del cannabis medicinal, con estricta supervisión médica.

También, para qué enfermedades y síntomas es de gran ayuda el cannabis medicinal, la manera correcta de recomendarlo y lo importante que es, tanto para el paciente como para el médico, ir de la mano con una excelente comunicación, confianza, paciencia y disciplina.

La importancia de llevar un diario donde se registren todos y cada uno de los detalles alrededor de la administración y consumo del tratamiento a base de cannabinoides, así como de los efectos terapéuticos y secundarios presentados durante el proceso de titulación de la dosis, lo cual es clave para un manejo seguro del paciente.

Con este libro se busca ofrecer herramientas que permitan reducir las brechas y barreras que hoy por hoy existen en relación con el conocimiento y la educación en materia de cannabis medicinal entre los profesionales de la salud y las personas interesadas en la terapia complementaria con cannabinoides. Esta información será útil para desmitificar las creencias que existen, y explicar, desde la evidencia científica y la experiencia clínica, lo que se considera crítico para ofrecer recomendaciones informadas a los pacientes que podrían beneficiarse de estos tratamientos a base de cannabinoides.

Este libro no intenta reemplazar la supervisión, el conocimiento y la ayuda de un profesional de la salud. Todo aquel que esté contemplando el uso de cannabis medicinal debe de consultarlo con su médico.

En los estados, países, o ambos, donde aún está prohibido el cultivo, el uso o la venta de cannabis, es fundamental tener en cuenta que es muy riesgoso infringir las leyes y que el hacerlo puede tener consecuencias graves. Además, la ausencia de un marco regulatorio claro en materia de cannabis medicinal favorece al acceso de productos provenientes del mercado ilegal, donde se desconocen los componentes y los posibles contaminantes como pesticidas, metales pesados y microorganismos que pueden poner en riesgo al paciente. Por lo anterior, se recomienda estar bien informados y, en el caso de estar prohibido, abstenerse de consumir productos a base de cannabinoides, puesto que no es posible garantizar la calidad y un respaldo sanitario por parte de las entidades gubernamentales competentes.

Lo que se debe saber

Capítulo 1. HISTORIA

1.1 Inicios del cannabis

El cannabis ha existido desde hace más de diez mil años. Su origen se encuentra en la cordillera de Asia Central, en el macizo de Altái. Se ha utilizado desde la antigüedad y es una planta que ha mostrado grandes beneficios y múltiples usos.

Desde tiempos muy antiguos, las fibras del cáñamo o 'hemp' en inglés, planta del género cannabis, se utilizaban para la elaboración de una gran variedad de productos, como ropa, cuerdas, sacos, telas, papel, etc. Sus semillas también han sido utilizadas como alimento, tanto para el hombre como para los animales, debido a sus propiedades nutritivas, ya que son ricas en grasas poliinsaturadas, ácidos grasos esenciales y proteínas. Y principalmente las flores de la planta de cannabis para el tratamiento de una gran variedad de padecimientos, que es en lo que más se enfoca este libro.

El primer registro de su uso medicinal data desde tiempos del emperador Shen Nung en China, quien gobernó hace ya 4700 años. Se han encontrado escritos donde el cannabis se menciona como un importante remedio herbolario.

La planta de cannabis se cultivó por primera vez en Asia. Alrededor del 2000 a.C pasó de China a Corea y también a la India. Sus fibras se utilizaban para fabricar textiles, sus semillas se consumían, y las flores se ocupaban en ceremonias religiosas y como medicamento.

Posteriormente se extendió al Medio Oriente (1500-200a. C.) donde se utilizó como medicamento en Egipto y Grecia. En los textos religiosos del Zoroastrianismo (antigua Persia) el cannabis se describe como la planta medicinal más importante (Backes, 2014).

También la Europa céltica, antes de la conquista romana, tenía grandes extensiones dedicadas al cultivo del cáñamo, ya que era utilizado para hacer las velas de los barcos vikingos al igual que cuerdas, calzado y ropa (SCA CENTRE MÈDIC).

Sin embargo, no existen registros del uso o cultivo del cannabis en el México prehispánico. De hecho, se dice que los españoles fueron los que trajeron esta planta a América, a la cual llamaban cáñamo y comenzaron a sembrarla para la utilización de sus fibras, dando así pie al uso religioso y terapéutico de sus flores.

En 1753 Carl Linnaeus identificó sólo una especie de cannabis y le asignó el nombre científico de Cannabis sativa L. la cual se muestra en la figura 1.

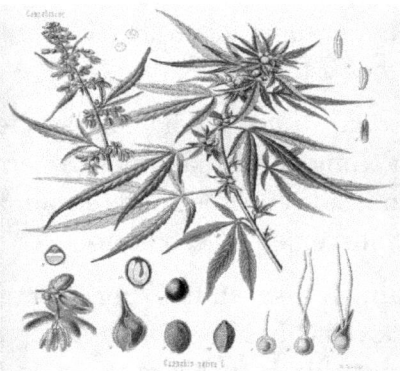

Figura 1. Cannabis sativa L.[a]

Años más tarde, en 1785, le fueron dados algunos especímenes de plantas recolectadas en la India al eminente biólogo de nombre Jean-Baptiste A. Lamarck, quien, basado en varias características, incluyendo sus tallos firmes, su corteza delgada y la forma de sus hojas y flores, decidió que debía distinguirse de la C. sativa L, por lo que le da el nombre de Cannabis indica Lam (Watts, 2006).

En Europa, alrededor del 1838 el médico irlandés William O´Shaughnessy fue el primero en demostrar interés en el uso medicinal del cannabis. Anteriormente había trabajado en Calcuta, India, donde el cannabis era utilizado como un remedio habitual, por lo que a su regreso a Inglaterra comenzó a experimentar con animales y posteriormente lo utilizó en personas que sufrían de diferentes condiciones médicas como el reumatismo, la rabia, el cólera, el tétanos y la epilepsia. El mejor resultado lo consiguió en los pacientes que presentaban reumatismo, logrando disminuir el dolor (Earleywine, 2005). Sus investigaciones fueron publicadas en 1842 en la revista 'Transactions of the Medical and Physical Society of Bengal', donde comenta que *"en el cannabis la profesión ha ganado un remedio anticonvulsivo de gran valor"* (O'Shaughnessy, 1838-1840).

Se comenzó a utilizar con fines medicinales teniendo muy buenos resultados en diferentes padecimientos, a tal grado que el médico personal de la Reina Victoria, J. Russell Reynolds publicó en 1890 en la revista 'The Lancet' un escrito donde menciona la forma de dosificar al cannabis y los diferentes padecimientos en los cuales él lo utilizaba, y donde encontró el mayor beneficio. Existen rumores de que la propia Reina Victoria lo utilizaba para dismenorrea, pero J.R. Reynolds no lo menciona en su escrito (Reynolds, 1890).

El cannabis también se consumía de forma recreativa principalmente en pequeños círculos intelectuales, como el famoso Club des Haschischiens, fundado en 1840 por ilustres escritores franceses como Balzac, Baudelaire, Dumas, Gautier y Delacroix.

De 1850 a 1942 el cannabis estuvo incluido dentro de la farmacopea de los Estados Unidos, en el catálogo médico de 1919. Empresas farmacéuticas como Parke-Davis (actualmente propiedad de Pfizer), Abbott, UpJohn & Co, Eli Lilly y Squibb de Bristol-Myers Squibb comercializaban preparados en diferentes presentaciones que lo contenían como talco, tabletas y tinturas, y era utilizado para una gran variedad de padecimientos como epilepsia, síntomas menstruales, migrañas, parásitos estomacales, enfermedades mentales y adicción (Borchardt, 2015). Sin embargo, el cannabis fue removido de la farmacopea de los Estados Unidos por su asociación con crímenes y preocupación relacionada con efectos psicotrópicos, y catalogado como sustancia controlada Clasificación I, estatus dado a una droga o sustancia con alto potencial de abuso por la agencia *"Drug Enforcement Administration"* (DEA por sus siglas en inglés) y que le fue otorgado por la Ley de Sustancias Controladas del Congreso de Estados Unidos en 1960 (U.S. Department of Justice, 2016).

En la figura 2 se pueden observar diferentes presentaciones como píldoras y tinturas hechas a base de extracto de cannabis que se encuentran exhibidos en el Museo de Hash, Marihuana y Cáñamo en la ciudad de Ámsterdam.

Lo que se debe saber

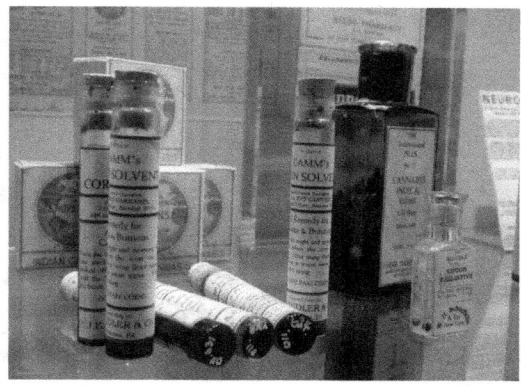

Figura 2. Preparados medicinales de extracto de cannabis.[b]

Actualmente existen drogas aprobadas por la *"Food and Drug Administration"* [FDA por sus siglas en inglés, la cual es la agencia del gobierno de los Estados Unidos de América responsable de la regulación de medicamentos, alimentos, cosméticos, aparatos médicos, así como productos biológicos y derivados sanguíneos] que desafortunadamente tienen un alto grado de dependencia y han ocasionado la muerte de un gran número de pacientes, aun cuando se consumen bajo prescripción e indicación médica. El cannabis existe y se ha consumido desde hace miles de años sin llegar a ser letal, por lo que se considera la sustancia más probada de la historia, más que cualquier otro medicamento.

1.2 Prohibición del cannabis en México

La llegada de los españoles a América trajo consigo un gran número de cambios en las costumbres de los habitantes indígenas.

En el caso específico de México, previo a la conquista, era común el uso de sustancias psicoactivas, como el peyote y hongos alucinógenos por sacerdotes y adultos para fines religiosos (Motolinía, 1969).

Sin embargo, no existen referencias del cannabis en la cultura prehispánica y se dice que fueron los españoles los que lo trajeron a la *"Nueva España"*. Se cree que el cannabis comenzó a incorporarse a la herbolaria indígena a partir del siglo XVI, la cual, junto con las sustancias arriba mencionadas, se utilizaban principalmente con fines metafísicos y espirituales en ritos ceremoniales. Por lo que la iglesia católica, encargada de juzgar y condenar cualquier acto diferente a su fe, condenó todo tipo de práctica relacionada con las creencias originales de los indígenas. Por consiguiente, la utilización de estas plantas comenzó a prohibirse, ya que se consideraba como acto supersticioso o hechicero, dando pie al control de sustancias psicoactivas (Tenorio, 1991).

A partir del año 1831 comenzaron a aparecer las primeras leyes con relación al control de drogas, preocupándose principalmente por la salud de la población debido a varios brotes de intoxicación por medicamentos adulterados, y no tanto por los efectos adversos que éstas podrían causarles a las personas. Alrededor de 1884 se comenzó a prohibir la venta de medicinas fuera de las farmacias.

En el Código de Salubridad de 1892 se reconoce a la marihuana [término introducido por los mexicanos ya que en los Estados

Lo que se debe saber

Unidos de América y el resto del mundo era conocida como cannabis] y sus derivados con propiedades medicinales y con venta exclusiva en farmacias y droguerías, así como a muchos otros preparados, incluyendo la belladona, cafeína, cocaína, morfina, opio, etc. Sin embargo, en ese momento, ya se encontraban regulados y debían de ser vendidos solamente por prescripción médica (Schievenini, 2012).

1.2.1 El Porfiriato

Se le conoce como *'El Porfiriato'* el periodo de 1876 a 1911 en México, cuando fue presidente de ese país Porfirio Díaz. Una era dictatorial donde el país presentó una amplia modernización, pero las libertades eran limitadas y la prensa silenciada, beneficiando a las élites dominantes y reprimiendo a la organización popular.

Durante el Porfiriato, el orden moral de las *"clases educadas"*, bajo la influencia del catolicismo virreinal, comenzó a condenar las conductas antisociales, la embriaguez, la falta de higiene, las enfermedades venéreas, las malformaciones, el mal uso de drogas y medicamentos, entre otras cosas. A esto se le llamó *"degeneración de la raza"* y se utilizó a partir de las primeras décadas de 1900 como un medio de control social de las clases favorecidas hacia las clases marginadas, las cuales eran consideradas anormales, criminales o portadoras de enfermedades mentales.

Alrededor de esta misma época, en 1909, se realizó en Shanghái, China, la primera Convención Internacional para el Control de la Venta de Drogas, organizada por los Estados Unidos de América debido a la preocupación especialmente por la gran cantidad de opio que se consumía en diferentes partes del mundo, ya que comenzaba a ser un problema general. Sin embargo, en esta convención no se obtuvo ningún resultado importante sobre el tema del opio y ni siquiera se mencionó al cannabis. No fue hasta 1912, cuando se realizó una siguiente convención en La Haya, Países Bajos, que se prohibió el comercio internacional de medicamentos a base de opio. Se prohibieron sus usos medicinales y se exigió a los países que firmaron que existiera una regulación en materia de importación, exportación y venta interna de opio como medicamento. En esta convención, los Estados Unidos de América propuso también prohibir el cannabis, sin embargo, los demás países se opusieron (Musto, 1993).

Recordemos que el 20 de noviembre de 1910 comenzó la revolución en México, por lo que debido a este suceso y a pesar de haber asistido a la Convención de La Haya, no fue sino hasta 1927 cuando se publicó en el Diario Oficial de la Federación lo acordado en dicha convención. *"Decreto por el cual se promulga la Convención Internacional del Opio y el protocolo respectivo celebrados entre varias naciones, en La Haya, Países Bajos, el día 23 de enero de 1912"* (Diario Oficial, 1927).

1.2.2 Degeneración de la raza

Posterior a este período revolucionario, el gobierno mexicano se concentró en disminuir las problemáticas sanitarias acudiendo a distintas convenciones panamericanas. Hay que tener presente lo importante que era para los gobiernos de diferentes países de América y el Caribe evitar la propagación de enfermedades que *"degeneraran la especie humana y que perturbaran el desarrollo del hombre"* haciendo énfasis en erradicar el consumo de alcohol en América.

Sin embargo, en México, debido a la facilidad del cultivo y las características medicinales de la marihuana, era económico y muy sencillo utilizarla, especialmente por las clases marginadas, las cuales como ya se mencionó, eran despreciadas por las élites sociales. Esto provocó que el peso moral de la sociedad, junto con la presión internacional por respetar los convenios firmados, se sumaran para que el gobierno mexicano comenzara a redactar leyes cada vez más estrictas respecto a ciertos medicamentos, a los cuales posteriormente los clasificarían como narcóticos o drogas. Y fue en 1920 cuando el gobierno mexicano realizó las modificaciones constitucionales respecto al control formal de drogas y se promulgó el decreto *"Disposiciones sobre el comercio de productos que pueden ser utilizados para fomentar vicios que degeneren la raza, y sobre el cultivo de plantas que pueden ser empleadas con el mismo fin"*. Al momento de su prohibición, no se tomó en cuenta a las personas que hacían uso de la marihuana, ya fuera con fines recreativos o medicinales, debido a la clase social a la cual pertenecían y por ser considerados anormales (Schievenini, 2012).

Por lo tanto, la prohibición de la marihuana en México se basa en ideas clasistas, raciales, morales y de higiene, con falta de evidencia científica y de estudios confiables acerca de sus propiedades medicinales. Es por esta falta de información que, durante la década de 1920, la prensa comienza a publicar artículos y notas sensacionalistas, apoyando así las tendencias arriba mencionadas.

Sin embargo, según el historiador Pérez Montfort, el doctor Leopoldo Salazar Viniegra fue uno de los que hizo posible el decreto que hacía a la marihuana legal (Reglamento Federal de Toxicomanías) el cual fue publicado el 17 de febrero de 1940, en el Diario Oficial de la Federación. Pero este duró pocos meses y fue revocado debido a presiones políticas internas y externas.

Y fue en junio de 1940 cuando se consolida la prohibición y criminalización de la producción, comercialización y consumo de cannabis en México (www.gob.mx).

1.3 Prohibición del cannabis en los Estados Unidos de América

Con los múltiples usos que ha tenido el cannabis a lo largo de la historia de la humanidad, ¿cómo es que se *"convirtió"* en una planta catalogada en la Clasificación I de la DEA, junto con el opio, la cocaína y el LSD? [Acta de sustancias controladas por el código de Estados Unidos (USC)]. (U.S. Department of Justice, 2016)

Esquema I

(A) La droga o sustancia tiene un alto potencial de abuso.

(B) La droga o sustancia no tiene ningún uso para tratamiento médico actualmente aceptado en los Estados Unidos de América.

(C) No hay seguridad aceptada para el uso de la droga o sustancia bajo supervisión médica.

Basado en los comentarios de los reportes históricos, fueron varios factores los que influyeron para prohibir el uso del cannabis. En 1910 se publicó el reporte Flexner, un informe de relevancia histórica sobre la educación médica en los Estados Unidos de América y Canadá, donde se ridiculiza la homeopatía, la osteopatía, la medicina ecléctica y terapias botánicas que no han sido comprobadas científicamente (Stahnisch, 2012). Dentro de los remedios utilizados en estas disciplinas se encontraba el cannabis, el cual incluso formó parte de la farmacopea de los Estados Unidos de América hasta 1941 (Pisanti, 2017).

Por otro lado, existían otros factores como el racismo o intereses económicos, los cuales se explican a continuación.

1.3.1 Minorías y racismo

Situémonos a principios del 1900, escasos 35 años han pasado de haberse abolido la esclavitud en los Estados Unidos de América y, desafortunadamente una gran mayoría de personas temen o rechazan a las personas de origen afroamericano. Nueva Orleans era el puerto de entrada donde llegaban desde el Caribe músicos de jazz afroamericanos para de ahí ir subiendo hasta Chicago y posteriormente ubicarse en Harlem. Fue así como surgieron los estereotipos, y se empezó a relacionar al cannabis con un grupo de personas característico: músico, afroamericano y delincuente.

El cannabis sirvió como excusa para expresar sentimientos racistas, como lo que se publicaba en la editorial de un periódico de 1934:

"La marihuana da valor a los negros para mirar a los blancos a la cara y más de lo permisible a las mujeres (blancas)" (Tecnicoagricola, 2012).

Por otro lado, como se mencionó anteriormente, en 1910 estalló la revolución en México, con lo cual migraron muchos mexicanos al sur de los Estados Unidos de América. Un gran número de estos migrantes acostumbraban a fumar marihuana después de sus largas jornadas laborales. La mayoría eran campesinos o trabajaban en las industrias y tenían salarios muy bajos (Alonso, 2006).

Lo que se debe saber

Desafortunadamente, debido a la Gran Depresión de los Estados Unidos de América en 1929, muchos norteamericanos comenzaron a perder sus trabajos, por lo que los mexicanos, los cuales años antes habían sido aceptados para realizar labores poco remuneradas, eran aún más odiados. Los políticos, tratando de calmar a la clase trabajadora norteamericana, empezaron a culpar a los mexicanos de *"quitarles"* sus empleos y a relacionarlos con conductas delictivas. Sin embargo, las estadísticas policiales no decían nada de eso; de hecho, los mexicanos estaban implicados en menos crímenes que los blancos (Riera, 2013).

A pesar de las estadísticas, una gran campaña sensacionalista y engañosa se realizó por medio de la prensa, consiguiendo sumar el miedo y el racismo, y logrando así la estigmatización del cannabis por parte de la élite blanca norteamericana.

1.3.2 Intereses económicos

Como se mencionó previamente, el cannabis ha servido en una gran variedad de industrias. Rudolph Diesel, cuando fabricó su motor en 1896, llegó a estudiar la posibilidad de que el cáñamo funcionara como combustible, asunto que los políticos norteamericanos no podían permitir que sucediera, ya que empresarios como William R. Hearst [Dueño de una agencia de noticias, emisoras de radio y la mayor cadena de periódicos de la época], Pierre S. DuPont [Dueño de la compañía petroquímica DuPont], Andrew Mellon [Socio de Mellon Bank y Tesorero de los Estados Unidos de América] y Harry J. Anslinger [Director de la Oficina Federal de Narcóticos], tenían otros intereses personales. ¿Cómo fue posible realizar una conspiración en contra del cannabis si era la fuente de muchos productos? Aquí es donde se entrelazan las historias y los intereses de los anteriormente mencionados. Algunos reportes comentan que

Hearst había hecho una gran inversión en el sector maderero, con el interés de obtener ganancias produciendo el papel para sus propios periódicos. En aquél entonces, el papel de cáñamo era una gran competencia por ser de muy buena calidad y más económico, lo cual para Hearst era suficiente razón para acabar con la industria del cannabis. Aunado a eso, odiaba a los mexicanos, ya que el ejército de Pancho Villa, durante la Revolución Mexicana, le había quitado alrededor de 800,000 acres de superficie boscosa que poseía en Chihuahua, por lo que aprovechaba cualquier oportunidad para lanzar noticias amarillistas en todos sus periódicos en contra de los mexicanos, y en especial relacionándolos con el uso del cannabis.

"Los consumidores de marihuana están estimulados tan pronto como inhalan la droga, siendo capaces de HACER CUALQUIER COSA. La mayoría de los delitos violentos cometidos, especialmente en zonas rurales, tienen como autores a usuarios de esta droga" (Tecnicoagricola, 2012).

DuPont, por su parte, estaba patentando muchos productos sintéticos, como el neopreno, rayón y nylon. La industria del cannabis era considerada una fuerte competencia por sus propiedades naturales, duraderas y renovables. Además, DuPont se encargaba de transformar la madera de la compañía de Hearst en pasta de celulosa para papel, un papel de muy baja calidad. Por lo que, al parecer, Hearst y DuPont tenían intereses en común.

Mellon, en ese entonces tesorero de los Estados Unidos de América y socio de Mellon Bank, llevaba una excelente relación con DuPont, ya que su banco realizaba fuertes préstamos a la empresa petroquímica. A medida que Dupont crecía sus negocios, Mellon y su banco se veían altamente beneficiados.

Además de todos los intereses antes mencionados, Anslinger, casado con la sobrina de Mellon, busca convertirse en director de la recientemente creada Oficina Federal de Narcóticos, mezclados así intereses políticos y familiares.

Anslinger se une a la campaña anti-cannabis que ya llevaban realizando Hearst y DuPont en periódicos y revistas, solo que él, por ser director de la Oficina Federal de Narcóticos, tenía más influencia y poder político ofreciendo discursos en el Congreso, satanizando a la marihuana, a pesar de que ninguno de sus argumentos estuviera respaldado con estadísticas o pruebas científicas. Algunos de sus argumentos estaban basados en decir que era una droga que convertía a sus consumidores en gente agresiva, por lo que debía ser prohibida. Sin embargo, cuando algunos médicos le demostraron que provocaba completamente lo contrario, cambió su discurso, mencionando entonces, que era una planta antipatriótica, pues no le permitiría al país tener buenos soldados (Riera, 2013). Como ahora sabemos, las preocupaciones de Hearst, DuPont, Mellon y Anslinger no estaban relacionadas a temas de salud o de moralidad respecto a la marihuana. Según los reportes históricos, ellos lucharon contra la industria del cáñamo para proteger sus propios intereses económicos y no caer en bancarrota.

1.3.3 Marihuana Tax Act

Fue así como en 1935, el Departamento del Tesoro designó a Herman Oliphant [fiscal general del Departamento del Tesoro] para redactar secretamente una ley en contra de la marihuana que pudiera ser aprobada por el Congreso y la Corte, disfrazada de factura de impuestos. Anslinger presentó el proyecto de Ley en 1937 ante un Comité del Congreso pobremente representado con sólo 6 miembros, basado en editoriales y periódicos amarillistas, sin tener ningún estudio científico. El único que se opuso a esta propuesta fue el Dr. William C. Woodward [presidente de la Asociación Médica Estadounidense A.M.A], ya que argumentaba que no existían pruebas científicas suficientes para afirmar lo que se decía respecto a la planta de cannabis. A pesar de esto, el Congreso aprobó la Ley conocida como 'Marihuana Tax Act'.

Esta ley instauró un gravamen muy alto a todas las personas involucradas de alguna forma con el cannabis, no sólo a los consumidores sino también a los productores, importadores, comerciantes, intermediarios e incluso a profesionales de la salud (médicos, veterinarios, dentistas, etc.) que lo utilizaban o prescribían como medicamento. Específicamente, la ley exigía el pago de $1 USD por cada onza (28.35 g) cuando su uso tenía fines medicinales o industriales, y $100 USD cuando era para otros fines (Musto, 1972)

A continuación, un ejemplo de la estampa de impuestos que debían renovar anualmente los productores de marihuana (figura 3).

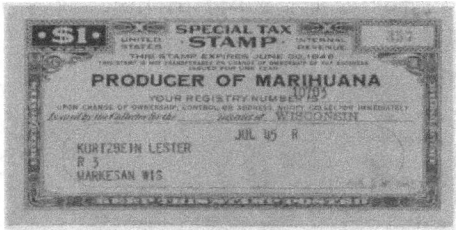

Figura 3. Estampa de impuestos, 1945.ᶜ

Casualmente en 1937 se inventó la máquina para decorticar el cáñamo, máquina con la cual esta industria habría podido terminar casi instantáneamente con las industrias competidoras, incluyendo en éstas a las empresas de Hearst y DuPont.

1.3.4 Informe La Guardia

A pesar del panorama que se estaba viviendo, no todos se quedaron con los brazos cruzados; Fiorello LaGuardia [alcalde de Nueva York de 1934 a 1945] en 1939 comenzó una investigación con 31 científicos imparciales y el cannabis. Después de cinco años de investigación médica y sociológica, se presentaron los resultados en 1944. El informe La Guardia desmintió cada uno de los argumentos que Anslinger presentó ante el Congreso para pasar su ley años antes. Esto provocó el enojo de Anslinger, quien, utilizando su influencia con la prensa, le pidió ayuda a Hearst para que terminara con todas las copias publicadas y para desacreditar por este medio El informe La Guardia (Hampapartiet, 1944).

Posterior a esto y debido a la restricción del suministro de cannabis, se puso fin a futuras investigaciones.

1.3.5 El Acta Boggs y la Convención Única sobre Estupefacientes de la ONU.

En los años cincuenta, se aprobaron leyes más rígidas con respecto a las drogas, incluyendo en estas leyes al cannabis.

En 1951 se aprobó el Acta Boggs que introdujo sentencias mínimas obligatorias aparte de las altas multas antes impuestas al cannabis. No había distinción en las penas entre traficantes y usuarios, castigándose por igual si se encontraban con posesión de un gramo de marihuana o una tonelada de heroína.

El cannabis fue condenado por la Convención Única de la Organización de las Naciones Unidas sobre Estupefacientes en 1961 como una sustancia con *"propiedades particularmente peligrosas"* y prácticamente sin valor terapéutico alguno. De hecho, como evento importante y reciente, en diciembre de 2020, siguiendo recomendaciones de la Organización Mundial de la Salud (OMS), la Comisión de Estupefacientes de la ONU eliminó al cannabis de la Lista IV de la Convención Única de Estupefacientes de 1961 (espacio reservado para las sustancias más perjudiciales y sin potencial médico reconocido). En esta oportunidad, 27 Estados de los 53 miembros de la comisión, votaron a favor para eliminar al cannabis de esta lista. En la siguiente tabla se muestran los países según su voto.

ELIMINACION DEL CANNABIS DE LA LISTA IV				
A FAVOR		EN CONTRA		ABSTENCION
ALEMANIA	JAMAICA	AFGANISTAN	KAZAJISTAN	UCRANIA
AUSTRALIA	MARRUECOS	ANGOLA	KENIA	
AUSTRIA	MEXICO	ARGELIA	KIRGUISTAN	
BELGICA	NEPAL	BAHREIN	LIBIA	
CANADA	PAISES BAJOS	BRASIL	NIGERIA	
COLOMBIA	POLONIA	BURKINA FASO	PAKISTAN	
CROACIA	REINO UNIDO	CHILE	PERU	
ECUADOR	REPUBLICA CHECA	CHINA	RUSIA	
EL SALVADOR	SUDAFRICA	COSTA DE MARFIL	TOGO	
ESPAÑA	SUECIA	CUBA	TURKMENISTAN	
ESTADOS UNIDOS	SUIZA	EGIPSTO	TURQUIA	
FRANCIA	TAILANDIA	HUNGRIA		
INDIA	URUGUAY	IRAK		
ITALIA		JAPON		

TABLA 1. Voto por país para la eliminación del cannabis de la lista IV de la Convención Única de Estupefacientes de 1961 (www.lasdrogas.info).

Lo que se debe saber

1.4 Situación Regulatoria en Países de América

Desde hace ya varios años, se han establecido normas acerca del consumo, posesión, cultivo, fabricación, desarrollo de productos, dispensación, distribución, comercialización, importación y exportación del cannabis en los diferentes países latinoamericanos, cada uno con sus respectivas iniciativas y marcos jurídicos, algunos con regulaciones más completas y precisas que otros.

En 2013, Uruguay se convirtió en el país pionero, no sólo de América Latina sino a nivel mundial, en poner en práctica una ley de regulación con respecto a la utilización del cannabis, siendo el primer país del mundo en legalizar el uso del cannabis tanto para fines medicinales como no medicinales (cannabis de uso adulto). Gracias a este importante avance en materia regulatoria, se abrió la discusión en Latinoamérica para considerar la aprobación del uso del cannabis de acuerdo con diferentes contextos, necesidades, realidades sociales y culturales de cada uno de estos países.

Debido al desarrollo en la investigación clínica del cannabis medicinal, varios países han ido avanzando e implementando diversas regulaciones que abren la posibilidad de utilizar esta planta con fines médicos e industriales. No ha sido un tema fácil de abordar y muchas de las reformas que se han dado han sido gracias al movimiento de activistas, usuarios, pacientes, y productores, llevando el tema a un nivel político y social. En la tabla 2 se muestra la regulación en países latinoamericanos para mediados del año 2024, sin embargo, esto está cambiando rápidamente.

En Canadá, por ejemplo, se comenzó hace casi 20 años con la aprobación del uso medicinal y científico, dando posteriormente

Cannabis Medicinal

paso al consumo recreativo en octubre de 2018. Vale la pena aclarar que, en los Estados Unidos de América, aunque varios estados han avanzado en la legislación del uso de cannabis (ejemplo California, Colorado, Washington, etc.), desde el punto de vista federal continúa siendo ilegal.

	AÑO y TIPO DE LEGALIZACIÓN	CULTIVO ANUAL POR PERSONA	USO MEDICINAL	CONSUMO PÚBLICO
Uruguay	2013. Uso para fines médicos, científicos y recreativos	6 plantas con licencia de producción	Permitido	Permitido con condiciones
Colombia	2015. Permite investigación médica y científica	20 plantas con condiciones específicas (ver Decreto 613 de 2017)	Permitido. Comercialización de productos autorizados por el INVIMA desde inicios de 2020.	Prohibido salvo prescripción médica (Ver Decreto 029 de 2023)
Chile	2015. Uso terapéutico	Descriminalizado sin número específico de plantas	Permitido con licencia, pero aún sin posibilidad de comercialización.	Prohibido
Argentina	2017. Permite investigación médica y científica	Prohibido	Permitido en casos especiales (ej. enfermedades neurológicas)	Prohibido
Perú	2017. Uso medicinal y terapéutico del	Exclusivo a entidades públicas y	Permitido. Comercialización de productos autorizados por la DIGEMID desde	Según el Art.296 no se considera delito

Lo que se debe saber

	cannabis y sus derivados	laboratorios registrados	diciembre de 2019.	
México	2017. Permite investigación médica, científica y prescripción médica 2021. La SCJN declaró inconstitucional la prohibición absoluta del consumo lúdico o recreativo de cannabis y THC establecida en la Ley General de Salud	Aún sin definir	Permitido, pero no hay regulación que establezca los mecanismos de comercialización y otros lineamientos para su uso. A la fecha no se cuenta con productos que tengan registro sanitario otorgado por la COFEPRIS como tratamiento médico.	Permitido con condiciones exclusivas y solicitando permiso especial para su consumo personal ante la COFEPRIS

TABLA 2. Regulación en países latinoamericanos (Año 2024).

Capítulo 2. CANNABIS Y FITOCANNABINOIDES

2.1 Cannabis. La planta

La planta de cannabis pertenece a la familia de las Cannabáceas, género Cannabis. Desde el punto de vista botánico, por lo general, es una planta dioica, donde la flor femenina es la que provee una mayor concentración de compuestos químicos, incluyendo cannabinoides y terpenos. Para efectos prácticos y sin entrar profundamente a la clasificación botánica, las dos subespecies o variedades principales, Cannabis sativa [sativa proviene del latín *Sativum* que significa cultivada, por eso existen más especies con esta denominación, como el arroz (Oryza sativa) o la avena (Avena sativa)] y Cannabis índica, se refieren al fenotipo y al origen de la subespecie, y no al efecto terapéutico del cannabis medicinal. Así, por ejemplo, la subespecie sativa en su fenotipo se caracteriza por ser una planta alta y de hojas largas, versus la subespecie índica que es baja y de hojas cortas, y la cual se origina principalmente en el sur de Asia. Debido a la superposición en el efecto de los más de 700 cultivares o variedades (híbridos) de cannabis, el resultado terapéutico de la planta estará dado por el quimiotipo o formulación química, que se refiere a la concentración de cannabinoides, principalmente a la proporción de THC y CBD (Hazekamp, 2016).

Por otro lado, merece la pena mencionar las principales diferencias entre la planta de cáñamo (en inglés conocida como 'Hemp') y la planta de marihuana o cannabis, ambas pertenecientes al mismo género. El cáñamo se ha utilizado por miles de años, con fines industriales, y fenotípicamente se caracteriza por ser una planta con un tallo largo, y una flor pequeña. Por este motivo, tiene múltiples usos en la producción de fibra para hacer textiles, semillas para alimento tanto humano como animal, aceites de semillas de cáñamo de dónde pueden procesarse jabones, biodiesel, cosméticos, barnices y pinturas, materiales de construcción, papel y celulosa, geotextiles, piezas para automóviles, etc. (Klumpers, 2019). A todo esto, se aúna el hecho de ser un material biodegradable ya que es renovable y respetuoso con el medio ambiente (Kushka, 2017).

En la figura 4 se puede apreciar una motoneta eléctrica elaborada a base de cáñamo y linaza, producida por Van.Eko, exhibida en el Museo de Hash, Marihuana y Cáñamo, de Ámsterdam.

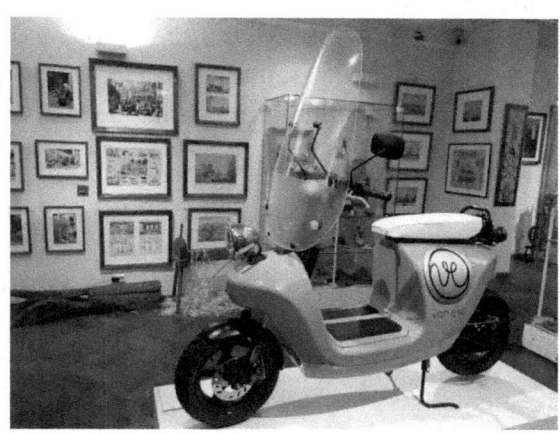

Figura 4. Motoneta eléctrica con carrocería elaborada a base de cáñamo (90%) y linaza (10%), producida por Van.Eko.[d]

El cáñamo es una planta que también sirve para 'limpiar' la tierra. Con esto se hace referencia a que sirve para extraer metales pesados y otros desechos del suelo. No es recomendable usar productos de cáñamo para ingesta o medicamentos, a menos de estar seguros de que las tierras donde han sido plantadas estén libres de dichos metales.

La marihuana es conocida con una amplia gama de nombres 'callejeros': *churro, porro, mota, hierba, juanita, faso*, etc., y es la planta que tiene mayor éxito y peor reputación debido a todas las campañas en su contra, las cuales se realizaron a partir de los años treinta, por su uso para fines recreativos, algo que hoy está cambiando a grandes pasos, gracias a las investigaciones científicas que se están realizado y a sus amplios beneficios terapéuticos.

Ambas plantas se distinguen por su fenotipo, ya que el cáñamo es una planta que puede llegar a crecer hasta cinco metros de alto, con pocas ramificaciones. Tal como se mencionó previamente, su tallo se distingue por ser poroso, extremadamente fibroso y presenta pocas flores. Las plantas de cáñamo crecen en campos muy juntas unas de otras.

La marihuana, por su parte, es una planta que puede medir dos metros de alto, tiene un gran follaje y grandes racimos florales. Las plantas de marihuana crecen más separadas unas de otras, tal como se muestra en la figura 5, donde se pueden observar un par de plantas, antes de florecer. La planta hembra es la que da las flores, en éstas es donde se encuentran los tricomas, los cuales son pequeñas vellosidades glandulares, ricas en cannabinoides y terpenos. Éstos también pueden presentarse en las hojas cercanas a la flor y, muy rara vez, en los tallos. En ocasiones se han observado plantas macho que, sorprendentemente, también presentan tricomas, aunque no es lo común. Cuando se siembra cannabis es muy importante separar a las plantas macho de las hembra, ya que, de lo contrario, éstas no florecerán al verse polinizadas.

Lo que se debe saber

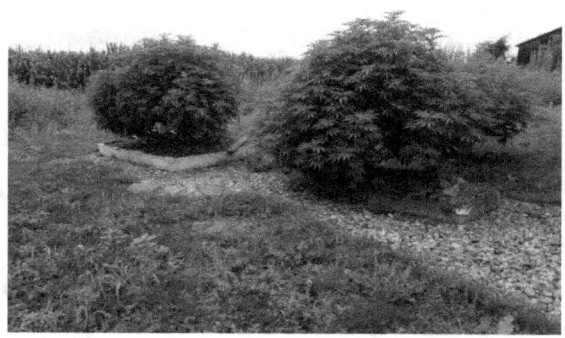

Figura 5. Planta de marihuana en exterior [e]

Por último, es fundamental reconocer que estas plantas también se distinguen por su concentración de cannabinoides. El cáñamo contiene bajas concentraciones de delta-9 tetrahidrocannabinol (THC), por lo general menores al 0.3% (esto puede variar de acuerdo con la regulación específica de cada país). La marihuana o cannabis, por su parte, se caracteriza por contener altas concentraciones de THC, y se utiliza tanto para fines médicos como recreativos. Teniendo en cuenta los potenciales efectos terapéuticos del cannabidiol (CBD), en la actualidad, se han desarrollado cultivares (variedades) de marihuana o cannabis con altas concentraciones de este cannabinoide.

2.2 Fitocannabinoides, terpenos y flavonoides

Existen tres tipos diferentes de cannabinoides: los producidos por las plantas, conocidos como fitocannabinoides [Del griego *Phyto* = vegetal]; los que se producen dentro del cuerpo, tanto del humano como de las demás especies de animales vertebrados, conocidos como endocannabinoides, siendo los más conocidos la anandamida (AEA) y el 2-araquidonoilglicerol (2-AG); y los cannabinoides sintéticos creados en el laboratorio, como la nabilona y el dronabinol entre otros, los cuales se han investigado y utilizado tanto en estudios preclínicos como en etapas avanzadas de estudios clínicos. Sin embargo, no han sido aprobados nuevos cannabinoides sintéticos para el uso en humanos debido a su falta de eficacia, elevada toxicidad, o ambas (Beauchet, 2018).

Hasta donde se sabe hoy, el cannabis es la única planta que produce fitocannabinoides en grandes cantidades. Éstos, junto con los terpenos, están presentes en una resina viscosa que es secretada dentro de la cabeza de los tricomas o glándulas del cannabis. Los tricomas son unas diminutas vellosidades llenas de resina y se encuentran presentes en las flores de esta planta y, en menor cantidad, en las hojas cercanas. Existen seis tipos básicos de estas vellosidades, siendo las glandulares las más importantes y conocidas. Dentro de éstas se encuentran los tricomas bulbosos, los sésiles capitados y los tricomas con tallo capitado, los cuales son la fuente principal de la producción de fitocannabinoides, terpenos y flavonoides. En la figura 6 se puede observar un tipo de escarcha blanquecina o puntos blancos en la flor de cannabis; esta *'escarcha'* son los tricomas. En la figura 7, al utilizar una lente de aumento, se observan claramente los tricomas con tallo capitado.

Lo que se debe saber

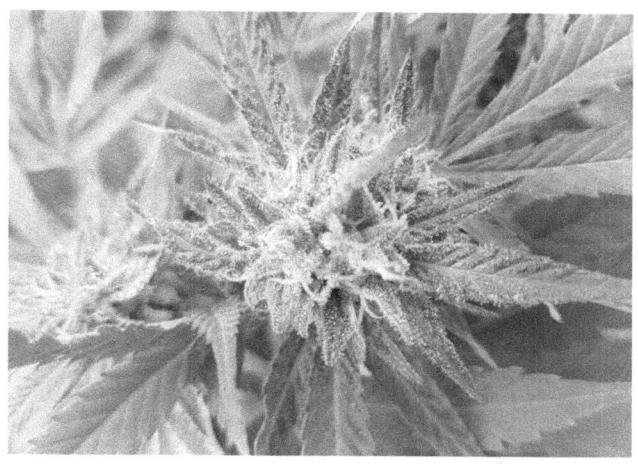

Figura 6. Flor de cannabis con tricomas [f]

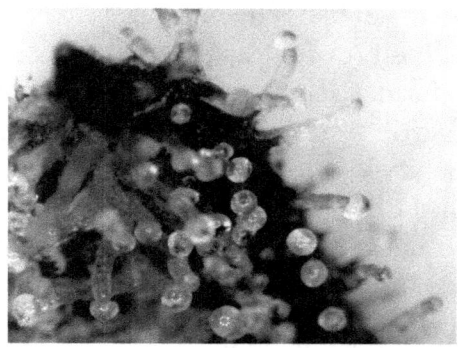

Figura 7. Tricomas en flores de cannabis, variedad sativa [g]

Lo pegajoso de la resina se debe mucho a la gran cantidad de terpenos que presenta, ya que esto le sirve a la planta para protegerse del viento, la lluvia, el frío y, también, para atrapar a los insectos, previniendo de esta manera que se coman y destruyan las flores.

2.2.1 Fitocannabinoides

Los fitocannabinoides son sustancias que suelen tener una estructura carbocíclica, con 21 carbonos, y están formados generalmente por tres anillos: ciclohexeno, tetrahidropirano y benceno. Sin embargo, muchos no siguen esta regla, a causa de la variación en la longitud de la cadena ligada al anillo aromático.

En el caso del THC, CBD y cannabinol (CBN), esta cadena es un pentilo; es decir, 5 carbonos. En la mayoría de los homólogos, la cadena pentilo es sustituida por un propilo, 3 carbonos. A los fitocannabinoides con un propilo se les nombra empleando el sufijo 'varina'.

En la actualidad se han encontrado 114 fitocannabinoides (Ahmed, 2015). Los principales y más estudiados hasta el día de hoy son, en sus formas ácidas, el ácido tetrahidrocannabinólico, THCa; y ácido cannabidiólico, CBDa; el Δ-9-tetrahidrocannabinol, THC; cannabidiol, CBD; cannabicromeno, CBC; cannabigerol, CBG; cannabinol, CBN; los análogos tetrahidrocannabivarina, THCv; y cannabidivarina, CBDv.

-Ácido Δ-9-tetrahidrocannabinólico, THCa: es el precursor del THC. Es el compuesto que se encuentra en mayores cantidades en el cannabis. Cuando la planta se consume cruda no presenta los efectos intoxicantes o psicoactivos del THC, por lo que podría ser útil como medicamento inicial. Presenta propiedades antiespasmódicas y antiinflamatorias. Con este compuesto se ha observado que el tiempo para comenzar a percibir beneficios es más lento, variando desde tres días hasta cuatro semanas. En ocasiones se llega a experimentar cierto grado de intoxicación por el THC activado naturalmente en la planta, aunque éste es extremadamente menor [La mayoría de estos datos se ha recopilado en forma anecdótica por dispensarios en el estado de California, Estados Unidos de América]. En el momento que el THCa se descarboxila [pérdida de un grupo carboxilo] por medio del calor o cuando se deja la flor por mucho tiempo a temperatura ambiente y en presencia de luz solar, se convierte en THC (McPartland, 2017).

-Δ-9-tetrahidrocannabinol, THC: Es el responsable de los efectos psicoactivos o intoxicantes [el THC no es tóxico, pero se le ha dado la connotación de tener un efecto intoxicante o psicoactivo. Puede llegar a producir taquicardia, ansiedad y sedación en pacientes que lo utilizan en grandes dosis o por primera vez], aunque ha sido plenamente estudiado y se sabe que a dosis bajas presenta beneficios terapéuticos muy importantes. Funciona principalmente como un agonista parcial débil sobre los receptores CB1 y CB2 (MacCallum, 2018). Siendo el análogo del endocannabinoide anandamida (AEA), el THC es un antiinflamatorio potente llegando a ser veinte veces más potente que el ácido acetilsalicílico y el doble que la hidrocortisona (Evans, 1991), sin presentar los efectos secundarios de éstos. Se utiliza para controlar las náuseas provocadas por los medicamentos en pacientes con cáncer, sirve también para estimular el apetito en pacientes con VIH/SIDA, y es analgésico, relajante muscular y antiespasmódico (Pacher, 2006). Por sus propiedades relajantes se utiliza para el insomnio, ya que ayuda a conciliar el sueño y a mantenerse dormido. Algunos estudios han mostrado su utilidad para el tratamiento del trastorno de estrés postraumático, ya que ayuda en la extinción de memorias traumáticas estimulando los receptores CB1 a nivel cerebral, por lo que disminuye el pensamiento negativo recurrente, aparte de poseer un potencial efecto neuro protector (Hampson, 1998). Las dosis altas de THC pueden desencadenar ansiedad, episodios psicóticos u otros síntomas relacionados en pacientes que tienen antecedentes personales y/o familiares de enfermedades mentales (ejemplo esquizofrenia, trastorno bipolar, trastorno obsesivo compulsivo), por lo que será mejor que eviten preparaciones o cultivares con alto contenido de THC. Existe una gran diferencia entre los efectos del THCa y los del THC, por lo que hay que saber qué efectos se desean y el tipo de alivio que se está buscando.

-Ácido cannabidiólico, CBDa: Es el precursor del cannabidiol. El CBDa se descarboxila por medio de calor para convertirse en CBD. En estudios preclínicos, se han observado propiedades antibióticas, inhibición selectiva de la ciclooxigenasa-2 (COX-2), por lo que podría funcionar como antiinflamatorio, y acciones antiproliferativas en algunas líneas celulares de cáncer (Pellati, 2018). Actualmente este cannabinoide está siendo estudiado ya que promete tener muchos más beneficios terapéuticos de los que se conocen hasta el día de hoy.

-Cannabidiol, CBD: Se diferencia clínicamente del THC ya que no presenta efectos intoxicantes, por lo que generalmente es bien tolerado. En contraste, no parece unirse a los receptores CB1 y CB2 a concentraciones fisiológicamente significativas, y las teorías establecen que es un modulador alostérico negativo del receptor CB1 con efectos farmacológicos proteicos en varios otros sistemas de receptores, incluyendo el receptor de potencial transitorio V1(TRPV1), receptores serotoninérgicos como los 5-HT1A, adenosina A2A y mecanismos no ligados a receptores (Evans, 1991). Se encuentra en un porcentaje menor en la planta de cannabis. Actualmente se están creando cultivares ricos en CBD para uso medicinal. Los usos terapéuticos son muy variados ya que presenta altas propiedades neuro protectoras e inmunomoduladoras. En estudios preclínicos, el CBD ha mostrado tener efectos antiinflamatorios, lo que de forma indirecta podría ser útil para el control del dolor crónico con componente inflamatorio. Adicionalmente, es antioxidante, ansiolítico y puede reducir la frecuencia e intensidad de crisis convulsivas en algunos tipos de epilepsias refractarias como el síndrome de Lennox-Gastaut, síndrome de Dravet y en la esclerosis tuberosa. Vale la pena tener en cuenta que, en ocasiones, dosis bajas de CBD pueden producir cierto grado de alerta, y por lo tanto en algunos pacientes se podría ocasionar insomnio. En esos casos se recomienda administrar el tratamiento durante el día (Robson, 2014). El CBD funciona mejor cuando se acompaña de THC, aun en pequeñas dosis; es más recomendable consumirlo de esta forma, aunque sea en un porcentaje mínimo. Por otra parte, algunos ensayos clínicos han sugerido que la adición de CBD puede disminuir ciertos efectos secundarios asociados a las altas dosis de THC, tales como ansiedad, euforia y en ocasiones ataques de pánico (Russo, 2011), así como taquicardia e hipotensión ortostática, entre otros.

-Cannabicromeno, CBC: Éste se encuentra elevado en plantas jóvenes y conforme la planta crece, los niveles de CBC disminuyen. Se ha encontrado a nivel preclínico que presenta efectos antiinflamatorios, analgésicos, antimicóticos y antibióticos (Russo, 2011), especialmente el ácido cannabicroménico (CBCa) el cual en un estudio reciente demostró actividad bactericida más potente y rápida que el antibiótico vancomicina (Galletta, 2020).

-Cannabigerol, CBG: No presenta efectos intoxicantes y ha mostrado en el laboratorio que podría ser antiinflamatorio y analgésico. Algunos estudios han sugerido que tiene propiedades antitumorales, y en ensayos preclínicos ha mostrado que podría ser útil en la prevención y el tratamiento de cáncer de colon y recto (Ligresti, 2016), así como en el cáncer de próstata.

El ácido cannabigerólico, o CBGa, es el precursor del THCa, CBDa y CBCa (ácido cannabicroménico) en la planta, por lo que altos niveles de CBGa/CBG son un indicador de inmadurez o que se cosechó siendo ésta todavía muy joven.

-Cannabinol, CBN: Es un subproducto de la degradación de THC que se produce cuando el THC se expone a la luz solar y al aire. Se puede utilizar como un indicador para saber qué tan fresca o seca está la flor; mientras más CBN, más vieja es, con excepción de las plantas que crecen al exterior, donde se producen cantidades pequeñas debido a la exposición a rayos UV durante su crecimiento (0.5%). Se le conoce por sus propiedades sedantes, por lo que se ha considerado para tratar el insomnio o problemas para conciliar el sueño.

-Tetrahidrocannabivarina, THCv: es un cannabinoide con características particulares. Cuando se presenta contrarresta el efecto del THC, casi no presenta psicoactividad y es un agonista natural. En estudios preclínicos se ha observado que interviene en la regeneración ósea, y por lo tanto podría facilitar la recuperación de algunas fracturas óseas. Existen algunas investigaciones donde se han observado resultados prometedores en diversos padecimientos, como el tratamiento para el síndrome metabólico, así como para la esteatosis hepática, diabetes tipo II, obesidad, propiedades anticonvulsivas, neuro protectoras y antipsicóticas (Ligresti, 2016).

-Cannabidivarina, CBDv: Se encuentra en niveles muy bajos principalmente en cultivares dominantes de CBD, no presenta efectos intoxicantes. Se le han encontrado propiedades antiespasmódicas y anticonvulsivas (Ligresti, 2016).

En la figura 8 se muestra la ruta de producción de los fitocannabinoides más estudiados hasta el día de hoy.

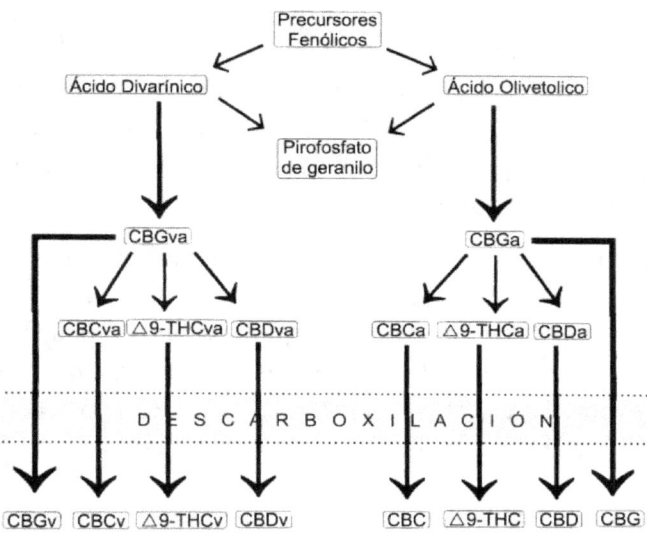

Figura 8. Ruta y producción de fitocannabinoides [h]

2.2.2 Terpenos

Los terpenos son compuestos naturales que brindan sabores y aromas a muchos de los componentes del reino vegetal. El cannabis por sí solo produce alrededor de 200 tipos diferentes.

Son moléculas orgánicas basadas en unidades repetitivas de dos o más isoprenos. Los isoprenos se componen de moléculas de hidrocarbono constituidas por 5 átomos de carbón y 8 átomos de hidrógeno. Según el número de isoprenos presente en la molécula del terpeno es el nombre que se les da, por ejemplo: monoterpenos son dos moléculas de isoprenos unidas;

diterpenos son cuatro moléculas de isoprenos unidas. También existen los sesquiterpenos, triterpenos, tetraterpenos, etc. (Plantas medicinales, 2016).

Puede que hayas escuchado el término terpenoide. Mucha gente utiliza el término terpeno o terpenoide indistintamente, en realidad la diferencia es química. El terpeno sólo presenta grupos de hidrocarbono. El terpenoide ha sido desnaturalizado por oxidación o químicamente modificado, por lo que tiene un grupo hidroxilo, lo que lo diferencia de un terpeno.

El cannabis produce dos clases principales de terpenos para protegerse: los monoterpenos, en su mayoría picantes y fragantes que se acumulan en la parte alta y en las flores, los cuales tienen efectos pesticidas y fungicidas; y los sesquiterpenos, amargos, los cuales sirven como protección para desalentar a ciertos mamíferos de que se coman sus hojas y tallos.

Los terpenos de las plantas presentan diversos beneficios para el hombre y son utilizados para un sin fin de propósitos en la industria alimenticia, cosmética, de productos de limpieza, de aromaterapia, etc.

Si no se tiene acceso a análisis de laboratorio para saber cuáles son los componentes que presenta el cultivar de cannabis elegido, a continuación, se explican los aromas característicos para poder distinguirlos, y los posibles beneficios que podrían atribuirse a los terpenos más importantes. En la tabla 3 se resumen algunas de las características de los principales terpenos.

2.2.2.1 Monoterpenos

-Pineno: Se presenta en su forma alfa (α) y beta (β), ambos son monoterpenos. Tiene un aroma fresco, boscoso, a pino. Se encuentra en plantas como romero, salvia, lúpulo, comino y en la mayoría de las coníferas. Se encuentra presente en casi todos los cultivares de cannabis y es el que tiene más alta concentración. Es el terpeno más abundante en la naturaleza y conocido por sus propiedades repelentes de insectos. Algunas personas presentan efectos energizantes y estimulantes. Aunque la evidencia del efecto terapéutico de los terpenos todavía no es muy robusta, existen algunos reportes en la literatura médica que establecen que el pineno puede tener los siguientes efectos: ansiolítico, antiinflamatorio, antioxidante, antialérgico, broncodilatador e hipnótico (Nuutinen, 2018).

-Mirceno: Tiene un aroma fresco, resinoso, a hierbas y ligeramente metálico, presente en cardamomo, lúpulo, hierba limón, perejil y tomillo. Se encuentra abundantemente en la naturaleza, así como en la mayoría de los cultivos de cannabis. Se dice que tiene fuertes propiedades sedativas, pero aún no existe la evidencia suficiente para respaldar esto. Los usos medicinales que se han propuesto para el mirceno incluyen: hipnótico, relajante muscular, analgésico, antiinflamatorio potente, neuro protector y como antioxidante (Nuutinen, 2018).

-Limoneno: Otro monoterpeno muy importante que se encuentra en el cannabis. Existen dos tipos: L-limoneno, fragancia más boscosa y maderosa, y D-limoneno, fuerte olor cítrico. Se encuentra abundantemente en frutos cítricos, principalmente en la cáscara de éstos, así como en la citronela, la hierba limón y el hinojo. Es el segundo terpeno más abundante en la naturaleza y es muy utilizado en productos alimenticios, de limpieza, perfumes, productos dermatológicos y es útil también como repelente de insectos. Entre sus propiedades medicinales se incluyen los efectos ansiolíticos, antidepresivos, antioxidantes, antivirales, antitumorales y antiinflamatorios (Nuutinen, 2018). Puede causar irritación en la piel, por lo que hay que utilizarlo en bajas concentraciones. Tiene un efecto estimulante, por lo que se sugiere que podría utilizarse como coadyuvante en depresión o ansiedad.

-Linalol: Se encuentra en las hojas de laurel, la albahaca, la canela y la lavanda. Es ampliamente utilizado en perfumes y productos de limpieza. Se encuentra en todas las cultivares de cannabis que incluyan la palabra *"purple"*. De acuerdo con lo publicado en algunos reportes de estudios, tanto in vitro como in vivo, dentro de sus propiedades medicinales se incluyen las antitumorales, analgésicas, antiinflamatorias, antidepresivas, relajantes, ansiolíticas, sedantes, antioxidantes, neuro protector, hepatoprotector y anticonvulsivas (Nuutinen, 2018).

-Eucaliptol: Presente también en el cannabis, tiene un aroma placentero a alcanfor y un sabor refrescante. Es el terpeno predominante en el eucalipto. Se encuentra en el laurel, la albahaca dulce y el árbol de té. Tiene propiedades altamente insecticidas y repelentes. Está presente en la mayoría de las variedades de C. sativa L. Sus propiedades medicinales incluyen las antiinflamatorias y analgésicas, ya que inhibe la producción de citocinas. Se han demostrado sus propiedades inmunosupresoras y anti-leucémicas *"in vitro"* (Fundación Canna, 2017). Se ha sugerido su utilidad para el tratamiento de asma, hipersecreción nasal y rinosinusitis no purulenta. En altas concentraciones puede tener efectos tóxicos, por lo que debe usarse con precaución.

2.2.2.2 Sesquiterpeno

-Cariofileno [Compuesto por α-cariofileno, β-cariofileno y óxido de cariofileno]: Tiene un aroma a especias, maderoso.

El β-cariofileno se encuentra en la pimienta negra, los clavos de olor, el romero, el lúpulo y la lavanda. Se encuentra presente en la gran mayoría de los cultivares de cannabis. Algunos reportes sugieren que modula la nocicepción, el comportamiento alimentario, la adicción y el consumo de alcohol, previniendo también el daño inducido por el alcohol (Nuutinen, 2018). Se han demostrado efectos antiinflamatorios, analgésicos, neuro protectores y anticonvulsivantes. Se sabe que el β-cariofileno tiene una gran afinidad por los receptores CB2, por lo que algunos lo consideran como un cannabinoide más. El óxido de cariofileno es el aroma que detectan los perros antinarcóticos, se encuentra en la canela, orégano, pimienta negra, clavos de olor y eucalipto. A diferencia del β-cariofileno, éste no presenta afinidad por los receptores CB2. Se ha observado a nivel preclínico que presenta propiedades anticánceres y analgésicas, es bactericida y antioxidante (Nuutinen, 2018).

Si se tiene acceso a resultados de laboratorio, será más fácil aprender y reconocer exactamente el aroma de los terpenos y así entender los posibles efectos de ciertos cultivares y productos. Con esto se puede ser más específico y relacionar la composición química con el efecto terapéutico que podrían presentar ciertos cultivares.

2.2.3 Flavonoides

Los flavonoides no son tan mencionados como los fitocannabinoides y los terpenos, sin embargo, son compuestos que se encuentran en la mayoría de las plantas y presentan propiedades antioxidantes, antiinflamatorias, antialérgicas, antibióticas, antidiarreicas y antineoplásicas, según diversos estudios que se han realizado *"in vitro"*.

2.3 Sinergia. *"Efecto entourage"* o efecto séquito

En modelos animales, los terpenos se unen a receptores cannabinoides, lo cual implica que hay potenciales efectos terapéuticos de éstos, y no solo existen para otorgar el olor a la planta. Por lo tanto, cannabinoides y terpenos pueden actuar de forma sinérgica, y producir lo que se conoce como el *"efecto entourage"* o efecto séquito. Esta teoría apoya una de las razones por las cuales se sugiere consumir cannabis en su forma natural y no en los extractos aislados (Mechoulam, 1999). A esta sinergia se le suman también los flavonoides y demás compuestos químicos de la planta.

Se cree entonces que la suma de estos compuestos es lo que hace que el cannabis en su forma natural

tenga un mayor efecto, ya que convergen en mecanismos de acción muy parecidos y probablemente otros compuestos de la planta ayuden a mitigar los efectos adversos.

En otras palabras, el efecto del todo es mayor o más efectivo que la suma individual de sus partes. Sin embargo, todavía se requiere más investigación clínica al respecto de esta teoría.

Lo que se debe saber

Terpeno	Aroma	Posible efecto farmacológico	¿Dónde se encuentra?
Monoterpenos			
α - pineno	Fresco, boscoso, pino	Antiinflamatorio, Broncodilatador, Aumento de memoria	Romero, salvia, lúpulo, comino, pino, cannabis
Mirceno	Ligeramente metálico, fresco, hierbas	Hipnótico, relajante muscular, antiinflamatorio, analgésico, antioxidante	Lúpulo, hierba limón, tomillo, cardamomo
Limoneno	Cítrico	Ansiolítico, antidepresivo, antioxidante, antiviral, inmunoestimulante	Citronela, hierba limón, hinojo, frutos cítricos
Linalol	Floral	Anticonvulsivante, analgésicas, ansiolítico, antidepresivo	Lavanda, albahaca, laurel
Eucaliptol	Fresco, alcanforado	Antiinflamatorio, inmunosupresor, analgésico	Eucalipto, árbol del té, laurel
Sesquiterpeno			
Cariofileno	Especias, maderoso	Antiinflamatorio, analgésico, antifúngico, anticonvulsivante, neuro protector	Pimienta negra, clavos de olor, romero, bálsamo de limón

TABLA 3. Principales terpenos y algunas de sus características.
*Adaptado y modificado de la tabla "Actividad terpenoide del cannabis" (Russo, 2011).

Capítulo 3. EL SISTEMA ENDOCANNABINOIDE

El sistema endocannabinoide se describió en la década de los noventa como un sistema de autorregulación interna, conocido también como homeostasis. Sin embargo, día a día se sigue estudiando y descubriendo cómo funciona. Poco se sabe aún de él. Lo que sí es un hecho es que está implicado en un gran número de funciones metabólicas, del estado de ánimo, ciclo sueño-vigilia, coordinación motora, temperatura, aprendizaje, memoria, respuesta inmune, inflamación, funciones antinociceptivas, digestivas, neuro protectoras, desarrollo neuronal, formación y reabsorción ósea, reproducción y función cardiovascular (Robson, 2014).

En 1964, el Dr. Raphael Mechoulam [conocido como el padre de la investigación del cannabis, doctor en química orgánica y profesor de química medicinal en la Universidad Hebrea de Jerusalén, Israel], con la colaboración de Yehiel Gaoni, lograron aislar por primera vez el compuesto responsable de las propiedades psicoactivas del cannabis, el Δ-9-tetrahidrocannabinol (THC). Gracias a este descubrimiento, su curiosidad científica y muchas investigaciones posteriores, se encontró la existencia de receptores cannabinoides, a los que nombraron receptores cannabinoides tipo 1 o CB1 (Matsuda y colaboradores en 1990) y receptores cannabinoides tipo 2 o CB2 (Munro y colaboradores en 1993), distribuidos en el cuerpo de una gran variedad de mamíferos, aves, reptiles y hasta peces (Ligresti, 2016; Cottone, 2013).

El sistema endocannabinoide incluye receptores clásicos (CB1 y CB2) y no clásicos (TRPV1, GPR55, PPAR), cannabinoides endógenos clásicos (anandamida, 2-araquidonoilglicerol), ligandos similares a cannabinoides (GPR119 o oleoiletanolamida (OEA) y GPR55 o palmitoiletanolamida (PEA)) y enzimas involucradas en su metabolismo (FAAH, MAGL, COX-2) (Lopez-Gomez, 2022).

3.1 Receptores cannabinoides

Los cannabinoides, tanto endógenos (endocannabinoides) como exógenos (fitocannabinoides y cannabinoides sintéticos), actúan directa e indirectamente en los receptores CB1 y CB2, los cuales se encuentran en las membranas celulares y pertenecen a la súper familia de receptores acoplados a proteínas G. Aunque ambos receptores poseen un patrón de unión similar para los cannabinoides, adquieren diferentes roles en sus funciones, el CB1 es psicoactivo, mientras que el CB2 se cree que sirve para contrarrestar este efecto (Reddy, 2020). Algunos cannabinoides actúan como agonistas, activando ciertos receptores, y otros se comportan como antagonistas, básicamente inactivando o bloqueándolos.

Por más de una década se pensó que los receptores CB1 solamente se localizaban a nivel del sistema nervioso central y los CB2 a nivel periférico. Hoy se sabe que ambos se encuentran distribuidos en los diferentes tejidos del cuerpo, como se muestra en la figura 9, y están involucrados en una gran gama de procesos fisiológicos.

Receptores CB1: Se localizan predominantemente en el sistema nervioso central encontrando una gran cantidad de receptores en las neuronas corticales e interneuronas, astrocitos, oligodendrocitos y las células precursoras de éstos (Chiurchiù, 2018). Se encuentran con mayor densidad en la sustancia nigra, globo pálido, hipotálamo, hipocampo, corteza cerebral, putamen, núcleo caudado, cerebelo, amígdala y complejo vagal dorsal. Su distribución en el tallo cerebral es escasa. Están presentes también en el sistema nervioso autónomo y en los nervios sensitivos periféricos.

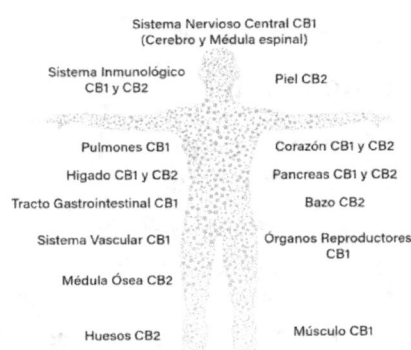

Figura 9. *Distribución de receptores CB1 y CB2 en el cuerpo humano*[i]

Existen suficientes receptores localizados en las células de órganos periféricos como adipocitos, hepatocitos y en tejido musculoesquelético. Además, hay una densidad importante de estos receptores a nivel gastrointestinal, principalmente en el sistema nervioso entérico, donde la activación de estos receptores reduce la motilidad, disminuye la secreción de ácido gástrico, y produce relajación del esfínter esofágico inferior.

A continuación, se muestra en la tabla 4 las partes y funciones del sistema nervioso central donde se localizan los receptores CB1.

Lo que se debe saber

Localización	Función
Corteza cerebral	Cognición, toma de decisiones y comportamiento emocional
Núcleo caudado	Aprendizaje y memoria
Putamen	Regulación de movimientos e influencia de varios tipos de aprendizaje
Globo pálido	Regula los movimientos voluntarios
Amígdala	Responsable de ansiedad, estrés, dolor, emociones y miedos
Hipotálamo	Temperatura corporal, ingesta, función neuroendocrina
Hipocampo	Memoria y aprendizaje
Sustancia nigra	Papel importante en movimiento, recompensa y adicción
Cerebelo	Control motor y coordinación
Complejo vagal dorsal	Emesis

TABLA 4. Partes del sistema nervioso central donde se localizan los receptores CB1 y sus funciones.

De forma importante, se ha descubierto que los receptores cannabinoides sólo existen en una mínima cantidad en el tallo cerebral, que es la zona donde se encuentran los centros que controlan la respiración y el ritmo cardíaco, lo que explica, en parte, la seguridad que existe al consumir cannabis como medicamento, ya que a diferencia de otros fármacos como los opioides, no existe una sobredosis letal.

Entre sus funciones se encuentra el tener propiedad psicoactiva, estimula la vía de recompensa dopaminérgica, motiva a comer, fumar o ingerir drogas; es necesario para la transmisión sináptica; desempeña un papel esencial en el control motor fino, la regulación central y periférica de la ingesta de alimentos, acumulación de grasa y metabolismo de lípidos y glucosa (Reddy, 2020).

Receptores CB2: Su mayor densidad se encuentra en el sistema inmunológico, en los macrófagos y mastocitos, en las células hematopoyéticas, incluyendo amígdalas, timo, bazo, médula ósea y leucocitos, así como en el sistema nervioso periférico y el sistema gastrointestinal. Se encuentran en el cerebro en una menor cantidad que los CB1; sin embargo, están presentes en las células endoteliales cerebrovasculares, microglía y neuronas cerebrales. También existen en la piel y sus anexos, específicamente en los queratinocitos.

Se ha observado que son fuertemente inducidos después de un trauma o patología, lo que hace que esto sea un objetivo potencialmente interesante para mitigar lesiones o enfermedades. Esta actividad también se correlacionó con dolor neuropático, accidente cerebrovascular, lesión cerebral traumática, enfermedad neurodegenerativa, depresión, ansiedad, comportamientos similares a la esquizofrenia y adicción a ciertas drogas (Reddy, 2020). Es probable que con las investigaciones se siga descubriendo su presencia en diferentes tejidos.

Entre sus funciones se encuentran las propiedades inmunológicas como la regulación de la adhesión y rodamiento de los leucocitos en el endotelio, la regulación de la diferenciación de las células T, inhibición de la migración transendotelial de células de melanoma y su activación mejora la circulación microvascular. La señalización de los receptores CB2 incluyen las vías de fosfoinositida 3-cinasa y la activación de la síntesis *"de novo"* de ceramida o la inducción de la ciclooxigenasa-2 (COX-2) (Reddy, 2020).

En los últimos años se ha encontrado la existencia de diferentes tipos de receptores que también se activan con los cannabinoides, como son el receptor huérfano acoplado a proteínas G (GPR55, también conocido como PEA), el cual se propone como candidato a estar relacionado a la respuesta en el tejido vascular y que algunos autores le comienzan a llamar CB3 (Baron, 2018), así como el GPR119 (también conocido como OEA) y GPR18 (Velasco, 2012), el receptor vaniloide TRPV1 que se encuentra localizado en neuronas sensoriales tanto centrales como periféricas así como en células epiteliales, endoteliales e inmunes (Chiurchiù, 2018; Lu, 2017), y los receptores nucleares PPAR (receptores activados por proliferadores peroxisomales) alfa (α) y gamma (γ), cuyo rol principal es controlar el metabolismo lipídico (Chiurchiù, 2018).

3.2 Cannabinoides endógenos

En 1992 Devane y colaboradores aislaron por primera vez un cannabinoide endógeno de un cerebro porcino derivado de una amida del ácido araquidónico que hoy conocemos con el nombre de Anandamida (AEA) [nombre derivado del Sánscrito Ananda आनन्द que significa alegría, felicidad suprema, y su composición química, amida], cuyo nombre científico es N-araquidonoiletanolamida.

Posteriormente en 1995 se aisló el 2-araquidonoilglicerol (2-AG) gracias a las investigaciones del Dr. Mechoulam y colaboradores, y Sugiura y colaboradores, siendo éstos los dos cannabinoides endógenos más conocidos y estudiados a la fecha.

Actualmente se han identificado distintos endocannabinoides, todos ellos derivados del ácido araquidónico. Su función es clave, ya que actúan como reguladores de la transmisión y plasticidad sináptica. A diferencia de los neurotransmisores clásicos, los endocannabinoides son sintetizados en las células postsinápticas a demanda, lo cual significa que se producen dónde y conforme se vayan necesitando, siguiendo estímulos fisiológicos, patológicos, o ambos (Araque, 2017). Estos endocannabinoides no se almacenan en el interior de las vesículas presinápticas como sucede comúnmente con los neurotransmisores, y la comunicación se realiza de una manera retrógrada, por lo que viajan de las vesículas postsinápticas a los receptores localizados en las membranas presinápticas, logrando así una comunicación directa en la regulación, ya sea para aumentar o para disminuir la producción de otros neurotransmisores presinápticos, como el glutamato, la norepinefrina, la dopamina, etc.

Lo que se debe saber

Tanto la anandamida como el 2-araquidonoilglicerol (2-AG) actúan en ambos receptores CB1 y CB2. La anandamida es un agonista parcial para ambos receptores, teniendo más afinidad por el receptor CB1, mientras que el 2-AG muestra propiedades agonistas iguales para ambos receptores (Ghonghadze, 2020).

3.3 Enzimas

Existen al menos cinco rutas diferentes para generar anandamida, aunque la más estudiada es por medio de los precursores de membrana vía N-acil-fosfatidil-etanolamina fosfolipasa-D abreviada como NAPE-PLD. En el caso de 2-AG, la enzima clave es la Diacilglicerol lipasa α y β (DAGLα y DAGLβ) (Chiurchiù, 2018).

La biotransformación se lleva a cabo por medio de una ruta hidrolítica, la cual es la principal forma de metabolismo endocannabinoide, siendo característica la desactivación de los sustratos, en contraste con la vía oxidativa menor a través del citocromo P450 [proteínas asociadas a las membranas citoplasmática, mitocondrial y del retículo endoplásmico, donde actúa metabolizando cientos de sustancias endógenas y exógenas. Se abrevia como CYP en inglés, CIP o P450] involucrada en las reacciones de bioactivación (Zendulka, 2016).

La eliminación de los endocannabinoides se realiza en el sitio de acción, según sea necesario después de activar los receptores CB1 y CB2. Sucede gracias a un proceso de recaptura celular, lo que significa que tienen que volver a entrar a la célula, donde las enzimas son las responsables tanto de la producción como de la degradación metabólica de los endocannabinoides mediante un proceso de hidrólisis u oxidación.

La primera enzima descubierta que participa en la degradación de los endocannabinoides se denominó amidohidrolasa de ácidos grasos (FAAH, por sus siglas en inglés), la cual degrada a la anandamida. Algunos años más tarde, se descubrieron otras enzimas y se caracterizaron sus propiedades: lipasa de monoacilglicerol (MAGL) que se encarga de la degradación del 2-AG, y en un menor grado la 'α, β-hidrolasa-6' (ABHD6) y 'α, β-hidrolasa-12' (ABHD12). El proceso de oxidación involucra a la ciclooxigenasa-2 (COX-2) y varias lipooxigenasas. (Lopez-Gomez, 2022)

Todo lo anteriormente explicado se encuentra resumido a continuación en la figura 10.

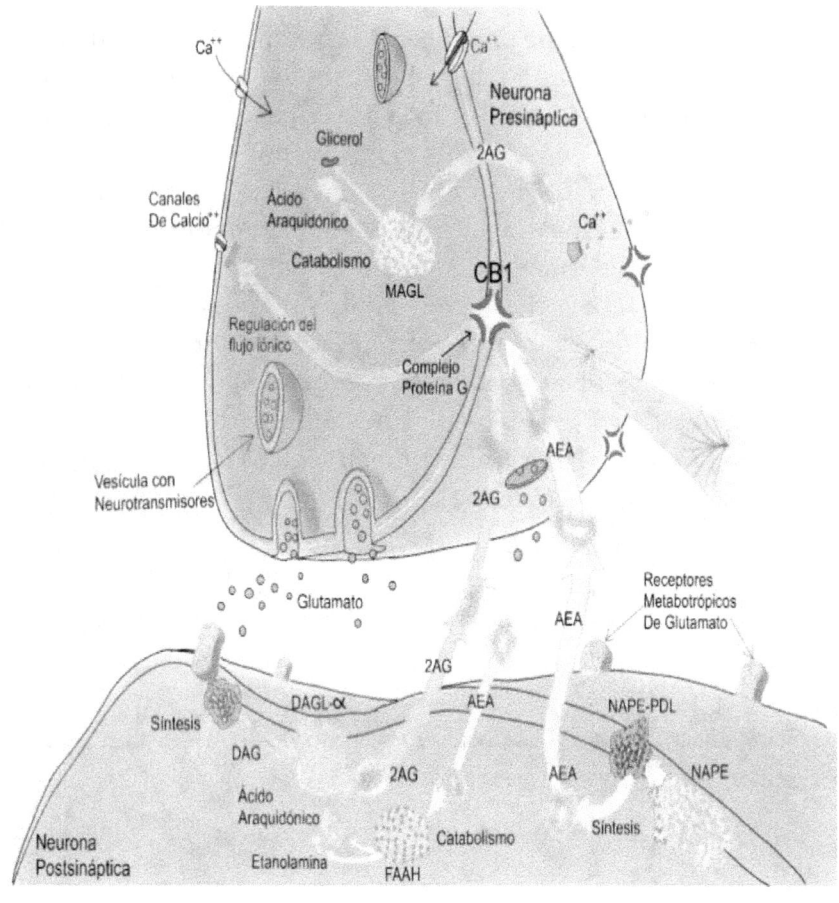

Figura 10. Comunicación sináptica retrógrada de endocannabinoides [j]

3.4 Deficiencia clínica de endocannabinoides

El término fue propuesto por el Dr. Ethan Russo inicialmente en el 2001, con un par de publicaciones, pero fue hasta el año 2004 que se exploró un poco más a profundidad.

Esta teoría está basada en el hecho de que algunas enfermedades cerebrales presentan deficiencias en los neurotransmisores, como es el caso de la acetilcolina en la enfermedad de Alzheimer, la dopamina en síndromes Parkinsonianos, la serotonina y la norepinefrina en depresión, etc. En este orden de ideas, la deficiencia en los niveles de endocannabinoides podría manifestarse de manera similar en ciertos trastornos que muestran características clínicas predecibles como consecuencia de esta alteración. El Dr. Russo también postula que tales deficiencias podrían surgir debido a razones genéticas o congénitas, por lesión o enfermedad intercurrente, y que por esto se producen síndromes fisiopatológicos característicos con sintomatología específica.

El mayor enfoque de estos estudios ha sido en fibromialgia, migraña y síndrome de colon irritable (Russo, 2016). Estos tres padecimientos cursan con:

-Estados de hiperalgesia

-Son diagnosticados por exclusión, debido a la carencia de signos patológicos en los tejidos.

-En la mayoría de los casos se refieren a ellas como enfermedades psicosomáticas.

-Cursan con altos niveles de ansiedad y depresión.

-Existe comorbilidad entre ellas.

Lo que se debe saber

En pacientes con migraña, los niveles séricos de anandamida y 2-AG, están significativamente disminuidos, lo que podría deberse a un aumento en su degradación. Debido a esto, se comprende entonces el alivio que pueden aportar ciertos fitocannabinoides a este grupo de pacientes (Russo, 2016).

Si el sistema endocannabinoide no está funcionando correctamente (su tono está disminuido), se puede suplementar con la cantidad y la combinación apropiada de fitocannabinoides, cannabinoides sintéticos o semisintéticos, y con esto ayudar a su equilibrio y corregir su función (producir homeostasis). Del mismo modo, como cuando se tiene una deficiencia de vitamina C o de hierro, se toman suplementos para obtener los niveles necesarios para el funcionamiento adecuado de nuestro organismo.

3.5 Cannabinoides farmacéuticos

Gracias al descubrimiento de los endocannabinoides y los fitocannabinoides, la ciencia comenzó a desarrollar cannabinoides farmacéuticos o de prescripción, con el fin de poder estudiar el sistema endocannabinoide y poder utilizar estos nuevos compuestos con fines terapéuticos.

Dentro de los cannabinoides farmacéuticos o de prescripción, se encuentran algunos que son sintéticos. Estos se asemejan en su composición química a los fitocannabinoides, principalmente al THC. Sin embargo, debido a que son moléculas aisladas y no presentan los otros fitocannabinoides, terpenos y flavonoides, son por lo general más potentes y en algunos casos, menos tolerados por los pacientes. Los cannabinoides de prescripción más conocidos y con aplicación farmacéutica (**Schrot, 2016**) son:

• Dronabinol (Marinol®, Syndros®): Versión sintética del THC que fue aprobado por la FDA en 1992, para el manejo de anorexia en pacientes con virus de inmunodeficiencia humana (VIH) asociada con pérdida de peso. Posteriormente, también se aprobó para para tratar la náusea y/o vómito inducidos por la quimioterapia.

• Nabilona (Cesamet®, Canemes®): Análogo sintético del THC, es una molécula con estructura química similar; sin embargo, debido a que no presenta ningún otro cannabinoide, los pacientes llegan a experimentar mayor incidencia de efectos adversos. Fue aprobada por la FDA en 1986 para el tratamiento de la náusea y el vómito inducido por quimioterapia en pacientes con cáncer.

• Nabiximoles (Sativex®): Estos son extractos naturales de Cannabis sativa en presentación de aerosol para uso en la oromucosa que incluyen THC y CBD en una proporción balanceada y estandarizada (2.7 mg de THC y 2.5 mg de CBD por cada spray de 100 microlitros). Contiene otros excipientes como etanol, propilenglicol y esencia de menta, que pueden producir irritación importante a nivel de la mucosa oral, la cual muchas veces ya se encuentra afectada en pacientes con cáncer. Ha sido aprobado en más de 30 países, pero no en Estados Unidos, a pesar de la recomendación otorgada por la Academia Americana de Neurología principalmente como coadyuvante en la espasticidad de pacientes con esclerosis múltiple que no responden a tratamiento convencional.

• Cannabidiol (Epidiolex®): Es un extracto natural de CBD purificado al 98% (solución oral con 100 mg/ml de CBD), por lo que no presenta el efecto sinérgico que se obtendría cuando se consume un extracto de toda la flor de cannabis. Fue aprobado en 2018 como cannabinoide de prescripción por la FDA, específicamente para el tratamiento de convulsiones asociadas al síndrome de Lennox-Gastaut y al síndrome de Dravet (**Fraguas-Sánchez, 2018**). A mediados del 2020, la FDA también aprobó su uso para el tratamiento de la epilepsia asociada a la esclerosis tuberosa.

Una de las grandes limitaciones para el uso de algunos de estos cannabinoides farmacéuticos (ej. Sativex®) en la práctica clínica, está relacionada con los altos costos y la falta de cobertura por parte de aseguradoras, lo cual restringe el acceso de los pacientes a estos productos derivados de cannabis.

Por otra parte, existen por lo menos diez cannabinoides sintéticos, los cuales en su mayoría son utilizados exclusivamente en el laboratorio para realizar estudios clínicos a nivel celular o en modelos animales. Algunos de éstos son: JWH-073, CP-55940, HU-210, HU-331, WIN-55,212-2, AM-2201, etc.

Lamentablemente, en el mercado ilegal, también se comenzaron a desarrollar y a vender cannabinoides sintéticos como el *K2* o '*Spice*' donde tanto su elaboración como distribución han dado paso a un mal uso de estas sustancias, provocando efectos secundarios tóxicos, y muertes entre sus consumidores.

Capítulo 4. MÉTODOS DE EXTRACCIÓN

Ya que se han explicado los componentes principales del cannabis y sus mecanismos de acción, es importante entender cómo es que se extraen de la planta los fitocannabinoides, terpenos y flavonoides para poder hacer uso de ellos y consumirlos en diferentes presentaciones y para diversos fines (medicinales y no medicinales).

Los métodos de extracción existen desde hace muchos años. Hay pruebas históricas de que el hombre ha consumido cannabis a lo largo del tiempo en diferentes presentaciones (Reynolds, 1890), siendo las más comunes infusiones, hachís y tinturas.

Según el método de extracción, será la parte de la planta que se utilice, pudiendo ser solo las flores, que son las que más resina contienen, así como también las hojas pegadas a la flor, y en algunas ocasiones hasta los tallos suaves y las hojas. Hay que saber para qué finalidad se requiere, y cuál será el producto por elegir, ya que dependiendo de qué se esté buscando, será el cultivar de cannabis recomendado. Si se necesita un producto alto en CBD, será necesario encontrar un cultivar con bajo contenido de THC y alto en CBD o utilizar cáñamo, el cual, contiene bajas concentraciones de THC, que por lo general son menores a 0.3%. Sin embargo, para ciertos padecimientos los productos de cáñamo no contienen la calidad ni cantidad suficiente de fitocannabinoides y terpenos como para presentar un efecto terapéutico.

La finalidad de las extracciones es retirar la resina de la planta y preservar la mayor cantidad posible tanto de fitocannabinoides como de terpenos y flavonoides. Esto es lo que proporciona el efecto terapéutico, así como el aroma y el sabor del producto final.

Debido a la alta demanda de cannabis por sus propiedades medicinales, se ha hecho muy común la utilización de extractos. Hoy en día y gracias a la tecnología, han variado los métodos y las formas de extracción. Estos métodos se realizan, tanto de forma artesanal con un equipo básico en casa, como de forma sofisticada y avanzada con equipos altamente especializados que buscan desarrollar productos de grado farmacéutico en el laboratorio.

Como la mayoría de las plantas, el cannabis está compuesto aproximadamente de un 80% de agua, por lo que secarlo es un paso muy importante para el desarrollo de productos. Este paso evita el desarrollo de microorganismos y permite un almacenamiento prolongado, manteniendo la potencia, el sabor, las propiedades medicinales y la eficacia de los cannabinoides. (Lazarjani, 2021)

A continuación, se explican brevemente algunos de los diferentes métodos de extracción para tener un conocimiento general del tema. Sin embargo, es fundamental aclarar que no todas las formas de extracción se consideran aprobadas para el desarrollo de productos medicinales de cannabis. La técnica más aceptada para la elaboración de productos de grado farmacéutico es la conocida como extracción con CO_2 supercrítico. Por lo tanto, los métodos que se presentan en este capítulo son generalmente utilizados para fines recreativos (uso adulto del cannabis), y en ninguna circunstancia se recomiendan para el cannabis con fines medicinales.

4.1 Extracción sin uso de solventes

Estos métodos de extracción carecen de cobertura en la literatura debido a que se consideran técnicas obsoletas y cierta dificultad de escalabilidad, a pesar de tener procedimientos sencillos (Lazarjani, 2021).

No utilizan productos químicos; solamente agua, calor, presión, un tamiz o una combinación de ellos.

4.1.1 Hachís

El hachís, también conocido como *"hashish"* o *"hash"*, es posiblemente el extracto más antiguo que se conoce.

El método más común para extraerlo es utilizar agua con hielos para así congelar y poder separar los tricomas de las flores. Una vez separados, se unen entre sí debido a la resina que contienen y posteriormente se dejan secar (Lazarjani, 2021). Este paso es extremadamente importante ya que, si queda húmedo, se puede contaminar desarrollando moho u otros microorganismos. Una vez secos, se presionan formando así el hachís, el cual puede ser de color verdoso, rojizo o café, dependiendo del cultivar que haya sido extraído y la maduración de las flores. En el caso de la imagen (figura 11) aquí mostrada se trata de hashish de Nepal, conocido como *"charas"*.

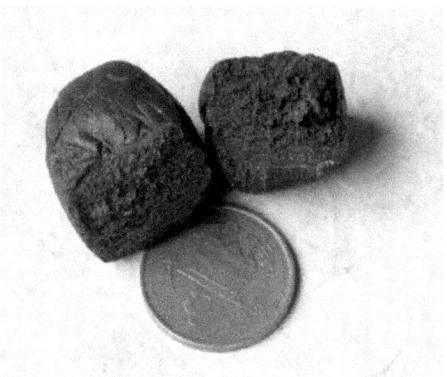

Figura 11. Hashish de Nepal conocido como "charas" [k]

4.1.2 Kief

El kief es el polvo blanquecino amarillento que permanece al fondo del molino de cannabis de tres cámaras cuando se muelen las flores. Estos diminutos y pegajosos cristales son las glándulas o tricomas llenos de resina. Se le conoce también como polen. Hay que recordar que mientras más puro es, más blanco será. Si tiene un color verdoso es porque todavía contiene trazas de la planta. Este procedimiento se realiza también golpeando el cannabis seco contra una malla fina y obligando a los tricomas a separarse del cannabis y de ese modo poder ser recolectados (Lazarjani, 2021).

A continuación (figura 12) una imagen del fondo de un molino de tres cámaras con kief de color amarillo verdoso acumulado.

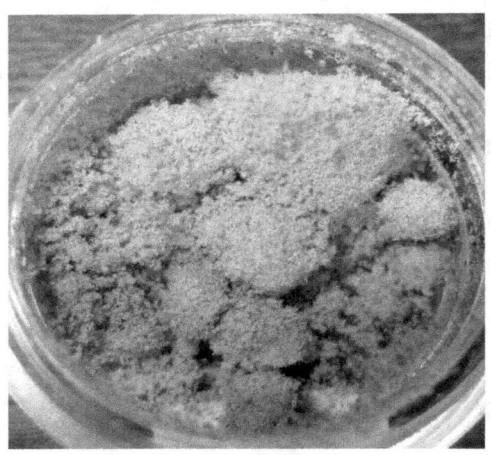

Figura 12. *Kief al fondo de un molino de tres cámaras* [1]

4.1.3 Rosin

El rosin es una resina sólida que se extrae de las flores aplicando presión y calor al mismo tiempo. Esta técnica es fácil, rápida, segura y económica, por lo que muchas personas la utilizan para hacer sus propias resinas sin solventes. Lo único que se necesita es una fuente de calor, suficiente presión para extraer la resina de las flores y una buena cantidad de éstas, ya que la forma más común se realiza con flores secas.

Simplemente hay que colocarlas en medio del papel encerado, con la fuente de calor y la temperatura adecuada, y presionar las flores hasta que éstas suelten la resina. Éste es uno de los métodos más seguros para extraer la resina de las flores, debido a que no se necesitan solventes, no se corre el riesgo de explosión y el producto final es más limpio. Sin embargo, debido a la temperatura elevada para conseguirlo, la retención de terpenos es limitada. (Lazarjani, 2021).

4.2 Extracción a base de solventes

Se debe de tener la información completa de cómo realizarlo, el equipo y el lugar adecuado para hacerlo, ya que como en estos casos se utilizan diferentes solventes (butano, alcohol isopropílico, etanol, hexano, etc.), existe el riesgo de explosión si no se manejan adecuadamente, y también pueden permanecer ciertos químicos en el producto final, los cuales serán tóxicos si se consumen.

En caso de comprar productos elaborados a base de estos métodos, es fundamental exigir su certificado de calidad y analítica de laboratorio, ya que en muchas ocasiones y debido al incremento significativo en el consumo de los productos con cannabis, una gran cantidad de personas están aprovechando para comercializar extractos que no tienen ningún respaldo sanitario, que pueden estar contaminados, y donde se desconoce la concentración precisa de cannabinoides y otros compuestos químicos de la planta. Adicionalmente, es común que la mayoría de las personas que elaboran estos productos no cuenten con la capacitación necesaria y hagan la fabricación con materiales de baja calidad o no aptos para el consumo humano, por lo que, en lugar de ayudar a los pacientes, se vuelven productos extremadamente tóxicos y peligrosos para la salud.

4.2.1 Extracción de aceite de hash con butano (BHO)

Desde la década de los setenta se han utilizado diferentes hidrocarburos, como el propano, butano, hexano, etc., para la extracción de alimentos, como el aceite de canola o el de maíz. En el caso del cannabis se utiliza butano para la extracción de los fitocannabinoides.

Lo que se debe saber

Se coloca el cannabis seco en un tubo de extracción por el que se hace pasar el butano. Éste retira los fitocannabinoides de la planta y posteriormente se provoca la evaporación del butano en un ambiente al vacío donde se le aplica calor, para así obtener hasta un 90% de fitocannabinoides puros.

Según la calidad del cannabis y el producto final que se esté buscando es la forma que presentará y el nombre con el que se le conoce, pudiendo ser desde una consistencia como de cera hasta una lámina muy fina y frágil conocida como *shatter*, como en la figura 13 que se muestra a continuación.

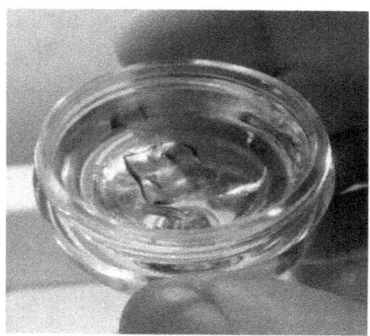

Figura 13. Concentrado de cannabis conocido como "Shatter" m

4.2.1.1 Resina viva

Otra forma de realizar la extracción es utilizando cannabis fresco recién cosechado, el cual en ese momento es ultracongelado. Al producto final se le conoce como *"resina viva"*. Lo que hace la diferencia es el tiempo de producción, ya que, en este caso, el cannabis no se tiene que dejar secar y la cantidad de monoterpenos que se conservan es mayor, por lo que se mantiene más el sabor y el aroma, así como los beneficios y el posible *"efecto entourage"*.

4.2.2 Aceite de Rick Simpson (RSO)

Como su nombre lo dice, este método es el que utiliza Rick Simpson [Activista canadiense a favor del cannabis medicinal]. Él comenta que ha utilizado nafta, éter y alcohol isopropílico al 99% para la extracción de los cannabinoides. Primero *"lava"* las flores un par de veces con el solvente para extraer los cannabinoides, después las cuela, y posteriormente las calienta para que se evapore el solvente y quede un aceite concentrado de cannabinoides que coloca en unas jeringas para su fácil dosificación. La apariencia final del producto es un aceite muy espeso de color marrón oscuro (PhoenixTears, 2014). En la figura 14 se puede observar una jeringa rellena con este tipo de aceite. Hay que tener extrema precaución con este tipo de concentrados (Cyr, 2018), que no tienen ningún soporte en la evidencia clínica para su uso. Inclusive, en algunos casos se ha visto que podría generar falsas expectativas en el paciente que busca usar cannabis con fines curativos, sobre todo en pacientes oncológicos. Se debe continuar con la investigación y utilizar productos de grado farmacéutico.

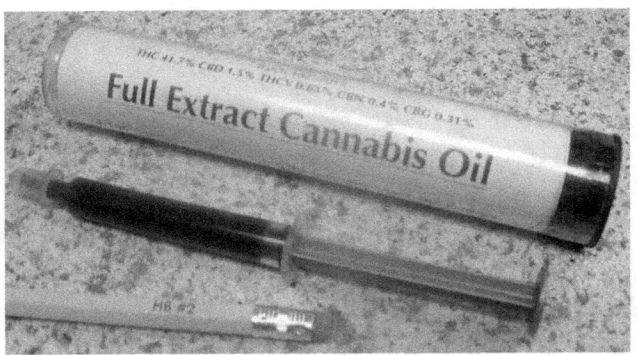

Figura 14. Jeringa con aceite de cannabis tipo RSO [n]

4.2.3 Extracción a base de CO_2 supercrítico

La técnica de extracción a base de CO_2 supercrítico solo utiliza dióxido de carbono, no contiene ningún tipo de producto químico, por lo que es más segura y el método de elección para muchos debido a la baja temperatura y la presión crítica. Además de ser inflamable, no tóxico, inerte y renovable, fácil de eliminar y con un costo relativamente bajo (Lazarjani, 2021). La elaboración casera no es recomendable, son necesarios equipos y personal altamente especializados.

Para su elaboración, se deposita el cannabis en una cámara a la cual se le agrega el dióxido de carbono a presión y temperatura definidas, hasta que llega a un punto en que se convierte en un fluido supercrítico [Cualquier sustancia que se encuentre en condiciones de presión y temperatura superiores a su punto crítico que se comporta como un híbrido entre un líquido y un gas]. Éste tiene la propiedad de ser un excelente solvente ya que retira los aceites del cannabis separándolos de la planta y conservando gran parte de los terpenos.

Los extractos en aceite que se elaboran con grado farmacéutico, con certificaciones como la ISO 17025, buenas prácticas de manufactura y todos los controles de calidad establecidos por la ley de cada país, son los que se utilizan en la práctica clínica.

4.2.4 Separación molecular

Probablemente se ha escuchado mencionar sobre métodos de extracción como la destilación de corto recorrido o al alto vacío. Ambos son métodos de separación molecular que permiten separar los terpenos y los fitocannabinoides de la planta y tratar las moléculas con una degradación térmica mínima, lo cual da como resultado un extracto extremadamente puro (Clara, 2016).

Para este método también son necesarios equipos de laboratorio especializados, por lo que no es posible su elaboración casera y artesanal.

4.2.5 Tinturas

Probablemente las tinturas sean el método más antiguo para la administración de medicamentos. Son extremadamente sencillas de realizar y solo se necesita equipo básico que la mayoría de las personas tiene en casa. La duración de las tinturas puede ser meses o incluso años si se preparan y conservan adecuadamente. Existen tinturas a base de glicerina, de etanol o de aceites como la que se ilustra en la figura 15. Estas no se recomiendan en ninguna circunstancia para fines medicinales, son utilizadas como suplementos y la mayoría están poco reguladas por controles sanitarios. Sin embargo, es importante educar al paciente para que, en caso de consumir estos productos, sea consciente de los posibles riesgos y de la importancia de acceder a tratamientos que hayan sido fabricados con los mejores estándares de calidad.

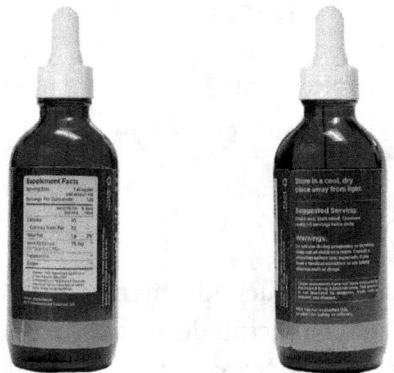

Figura 15. Tintura a base de extracto de cáñamo con especificaciones º

4.3 Analítica de laboratorio para control de calidad del cannabis

Adicional a los cuidados y protocolos de seguridad que se tienen en la zona de cultivo, es extremadamente importante que se analicen las muestras de cannabis en un laboratorio confiable y que cuente con todas las certificaciones establecidas por las leyes de cada país, para garantizar que la planta se encuentra libre de contaminantes y ofrecer un respaldo preciso de las concentraciones de cannabinoides, terpenos, y demás compuestos químicos. Con solo observar a simple vista las flores, no es posible saber si presentan contaminación por hongos, bacterias y otros microorganismos.

Existen algunos reportes en la literatura médica donde se exponen casos de pacientes que, al consumir productos contaminados provenientes de los mercados ilegales, desafortunadamente desarrollaron infecciones respiratorias severas por hongos como el Aspergillus y algunos tipos de Mucor (Stone, 2019). En estos relatos, por lo general, los pacientes se encontraban inmunosuprimidos, es decir que sus defensas se encontraban bajas, debido a patologías de base como el cáncer o secundario a tratamientos como la quimioterapia (Cescon, 2008). Cuando se consume cannabis por inhalación, éste pasa directo al pulmón y de ahí al torrente sanguíneo, no al sistema digestivo como sucede con otros vegetales o productos que se consumen crudos. Cualquier paciente, así como el resto de quienes utilizan y recomiendan el cannabis medicinal, tienen la obligación y el derecho de saber qué es lo que están introduciendo a su organismo. Estos productos deben ser del mayor grado de pureza posible.

Realizando una analítica de laboratorio, es mucho más sencillo predecir para qué padecimientos podría utilizarse el cannabis y cuáles cultivares habrá que evitar, según sea el contenido de fitocannabinoides y terpenos que contenga. En ocasiones los pacientes pueden encontrar un cultivar que les funcione adecuadamente para el padecimiento que presentan y cuando van a comprar más flores de este cultivar es posible que ya no lo tengan en existencia, por lo que si no saben el perfil que presentaba, será complicado volver a conseguir algo similar. Esto está cambiando gracias a los laboratorios farmacéuticos y a las normas de calidad y estandarización que se están implementando. Por eso, es importante consumir productos de calidad, que garanticen una trazabilidad, y que cuenten con el respaldo de una empresa responsable y profesional, y no comprar la materia prima en la calle y/o en los mercados ilegales.

Hoy en día existen pocos laboratorios especializados en analizar los compuestos del cannabis, que garanticen medidas confiables. Siendo de gran importancia, la analítica del cannabis se utiliza principalmente para saber el perfil exacto, tanto de la presencia como de la concentración de los cannabinoides, así como de los terpenos.

Debido al alto costo de la analítica de laboratorio y la falta de regulación por parte de algunos gobiernos, es más fácil identificar qué compañías analizan sus productos en laboratorios especializados, ya que seguramente los que así lo hacen, lo anunciarán para la satisfacción y seguridad de los consumidores. De igual forma, se puede hacer la solicitud de la analítica del producto que se busca adquirir, aunque no esté anunciado, y si los productores no la proporcionan o dan algún pretexto, posiblemente es que no cuenten con estas certificaciones.

Lo que se debe saber

En algunos países como Canadá, antes de otorgar una licencia para producir, fabricar y comercializar productos a base de cannabis medicinal, se deben mostrar todos los resultados de las analíticas de laboratorio para poder obtener los permisos correspondientes. Lo ideal para conocer la seguridad del producto será que se analice la existencia de:

-Contaminantes microbiológicos: como moho, levaduras, bacterias y micotoxinas, como la aflatoxina;

-Pesticidas: utilizados comúnmente para proteger las siembras de insectos;

-Metales pesados: como mercurio, plomo, cobre etc., los cuales pueden estar presentes en la tierra donde se cultiva el cannabis;

-Solventes residuales: de cuando se extraen las resinas;

-Perfil de los compuestos activos: cannabinoides y terpenos;

-Cantidad de agua presente en la muestra.

En caso de preferir la flor como método de administración, también es necesario solicitar la analítica de laboratorio para evitar pesticidas, fertilizantes químicos y metales pesados.

Para el consumo de cannabis de uso adulto, en el caso de productos comestibles, tinturas, aceites y cartuchos precargados, lo ideal también sería tener toda la información que garantice la seguridad de lo que se adquiere. Desgraciadamente aún no existen marcos jurídicos ni control de calidad en la mayoría de este tipo de productos, lo que los convierte en un riesgo para la salud de los consumidores y de los pacientes, que muchas veces como medida desesperada se ven forzados a acceder a éstos ante las limitaciones y deficiencias regulatorias.

Existen estudios donde se comprueba que la gran mayoría de este tipo de productos comprados en línea presentan valores falsos del contenido tanto de CBD como de THC en sus etiquetas (Bonn-Miller, 2017), así como las etiquetas con información incorrecta de ciertos productos comestibles comprados en dispensarios de California y Washington en los Estados Unidos de América (Vandrey, 2015), por lo que desafortunadamente no es recomendable basarse en estos productos para un tratamiento médico.

En el anexo A se muestra la analítica de laboratorio para una tintura de CBD, cabe mencionar que este producto es considerado un *"suplemento alimenticio"* ya que fue elaborado con extracto de cáñamo, sin embargo, presenta todo lo necesario para utilizarlo como ejemplo de lo que se debe exigir cuando se habla de una analítica de laboratorio.

Capítulo 5. CULTIVARES DE CANNABIS

Recomendar cannabis medicinal por sus nombres es una tarea extremadamente delicada, ya que existen diferentes concentraciones de fitocannabinoides y terpenos entre una cosecha y otra.

Durante los años en que cultivar cannabis era prohibido, surgieron muchos aficionados quienes quisieron experimentar con la planta, y como consecuencia se desarrollaron cultivares con una diferencia de porcentajes de fitocannabinoides casi innumerables.

Hace cientos de años era relativamente sencillo saber si los efectos percibidos al consumir cannabis provenían de las flores de C. indica o C. sativa, debido a que las concentraciones de THC eran mucho menores. Después de lo experimentado durante los años sesenta, cuando lo que se buscaba era tener mayores efectos psicoactivos con el cannabis y algunas otras drogas, se comenzó a manipular a la planta para producir cultivares con un contenido extremadamente alto de THC. Hoy en día, existen plantas con porcentajes hasta de 30% de THC, lo que las convierte en flores muy potentes. Por lo general, el porcentaje que se utiliza de THC en la práctica clínica es del 10% al 15%.

Actualmente existen, en los bancos de semillas para el mercado recreativo, más de 2500 cultivares de flores entre *"indica"*, *"sativa"* y principalmente híbridos. Con esto se quiere hacer conciencia de lo complicado que es comprar dos veces una flor con exactamente las mismas concentraciones. Debido a esta gran variedad de mezclas o híbridos, lo que se recomienda es conocer el contenido de fitocannabinoides y terpenos en el cultivar que se vaya a consumir para, de alguna forma, predecir los posibles efectos que tendrá el cannabis en el organismo.

Poco a poco se ha ido generando una mayor apertura por parte de los gobiernos a nivel internacional, con relación al desarrollo de marcos jurídicos que permitan el uso responsable y seguro de cannabinoides. Inclusive, algunos países han logrado establecer normas y protocolos que exigen la estandarización de la calidad de los productos a base de cannabinoides que se van a comercializar y consumir, permitiendo mínimos porcentajes de variación en la concentración de cannabinoides en el mismo producto.

Algo interesante que se quiere establecer como norma, por lo menos en los Estados Unidos de América, es un nuevo método de clasificación y análisis del cannabis llamado PhytoFacts™, el cual realiza un análisis de la planta y clasifica, según sus arquetipos, el porcentaje de cannabinoides presente en la muestra, así como el aroma, sabor, efecto sinérgico esperado y algo que nombraron Phytoprint™, que es una tabla que muestra el contenido en porcentaje de los 17 terpenos más significativos (Phytofacts, 2018). De esta forma, se podrá conocer a ciencia cierta el contenido y porcentaje tanto de fitocannabinoides como de terpenos que sea el más indicado para el padecimiento a tratar.

5.1 Debate actual de las diferencias taxonómicas entre Cannabis sativa, Cannabis indica, Cannabis afgánica, Cannabis ruderalis e híbridos

Con el paso del tiempo han surgido confusiones al nombrar los diferentes cultivares de cannabis, por lo que la nomenclatura botánica formal se ha ido degenerando.

Se considera que el origen de la clasificación botánica del cannabis es una publicación de 1753 por el famoso Carl Linnaeus, conocido como el padre de la clasificación taxonómica

Lo que se debe saber

moderna, donde reconoce a la Cannabis sativa L como una planta cultivada en Europa, pero de origen asiático.

Posteriormente, en el año de 1785, el biólogo Lamarck le otorgó el nombre de Cannabis indica Lam a lo que él consideró una especie de cannabis, basándose principalmente en características fenotípicas diferentes en sus tallos, ramificaciones, hojas, flores y en los efectos presentados al consumirla. Los ejemplares que le fueron dados provenían de India.

A partir de 1974, Schultes y colaboradores en su artículo *"Cannabis: Un Ejemplo de Negligencia Taxonómica"*, erróneamente tipifican a la C. indica Lam con plantas que observaron en Afganistán sin basarse en las observaciones que Lamarck había mencionado previamente (McPartland, 2018). A partir de esta confusión y sumando la repetición que otros autores le otorgaron, por ejemplo, Anderson, quien le asignó el nombre de *"afgánica"* a la *"indica"* y plantas *"indias"* a las *"sativas"*, en la actualidad existe un debate mundial, debido a la taxonomía vernácula que se le ha ido asignando, intercambiando los nombres erróneamente. En resumen, lo que hoy se conoce folklóricamente con el nombre de *"sativa"* es realmente C. indica, *"indica"* es originalmente C. afgánica y *"ruderalis"* es usualmente C. sativa. Las tres son variedades de una sola especie: C. sativa L. (McPartland, 2018)

A causa de la hibridación introgresiva que se ha realizado, variedades locales, tanto de C. sativa subespecie indica y C. sativa subespecie afgánica, están por extinguirse.

Debido a que en la actualidad se conocen de una manera diferente y para tener el antecedente y entender a lo que se refiere la mayoría de las personas que utilizan cannabis de forma recreativa, se dice que la subespecie C. indica se distingue por presentar menor crecimiento, tallo robusto, hojas más anchas y oscuras, y flores más densas donde se encuentra una mayor cantidad de THC, por lo que de forma anecdótica se ha sugerido su uso nocturno por sus efectos relajantes y analgésicos. A diferencia de la variedad anterior, la C. sativa puede llegar a crecer más de cuatro metros de alto, por lo que se desarrolla mejor en exterior, y presenta hojas más delgadas y largas. Todas las variedades del cáñamo industrial son consideradas C. sativa, en ésta la concentración de CBD es mayor que la de THC, por lo que también de forma anecdótica, los consumidores recreativos la relacionan con un efecto energético, de mayor concentración y alta creatividad. Sin embargo, esta nomenclatura y relación con el efecto terapéutico del cannabis no es precisa, y viene de información anecdótica del *"mundo recreativo"* pero de ninguna manera tiene un origen científico y no debe ser aplicada a la práctica clínica.

Los híbridos son todas aquellas mezclas que, con el tiempo, se han hecho entre estas dos variedades de cannabis. A principios de los años sesenta se comenzaron a realizar estos cruces con el fin de conseguir ejemplares con concentraciones más potentes de THC. Actualmente se conoce que quedan pocas especies puras de C. indica o C. sativa.

Debido a lo explicado anteriormente, hoy sabemos que la forma y el origen de la planta no determinan el efecto terapéutico esperado. La clasificación que se propone actualmente es desde una perspectiva quimio taxonómica debido a la gran cantidad de cultivares existentes. Hay autores que categorizan a los productos de cannabis en tres quimiotipos *('chemovars')*, según la composición química y proporción de THC:CBD que presenta:

Quimiotipo I: productos derivados de cannabis ricos en THC (ejemplo: proporción de THC:CBD 10:1)

Quimiotipo II: productos derivados de cannabis que contienen una proporción balanceada de THC y CBD (proporción THC:CBD 1:1)

Quimiotipo III: productos derivados de cannabis ricos en CBD (ejemplo: proporción de THC:CBD 1:20)

Últimamente, se han identificado ciertos factores de diferenciación bioquímica en el cannabis. Es así como los cannabinoides y terpenos se han elegido como marcadores de quimiotipo, ya que son considerados los constituyentes activos fisiológicos principales en la planta. Por esta razón se propone también el término *'quimovar'* o *'chemovar'*, proveniente de variedades químicas, el cual enfatiza los atributos bioquímicos únicos de plantas particulares de cannabis (Lewis, 2018).

5.2 *"Indica"*, *"sativa"* e híbrido

Es importante aclarar que hoy, en la práctica clínica, no se utiliza esta nomenclatura ni se toman decisiones terapéuticas basadas en el origen y fenotipo de la planta, es decir, que no depende de si la planta es sativa, indica o presenta una combinación de estas. Sin embargo, en la gran mayoría, tanto de dispensarios como en las etiquetas de productos con cannabis para el mercado recreativo, se sigue utilizando la denominación *"indica"*, *"sativa"* o híbrido. Hablar sobre el efecto de indica y sativa es netamente anecdótico y proveniente del uso no medicinal; No obstante, un gran porcentaje de pacientes acudirán al médico con esta terminología, por lo que es necesario conocerla para poder entender a qué se refieren los pacientes.

Para fines prácticos, hacer referencia general a los productos, y que sea sencillo conocer los efectos que se pueden llegar a percibir, a continuación, se explican lo que significa cada uno de estos términos según los consumidores del *"mundo recreativo"*:

- *"Indica"*: Tiene efectos principalmente de relajación y sedación. Quienes buscan cannabis para fines medicinales, y se basan en la experiencia y el consumo de otros pacientes, así como en información que no tiene respaldo científico de buena calidad, utilizan este tipo de planta para el control del dolor, glaucoma, neuropatía, espasticidad, dolores de cabeza no migrañosos, convulsiones, insomnio, dolor articular e incremento de apetito (Pearce, 2014). Por su efecto narcótico o somnífero, quienes utilizan *"indica"* recomiendan el consumo por las noches o antes de acostarse. Gracias a estudios que se han realizado para conocer la concentración de terpenos, se sabe que los que se encuentran en la mayoría de las cultivares de *"indica"* son dominantemente el mirceno, y los segundos más abundantes son el limoneno y el α-pineno.

Lo que se debe saber

- *"Sativa"*: Sus efectos son más percibidos a nivel cerebral o mental, se describen como energizantes o eufóricos. Se utiliza para aumentar la creatividad y la concentración. De forma anecdótica se comenta que ayuda a tratar la depresión, el estrés, la fatiga, ciertos tipos de dolor, y también estimula el apetito. Por este efecto energizante, es recomendable que se consuma en el día. Los terpenos dominantes en estos cultivares son el terpinoleno, α-pineno y β-mirceno.

- Híbridos: Son una combinación de cultivares *"indica"* y *"sativa"*. Se comenzaron a crear para conseguir efectos de ambos cultivares. La mayoría presenta un equilibrio entre los dos principales fitocannabinoides. Algunos cultivares pueden presentar un mayor contenido de THC o de CBD.

5.3 Híbridos con dominancia *"indica"* e híbridos con dominancia *"sativa"*

La inmensa mayoría de los cultivares que hoy existen son híbridos, comúnmente llamados híbridos con dominancia *"indica"* o con dominancia *"sativa"*. Los efectos esperados son los mencionados previamente, pero con una variación según la proporción de cannabinoides.

Desde el punto de vista clínico y terapéutico, la forma más acertada de denominar a los productos y las flores de cannabis se basa en el porcentaje y la concentración del cannabinoide predominante que contienen, como se mencionó previamente. Existen productos que son dominantes o enriquecidos en THC (denominados quimiotipo 1), utilizados por ejemplo en pacientes con dolor crónico, insomnio, anorexia, náuseas y vómito secundarios a la quimioterapia, entre otros padecimientos.

También se cuenta con los productos balanceados (denominados quimiotipo 2), que se caracterizan por tener una relación 1:1 entre el THC y el CBD, y que se utilizan principalmente para el manejo de la espasticidad en pacientes con esclerosis múltiple.

Finalmente, existen los productos en los que predomina el CBD (denominados quimiotipo 3), y que contienen una mínima cantidad de THC. Estos productos son los elegidos por las personas sensibles a los efectos del THC, o que estén iniciando tratamiento con cannabis medicinal, y se utilizan para algunos padecimientos como el trastorno de ansiedad social y epilepsias refractarias.

Hay que tener presente que cualquiera que sea el cultivar que se elija, se recomienda empezar con las dosis más bajas posibles,

Lo que se debe saber

en especial si el producto contiene un alto porcentaje de THC, para evitar efectos secundarios no deseados. Más adelante se explica lo que se conoce como efecto bifásico y cómo encontrar esa dosis óptima.

Capítulo 6. VÍAS DE ADMINISTRACIÓN

Conocemos como vías de administración a las diferentes formas en las cuales los medicamentos y sustancias, incluidos los cannabinoides, son introducidos al cuerpo para producir sus efectos terapéuticos. Dependiendo de cuál sea esta vía será la rapidez de su absorción, el inicio de acción y la duración de su efecto. Generalmente, las condiciones clínicas del paciente y los objetivos terapéuticos serán los que definan la mejor vía de administración del medicamento a utilizar.

Es importante saber cómo se comportan todos los medicamentos que ingresan al organismo. De hecho, cada vez tenemos más información acerca de la farmacocinética [los procesos a los que un fármaco o medicamento es sometido a través de su paso por el organismo (liberación, absorción, distribución, metabolismo y excreción del producto)] y farmacodinamia [estudio de lo que le sucede al organismo por la acción de un fármaco] de los cannabinoides, para poder guiar a los médicos a realizar una prescripción segura de éstos.

La recomendación universal para comenzar tratamiento con cannabis medicinal es SIEMPRE iniciar con dosis bajas e ir aumentando poco a poco. En inglés es frecuente utilizar la frase: *'start low, go up slowly and keep it low'* (Comenzar bajo, ir aumentando lentamente y mantenerse bajo en las dosis).

Se sabe que los fitocannabinoides son lipofílicos [capaz de disolver lípidos (grasas), ser disuelto en ellos o absorberlos] y tienen baja solubilidad en el agua, por lo que para las vías de administración tópicas y oral, la absorción será mucho mejor en presencia de grasas, aceites o solventes polarizados, como el etanol (MacCallum, 2018). Dentro de las vías de administración disponibles en la actualidad, la vía inhalada constituye la más rápida, cuando se hace referencia al inicio de acción de los cannabinoides.

En personas con uso crónico, los fitocannabinoides se depositan en el tejido adiposo, por lo que pueden ser liberados posteriormente al cabo de semanas post administración.

Hay que tener en cuenta que son pocos los médicos y enfermeras que han recibido una clase formal de cómo recomendar terapia cannabinoide a un paciente. Muchos no han escuchado lo que es el sistema endocannabinoide, por lo que existe una gran resistencia y una importante limitación en el conocimiento relacionado con la prescripción de cannabis medicinal. Se teme al estigma de recetar una *"droga recreativa"* en lugar de un fármaco, lo cual ha ido cambiando lentamente en los últimos años debido a las posibles propiedades de esta planta en diferentes contextos clínicos.

En algunos dispensarios de los Estados Unidos, llega a ser significativa la cantidad de personal que trabaja en estos comercios y que proporciona recomendaciones de tratamiento con cannabinoides los cuales no han demostrado eficacia para una condición determinada, lo cual incluso puede empeorar la condición del paciente (Haug, 2016).

A continuación, se explican las diferentes vías de administración que se han publicado en la literatura médica; información que podría ser útil para ofrecer argumentos que apoyen o rechacen el uso de cada método de administración de acuerdo con la situación clínica de cada paciente.

6.1 Vía inhalada

La administración de cannabis por vía inhalada corresponde a la forma de consumo más representativa dentro del imaginario colectivo, y dentro de esta modalidad el cannabis fumado. A pesar de la mala reputación que tiene el fumar cualquier sustancia debido a los productos carcinogénicos de la combustión, es importante precisar que la vía inhalada no solamente comprende el fumar, sino que existen otras posibilidades de consumo, ejemplo de ello la vaporización, en cuyo caso se genera menor combustión y menos productos deletéreos para la salud.

Cuando se habla de la vía de administración inhalada se hace referencia principalmente a tres formas de administración de flor seca de cannabis para fines medicinales:

1. Fumada en un cigarro. Se producen altas temperaturas (hasta 700 grados centígrados y, por lo tanto, se genera combustión) por lo cual no es recomendable.

2. Fumada en una pipa (similar al cigarro).

3. Inhalada con el uso de un dispositivo especial, que se conoce como vaporizador, donde se coloca la flor seca de cannabis. Con este sistema de liberación se logra controlar la temperatura (máxima 180-220 grados centígrados) y evitar la combustión.

El incremento de la temperatura es fundamental para que el cannabis, que naturalmente se encuentra en su forma ácida, sea descarboxilado y se activen algunas de sus propiedades incluyendo las psicotrópicas. Sin embargo, las formas ácidas de cannabis pueden tener potencial terapéutico en algunos escenarios específicos.

La principal ventaja de utilizar este método de administración inhalada es la rapidez en el inicio del efecto. Se ha documentado que luego de unos segundos de inhalación, hay presencia tanto de THC como de CBD en el plasma de los sujetos estudiados y entre 4 a 10 minutos posteriores a la inhalación las concentraciones plasmáticas de cannabinoides alcanzan su pico máximo (Chatkin, 2017).

Es un método de fácil dosificación y titulación, ya que el paciente sabe cuántas inhalaciones debe realizar para conseguir el efecto deseado y solamente el 10% del THC inhalado llega al hígado para convertirse en el metabolito 11-hidroxi-THC (11-OH THC), del cual se hablará más adelante.

Una desventaja relativa es la corta duración del efecto, que permanece en promedio de 2-4 horas (Chatkin, 2017). Debido a esto, muchas veces se utiliza combinado con otros métodos de administración, según el padecimiento que se esté tratando. Sin embargo, esto también puede ser una ventaja en el caso de presentar efectos adversos, ya que éstos también durarán poco tiempo.

Es importante ajustar los métodos de administración en forma individualizada de acuerdo con las necesidades de cada paciente y las opciones disponibles.

Finalmente, es importante aclarar que en todas las formas de administración por vía respiratoria no se recomienda aguantar la respiración, ya sea en cigarro, pipa o vaporizado, simplemente inhalar y exhalar como cuando se respira normalmente. Existen reportes en la literatura de algunos efectos probablemente debido a una mayor exposición pulmonar y las maniobras para mantener el aire (maniobra de Valsalva) como neumotórax, neumomediastino y enfermedad bulosa, entre otras (Tashkin, D. 2013).

6.1.1 Fumado

La inhalación es la vía más común que se conoce. Se dice que cuando los europeos conquistaron América, fueron los nativos de Cuba quienes les enseñaron a los marineros de Cristóbal Colón el arte de fumar tabaco, y ellos a su vez lo llevaron de regreso a Europa, aunque se sabe que en Oriente era una forma muy común de consumo.

El cannabis se puede fumar de diferentes formas, esto según las costumbres locales y la idiosincrasia de quien consume. La forma más fácil y común se conoce en el argot recreativo como churro, gallo, porro, etc. [existen más de cien nombres coloquiales según el país; para efectos prácticos aquí se le denominará cigarro]. Su forma es la de un simple cigarrillo. También existen pipas, pipas de agua o bongs, shisha o hookah [también conocida como arguile, se cree que tiene sus orígenes en India, muy utilizada en medio oriente, sirve para fumar tabaco de sabores, cannabis o hashish], utilizada frecuentemente en países como Afganistán, y el chilam o chillum [चिलम: pequeña pipa de forma cónica hecha de barro originaria de India y utilizada por monjes (sadhus) desde el siglo XVIII], común en India; siendo estas dos últimas utilizadas más frecuentemente para fumar hashish. En la figura 16 se muestra un hermoso ejemplar de una hookah de plata exhibida en el Museo de Arte del Condado de Los Ángeles, California.

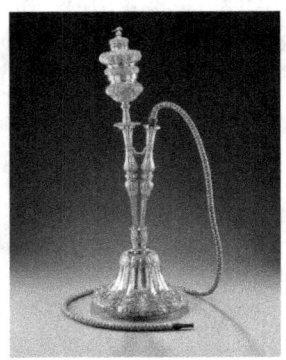

Figura 16. Hookah de plata p

Lo que se debe saber

Con esta forma de consumo existe una gran variabilidad respecto a la cantidad de cannabinoides inhalados y también respecto a la biodisponibilidad [porcentaje de un fármaco que aparece en el plasma sanguíneo] del cannabis. El simple hecho de la combustión hace que se pierda entre un 2 a un 56% de los cannabinoides (Chatkin, 2017), además de una pérdida del 15 a 20% en el humo que se exhala. La biodisponibilidad sistémica promedio del CBD inhalado es de 31% y del THC es de un 10 a 35% dependiendo de variables como las características de la inhalación, el tipo de equipo utilizado, el tamaño de las partículas inhaladas y el sitio donde éstas se depositaron en el sistema respiratorio (Lucas, 2018).

6.1.1.1 Cigarro

La administración por medio de cigarro puede ser muy efectiva cuando se busca conseguir los efectos rápidamente, por ejemplo, los pacientes con algún tipo de dolor crónico que presentan crisis o lo que se conoce como dolor episódico.

Es el método de administración en el que los efectos negativos duran menos tiempo, por lo que, si el paciente no tolera bien el cultivar que se está administrando, sabrá que los efectos indeseados no durarán mucho.

Un par de desventajas de este método de administración son:

a. El desperdicio de fitocannabinoides. Cuando se fuma cannabis en forma de cigarro existe una pérdida de aproximadamente 50% de fitocannabinoides y terpenos debido al humo que no se llega a consumir.

b. El olor que se expide al quemar el cannabis es característico y para muchas personas molesto y estigmatizante.

El cigarro de cannabis se puede ver en la figura 17 con su peculiar forma cónica.

Existe una gran controversia alrededor de la seguridad de fumar cigarros de cannabis comparado a fumar cigarros de tabaco. Sin embargo, se ha estudiado y llegado a la conclusión que el fumar cannabis es menos nocivo que fumar tabaco. El único aspecto de salud negativamente afectado que se asocia al consumo crónico de cannabis es la salud periodontal (Meier, 2016). El riesgo de irritación bronquial existe, siendo la tos su principal manifestación. En caso de que se presente este síntoma resulta mandatorio, dejar de utilizar este método de administración. Cabe mencionar que el consumo de tabaco concomitante no permitirá una mejoría de este síntoma por lo que la suspensión debe hacerse conjuntamente.

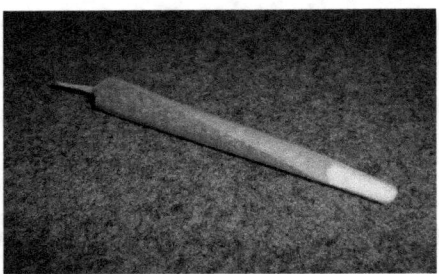

Figura 17. Cigarro de cannabis [q]

A pesar de que se pueden comprar los cigarros de cannabis ya hechos en la mayoría de los dispensarios, parte relevante del rol médico es insistir y explicar al paciente que la utilización de un vaporizador es más recomendable, segura y eficaz.

Como dato relevante para la consulta, y lograr calcular la cantidad aproximada (en gramos) que se está consumiendo al día, un cigarro de cannabis contiene alrededor de 0.3 - 0.5 gramos de cannabis molido.

En caso de utilizar flor de cannabis seca a través de este método de administración, se recomienda, al iniciar el tratamiento, que el paciente solamente realice un par de inhalaciones y espere veinte minutos para comenzar a percibir los efectos. En caso de no percibirlos en dicho rango de tiempo, se puede dar otra inhalación más. No es necesario terminar el cigarro ni llegar a la intoxicación para creer que se está percibiendo mejoría. En caso de dolor, éste mejorará antes de llegar a la intoxicación; solo se debe tener paciencia para llegar a la dosis óptima. Sin embargo, vale la pena enfatizar que, siempre que sea posible, se debe evitar fumar cannabis a través de un cigarro, y que existen dispositivos (como los vaporizadores) que pueden ayudar a controlar el desarrollo de efectos tóxicos a nivel pulmonar.

6.1.1.2 Pipas

Actualmente las pipas para fumar cannabis se han convertido en todo un arte. Han existido en diferentes civilizaciones y culturas, con una gran variedad de tamaños y formas. Algunas personas las prefieren, ya que de esta manera solamente están fumando cannabis sin incluir el papel con el que se fabrican los cigarros, son prácticas y se pueden transportar fácilmente.

Las más famosas son las pipas de vidrio soplado que son verdaderas piezas de arte con colores y diseños muy divertidos como la que se muestra en la figura 18. Existen también las pipas de madera, acrílico, metal y cerámica. Las más sencillas y comunes son las que tienen forma de cuchara y las que son conocidas como hitters, las cuales pueden ser una opción para los pacientes que estén comenzando tratamiento y estén buscando su dosis adecuada, ya que están diseñadas para suministrar una sola inhalación y, por lo tanto, pueden servir para controlar la dosis.

En el caso de las pipas solamente se debe colocar un pedazo de la flor de cannabis de grado medicinal dentro de ésta y con un encendedor, cerillos o mini antorcha, encender haciendo succión al mismo tiempo por la boquilla. Sin embargo, al igual que con el cigarro, las temperaturas que se alcanzan son muy altas, por lo que se producen agentes tóxicos debido a la combustión del cannabis. No se recomiendan para uso con propósitos medicinales.

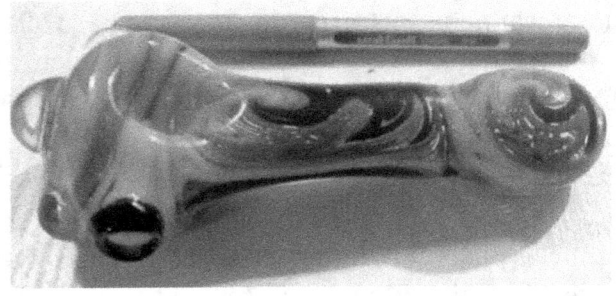

Figura 18. Pipa de vidrio [r]

6.1.1.3 Pipas de agua o bongs

Otra de las formas como se consumen con mayor frecuencia en el *"mundo recreativo"* las flores secas de cannabis es con pipas de agua o bongs. Estas pipas son mucho más elaboradas y menos prácticas para transportarse, por lo que se utilizan habitualmente en casa; actualmente, existen modelos más pequeños, pero poco discretos. Sus orígenes provienen de oriente y es el mismo concepto que el de la hookah.

Lo que se debe saber

Al igual que las pipas comunes, existen diferentes tamaños, formas y colores, pero básicamente todas funcionan bajo el mismo mecanismo. Su principal ventaja y lo que distingue a este método de consumo es que este tipo de pipas contiene un recipiente al cual se le añade agua; por medio de este mecanismo se ayuda a filtrar y enfriar el humo, distinguiéndose de la inhalación directa del cigarro o pipas, y convirtiéndose en el método favorito de algunas personas que lo utilizan para fines recreativos o lúdicos.

En la figura 19 se muestra una pipa de agua también conocida como bong.

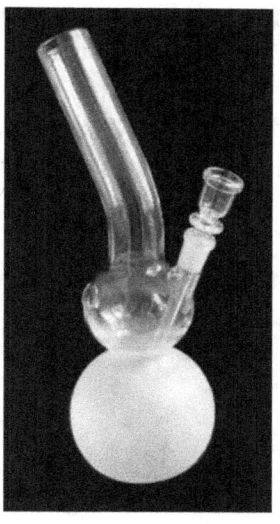

Figura 19. Bong de vidrio [s]

No es un artefacto recomendable ni se encuentra aprobado para el tratamiento con cannabis medicinal.

6.1.2 Vaporizado

Aunque no es la solución perfecta, este método es el único recomendado a la fecha para la administración de cannabis medicinal por vía respiratoria, ya que existen menores riesgos que los asociados al cigarro debido a los productos tóxicos de la combustión (Lucas, 2018). Sin embargo, no es la panacea, ya que con el vaporizador no se logran eliminar todos los elementos tóxicos como los hidrocarburos poli aromáticos o los pesticidas residuales.

Por otra parte, se han observado diferencias farmacocinéticas entre el consumo del cannabis fumado y el inhalado con vaporizador. Con este último generalmente existe una mayor concentración plasmática de THC y sus metabolitos, comparado con la administración de la misma dosis fumada. Los vaporizadores pueden suministrar una mayor cantidad de cannabinoides más eficientemente al paciente que por medio de cigarrillo, probablemente porque se pierden menos compuestos químicos durante la vaporización que durante la combustión (Spindle, 2019). Sin embargo, en la práctica clínica muchos de los pacientes que son fumadores comentan que con este método no presentan los mismos efectos o que sienten que no les funciona de la misma manera que cuando lo inhalan en forma de cigarrillo.

Existe una gran gama de vaporizadores. Básicamente, lo que hacen estos dispositivos, es elevar la temperatura y calentar la flor seca de cannabis, a temperaturas lo suficientemente bajas para derretir las resinas, pero sin quemar la planta. Estas temperaturas hacen que pasen de su estado sólido a gas, siendo este vapor el que contiene del 60 al 90% de cannabinoides puros, los cuales se inhalan.

Existen vaporizadores portátiles que funcionan a base de una batería recargable y los de escritorio que se conectan a la luz.

Lo que se debe saber

Hay dos tipos de generadores de calor, los de convección y los de conducción. Es importante conocer esto del vaporizador que se utilice, ya que los que utilizan convección calientan el aire alrededor del cannabis, mientras que los de conducción van a calentar la superficie en la que está en contacto el producto, por lo que en éstos es necesario que se agite de vez en cuando para que no se caliente solamente el material que está en contacto con las paredes. El cannabis se coloca en un receptáculo diseñado para esto, comúnmente llamado horno, el cual está en contacto con la fuente que genera calor y de este modo se producen los vapores.

Para la inhalación, la mayoría presentan una boquilla por donde se inhala el vapor como si se estuviera fumando un cigarro, solamente que la inhalación debe ser lenta y más prolongada. Algunos modelos de escritorio concentran el vapor en una bolsa globo; cuando ésta se haya llenado completamente, se retira del vaporizador y se inhala de la bolsa.

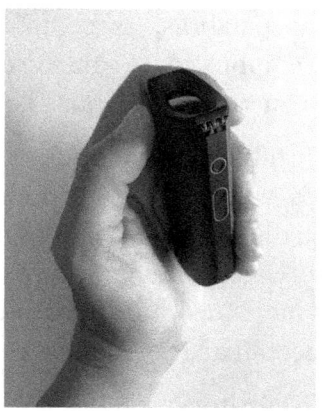

Figura 20. Vaporizador portátil [t]

Dependiendo de las necesidades de cada paciente, éste tendrá que escoger cuál es el mejor vaporizador. El rango de precio varía considerablemente existiendo algunos relativamente económicos hasta vaporizadores de alta gama, los cuales son considerados como verdaderas inversiones.

Una de las características más importantes es que el vaporizador tenga la opción de ajuste de temperatura, ya que los fitocannabinoides y terpenos comienzan a liberar sus propiedades medicinales a diferentes temperaturas. A menor temperatura se puede sacar mayor beneficio, se presenta más sabor, los efectos son un poco menores y el vapor no es percibido tan caliente en la garganta. Cuando se aumenta la temperatura se puede percibir una experiencia más intensa, el sabor es a cannabis demasiado *"cocido"* y el vapor es más denso, por lo que puede llegar a ser un poco molesto en la garganta.

El rango ideal para vaporizar cannabis es de 330°F - 370°F (165°C - 188°C). Pasando los 445°F (229°C) se empieza a producir combustión y a quemar la planta, se pierden muchas propiedades medicinales y no existe el beneficio que se busca al vaporizarla; en otras palabras, es como si se fumara como cigarro produciendo combustión. Se puede ensayar e ir variando la temperatura hasta encontrar el sabor adecuado.

Los vaporizadores portátiles, como el que se muestra en la figura 20, son muy prácticos, ya que como su nombre lo dice se pueden llevar fácilmente, son discretos y más económicos, pero no todos tienen la opción de escoger la temperatura deseada y la calidad del vapor no es la mejor, como lo es con los ejemplares de escritorio que se conectan a la corriente eléctrica.

Los vaporizadores de escritorio son los más recomendados para el uso medicinal en instituciones o en casa, ya que el vapor que generan es de mejor calidad. Algunos tienen la opción de ajuste de temperatura y en la mayoría de los casos cuentan con una manguera o una bolsa globo de donde se inhala el vapor, como en el caso del Volcano® que fue el primer vaporizador probado y aprobado científicamente para la administración de THC medicinal debido al suministro eficiente y reproducible de éste (Hazekamp, 2006).

Desgraciadamente, algunos modelos no son muy recomendables para uso personal, ya que la mayoría de las veces se produce demasiado vapor, por lo que se aconseja compartir con más pacientes. Siempre se debe tener presente que, si se consume más de la dosis óptima, se pueden llegar a presentar efectos adversos. A mayor dosis de THC, se incrementa el riesgo de desarrollar efectos psicoactivos indeseables para el objetivo médico. Sin embargo, en un ensayo controlado aleatorizado se observó que, para disminuir dichos efectos, puede ayudar la administración vía inhalada de otro producto con un alto contenido en CBD. Esto al parecer provoca que los efectos psicoactivos indeseables disminuyan un poco más rápido (Solowij, 2019). Para que funcionen, estos vaporizadores se tienen que conectar a la corriente eléctrica; debido a eso y por su tamaño es que no son prácticos para ser transportados.

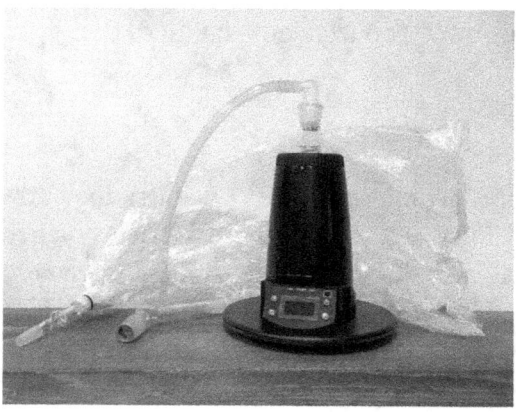

Figura 21. Vaporizador de escritorio con bolsa globo [u]

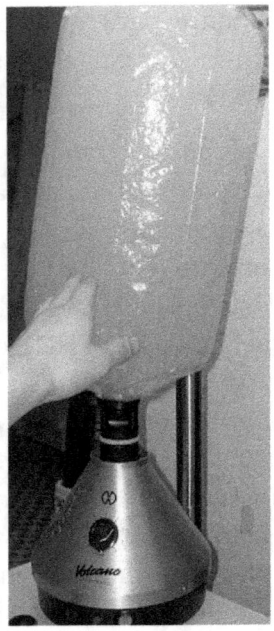

Figura 22. Vaporizador Volcano® [v]

Hay que recordar siempre recomendar comprar productos de grado farmacéutico con excelente calidad.

6.1.2.1 Dabs

El 'dab' es una presentación de concentrados extremadamente potente y no muy segura, ya que se fabrican principalmente de forma casera, por lo que no existe un adecuado control de calidad y contienen varios niveles de contaminantes (Raber, 2015). En ninguna circunstancia se recomienda su uso para el tratamiento de pacientes.

Hasta el día de hoy no existe evidencia científica que confirme que el 'dab' tiene ventajas medicinales; por el contrario, el paciente puede llegar a presentar una caída súbita de la presión arterial, lo cual provocará una disminución en el flujo sanguíneo cerebral y, por lo tanto, episodio de síncope o desmayo, esto debido al porcentaje tan alto de THC inhalado de forma tan abrupta. Pocos casos se han publicado en la literatura médica y se necesitan más estudios al respecto, sin embargo, se han reportado casos de cardiotoxicidad, psicosis y neurotoxicidad (Alzghari, 2017).

Este método de administración aún no tiene indicaciones médicas y prácticamente está basado en la creencia de que los concentrados ofrecen un mayor control de los síntomas debido a las grandes dosis de cannabinoides que se consumen, ya que estos concentrados llegan a tener hasta un 80% de THC. Por ejemplo, una décima de onza (aproximadamente 2.8 gramos) puede contener 2000 mg de THC (Cyr, 2018). Se ha observado que la eficacia y seguridad de los cannabinoides es mayor a dosis bajas, mientras que altas dosis podrían representar un riesgo para los pacientes con condiciones médicas preexistentes (Al-Zouabi, 2018) y una mayor probabilidad al abuso cannabis por consumidores recreativos que lo que buscan es un efecto fisiológico de mayor duración e intensidad (Raber, 2015).

6.1.3 Nasal

Una de las vías de administración de cannabis menos conocida es el aerosol nasal. Gracias a la gran vascularización de la cavidad nasal, este método podría ser adecuado cuando se necesita un alivio rápido, sin embargo, aún no se tiene la evidencia científica suficiente que lo compruebe, por lo que aún no es recomendable médicamente.

Es posible que los pacientes pregunten por este método, ya que en el mercado principalmente de Estados Unidos de América, existen productos con diferentes concentraciones de THC y CBD. Se necesita tener estudios clínicos con evidencia científica, que comprueben su eficacia, y productos con estándares de calidad para uso medicinal.

6.2 Vía oral

Es extremadamente importante conocer cómo funciona este método de administración, ya que a pesar de que parece ser más seguro a largo plazo que el consumo de cannabis inhalado, es muy común que los pacientes se excedan en la dosis y presenten síntomas desagradables.

Es necesario hacerle saber al paciente que, si por cualquier motivo comienza a presentar ansiedad, recuerde que gracias a la falta o mínima existencia de los receptores cannabinoides en el centro cardiorrespiratorio, no han sido reportados fallecimientos por una sobredosis solamente de cannabis; probablemente tenga una pésima experiencia, pero el efecto pasará.

Cuando el cannabis o los productos que contienen cannabinoides son administrados por vía oral, especialmente en forma de extractos (aceites) o cápsulas, presentan una biodisponibilidad oral solamente del 6% y su absorción es muy variable.

Lo primero que sucede es que son metabolizados por el hígado, presentando el efecto del primer paso, por lo que en lugar de percibir el efecto esperado del Δ-9-tetrahidrocannabinol (THC), se convierte en 11-hidróxido de tetrahidrocannabinol (11-OH-THC), el cual es altamente psicoactivo, ocasionando efectos más potentes (Landa, 2018), y en 11- carbóxido de tetrahidrocannabinol (11-COOH-THC). Ambos experimentan glucuronidación y son posteriormente excretados por heces y orina. El CBD también es metabolizado por el hígado, donde sufre una hidroxilación para convertirse en 7- hidróxido de cannabidiol (7-OH-CBD) y posteriormente es excretado en heces y en una menor cantidad por orina (Lucas, 2018).

Para el caso de las presentaciones que son administradas en la mucosa oral, como los nabiximoles en aerosol, las concentraciones plasmáticas son mayores que cuando se administra por vía oral pero menores que por vía inhalada y no presentan el efecto del primer paso (Lucas, 2018).

6.2.1 Aceites

Los aceites son el resultado de la extracción de fitocannabinoides y terpenos de la planta, como se explicó anteriormente, consiguiendo un concentrado potente. Lo que resulta en uno de los métodos más adecuados cuando se necesita una concentración mayor de fitocannabinoides como parte del proceso terapéutico. La dosis dependerá del padecimiento, condición clínica y edad del paciente, si toma otro tipo de medicamentos y la potencia del aceite.

La forma más común en la que se consigue este tipo de aceite es en frasco, el cual tiene un tapón donde se inserta una jeringa de 1 ml para realizar la medición y dosificación en mililitros. La mejor manera de administrarlo es colocándolo debajo de la lengua. Este método de administración es el más recomendado, ya que entre un 70-80% del valor medicinal es absorbido directo al torrente sanguíneo y no pasa por el hígado. Los efectos se comienzan a percibir entre 60 a 90 minutos después de haber sido administrado el aceite (MacCallum, 2018).

Una desventaja es que los pacientes pueden llegar a percibir un sabor, el cual puede ser ligeramente desagradable. Hay que tener en cuenta que es importante dejarlo debajo de la lengua aproximadamente un minuto y posteriormente deglutirlo, ya que, si se deglute inmediatamente, éste será digerido como un comestible y no se conseguirán los mismos efectos.

Lo que se debe saber

La etiqueta en el envase del producto debe especificar la cantidad de cannabinoides (en miligramos por mililitro) y la proporción que hay entre el THC y el CBD (relación THC:CBD). Existen diferentes tipos y concentraciones, según el padecimiento que se quiera tratar, pero las más comunes son en frasco con: THCa, CBDa, predominio de THC, predominio de CBD, y combinación en la proporción de ambos.

Como con cualquier método de administración del cannabis, es extremadamente importante empezar con la dosis más baja posible e ir aumentando paulatinamente hasta llegar a ese punto perfecto para el paciente, donde se consiga mejoría y se perciban los beneficios sin llegar a presentar síntomas desagradables como taquicardia o ansiedad. En muchas ocasiones es recomendable comenzar con fórmulas a base de CBD con un mínimo porcentaje de THC. Esto también se aplica para pacientes que nunca han utilizado cannabis, comenzar con mayor concentración en la cantidad de CBD que de THC.

Es importante no confundirlo con aceite de cáñamo *"hemp oil"* o aceites infundidos con cannabis, los cuales son mucho más líquidos y con un color verdoso. Éstos se utilizan para cocinar, se pueden utilizar en ensaladas y diferentes platillos y no llegan a presentar la concentración necesaria para presentar síntomas de intoxicación. Cabe aclarar que este tipo de presentaciones no son para uso medicinal. Los suplementos alimenticios que contienen CBD derivado de cáñamo no deben ser considerados tratamientos médicos. Por definición, un suplemento alimenticio busca incrementar la ingesta dietética total, complementar o suplir alguno de sus componentes. Por lo tanto, no se deben hacer afirmaciones donde se asegure que estos suplementos alimenticios tienen efectos terapéuticos, y, de hecho, ya existen sanciones por parte de la FDA en los Estados Unido s de América a los productores que comercializan estos productos como si fueran tratamientos con fines medicinales (Rubin, 2019).

6.2.2 Tinturas

Se dice que las tinturas son el método de administración de medicamentos más antiguo y el método más utilizado por las compañías farmacéuticas antes de la prohibición del cannabis, a principios del siglo pasado, como se muestra en la figura 23. Sin embargo, este método se volvió obsoleto como medicamento al establecer las pruebas de calidad de rutina para éstos, ya que no es posible garantizar el contenido constante y consistente de cannabinoides debido al almacenamiento y el uso de las tinturas que no han sido correctamente preparadas y estabilizadas (Peschel, 2016).

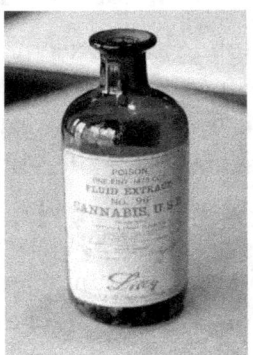

Figura 23. Frasco con extracto líquido de cannabis, Eli Lilly [w]

Existen en los mercados de diferentes países una cantidad de tinturas elaboradas con extractos de 'hemp' o cannabis, las cuales son consideradas como suplementos, ya que aún no existe evidencia científica para su uso en la práctica clínica médica.

Lo que se debe saber

Este tipo de preparados se pueden administrar de diferentes formas, colocándolas en cápsulas, bebidas, alimentos, uso tópico, y lo más común, que es colocarlas en la mucosa oral, parecido a los aceites, sin embargo, cabe hacer hincapié que no es una presentación que se utilice con fines medicinales. Es un método muy discreto ya que no se necesita fumar ni tener ningún aparato especial para ser administradas.

Los efectos, cuando se administra una tintura por vía sublingual, se comienzan a sentir entre 15 a 45 minutos posteriores a su administración y tienen una duración entre 6 a 8 horas. Cuando es administrada junto con alimentos, bebidas o en cápsulas, los efectos se comenzarán a sentir un poco más tarde y pueden tener una duración de alrededor de 6 a 8 horas (MacCallum, 2018). No es recomendable cocinar con las tinturas o agregarlas a alimentos antes de ser preparados ya que el calor de la cocción puede alterar su estructura bioquímica.

6.2.3 Comestibles

Es impresionante la gran variedad de productos con cannabis existentes en el mercado recreativo, principalmente en los Estados Unidos de América. Desde miel, barras energéticas, chocolates, pretzels, pasando por, salsa para pizzas, gomitas dulces, frutas secas, café, helados, salsa de BBQ, nueces, mantequilla, bebidas, etc.

Hoy en día los comestibles son una presentación exclusivamente para el consumo de cannabis recreativo como el ejemplo que se muestra en la figura 24. No se deben utilizar para fines medicinales. Una inmensa mayoría de los productos que se encuentran a la venta están elaborados bajo una estricta supervisión y se especifica el contenido tanto de THC como de CBD, aunque en los comestibles es importante que estén bien mezclados, ya que en un mismo producto pueden variar las concentraciones de fitocannabinoides. El ingrediente del que se debe estar más atento es el THC, ya que, si la concentración es demasiado alta, se va a presentar psicoactividad y en ocasiones psico toxicidad con experiencias como ataques de pánico y episodios de paranoia intensa. En la mayoría de los estados de Estados Unidos de América, la dosis máxima permitida en estos productos es de 10 mg de THC, un valor alto particularmente si se es neófito en el consumo de cannabis.

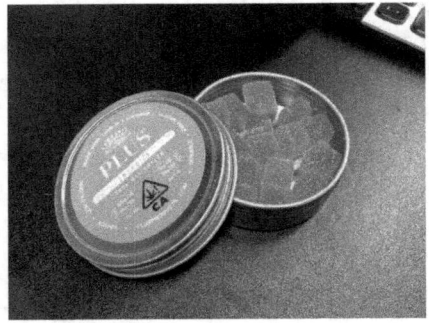

Figura 24. Gomitas dulces con THC para fines recreativos [x]

Los efectos psicoactivos de los comestibles de cannabis se comienzan a percibir en un rango desde 30 minutos hasta 3 horas. En muchas ocasiones el desconocimiento de esta información puede llevar a sobredosificación, ya que los consumidores piensan que no ha ocurrido efecto alguno, y consumen de más, o simplemente los comestibles son tan apetecibles, que puede llegar a olvidarse la potencia y los efectos adversos del THC.

Lo que se debe saber

La cantidad administrada para alguien que está comenzando con este método de consumo, aunque solo sea para fines recreativos, es máximo de 2.5 mg de THC. Debe realizarse vigilancia de los potenciales efectos adversos y evitar dosis adicionales como se explicó con anterioridad, esto en aras de lograr una experiencia agradable con el menor riesgo posible. Hay que ser muy pacientes porque el efecto se va a presentar y lo más seguro es que sea un efecto muy placentero si no se excede de la cantidad recomendada. Al igual que con otras formas de consumo del cannabis, la concentración de THC debe comenzar muy baja e ir aumentando lentamente.

Éste es de los métodos más sencillos de consumo y probablemente también de los más placenteros, ya que en ocasiones ni siquiera se percibe el sabor a cannabis o éste es muy delicado. No presentan ningún aroma característico al consumirlos, lo cual hace el consumo recreativo extremadamente discreto además por obvias razones, no se presentará irritación bronquial como sucede al inhalar el cannabis.

Dentro de sus características resalta el mayor tiempo de duración de los efectos, el cual puede ser entre 6 y 8 horas o más, por lo que algunos usuarios recreativos en ocasiones lo utilizan de mantenimiento para dolor crónico o insomnio.

Cabe aclarar que aún no existen regulaciones ni indicaciones para la administración de comestibles con fines medicinales. Los resultados esperados con este método de administración pueden variar, ya que la absorción guarda una relación estrecha con el consumo previo de alimentos.

Es importante mencionar que la presentación de aceite de cannabis en cápsulas tiene un comportamiento farmacológico igual a los comestibles. No se recomienda la administración de cápsulas como primera opción para iniciar tratamiento con cannabinoides, a menos que ya se tenga conocimiento de cuál es la dosis estable que requiere el paciente. Hay que recordar que para la titulación de la dosis se requiere el aceite en líquido para de esta forma ir titulando fácilmente en mililitros con la jeringa dosificadora de 1 ml.

Es necesario almacenar estos productos, y todos los que contengan THC, fuera del alcance de los niños y las mascotas, ya que, debido a su sabor y la gran variedad de presentaciones, puede ser peligroso que un menor de edad o una mascota los consuma por accidente o error. Como medida de seguridad y por ley, los productos deben venir empacados con envases *"Child Resistant Package"* [CRP (por sus siglas en inglés), lo cual es un paquete para que los infantes y niños no puedan abrirlos, para mayor seguridad].

6.2.3.1 Jugo de cannabis crudo

Es necesario aclarar que esta forma de consumo no tiene investigación científica hasta el momento ni estudios que lo sustenten, sin embargo, algunas personas utilizan el cannabis de esta forma como suplemento, basadas solamente en información anecdótica.

Se explica este método separado de los comestibles ya que en este caso lo que utilizan de la planta son las hojas (no las flores) de preferencia en estadio floreciente. Esto es debido a que ellas carecen de una cantidad importante de tricomas. Hay que recordar que éstos son producidos para repeler insectos y proteger a la planta. Si se consumen tricomas crudos, muy probablemente sea difícil su digestión y se presente inflamación, dolor abdominal y en ocasiones diarrea.

Lo que se debe saber

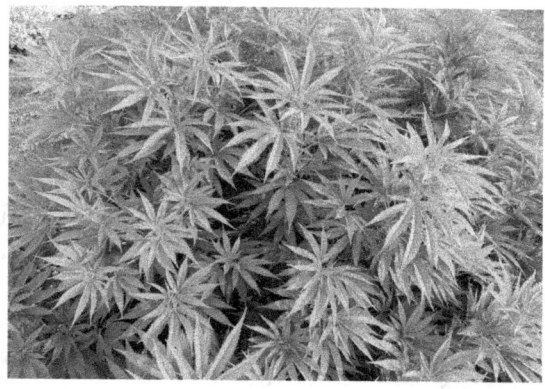

Figura 25. Hojas de cannabis para consumir en jugo y

Las personas que utilizan el jugo de cannabis como suplemento nutricional, comentan que es un gran antioxidante y la concentración de fitocannabinoides también representa un valor importante. De esta forma, no presentan psicoactividad, ya que consumen las hojas crudas y por lo tanto los fitocannabinoides también.

Es importante que el extractor de jugos que se utilice no genere calor, ya que de lo contrario se descarboxila el THCa y se puede cambiar el efecto esperado.

Se deben utilizar solamente hojas de cannabis orgánico, ya que cualquier tipo de pesticida o fertilizante químico se quedará en la planta y será imposible de eliminar incluso con un lavado exhaustivo de las hojas.

6.2.4 Aerosol sublingual u oromucoso

Sativex® es el nombre comercial de la sustancia activa llamada nabiximoles, creada por el laboratorio de origen británico GW

Pharmaceuticals. Se fabrica en presentación de aerosol oromucoso, por lo que solamente es eficaz cuando se administra por esta vía. Se recomienda la aplicación en el interior de la mejilla e ir turnando el área donde se administra en cada uso, para así prevenir algún tipo de incomodidad en el sitio de la aplicación ya que entre sus excipientes contiene etanol, el cual en ocasiones puede producir inflamación e irritación de la mucosa oral del paciente.

Sus ingredientes activos son sustancias extraídas de forma natural de la planta de cannabis sativa, THC y CBD en concentraciones muy similares (2.7 mg y 2.5 mg por cada spray de 100 µL respectivamente). Una atomización del aerosol es una dosis, pudiendo aumentarlas según sea necesario. Actualmente está indicado para la espasticidad moderada a severa relacionada con esclerosis múltiple y se está estudiando su eficacia en otros padecimientos que presentan espasticidad, como las enfermedades de la neurona motora (Riva, 2019).

6.2.5 Supositorios

Hoy en día, no existen estudios clínicos suficientes basados en la administración rectal de cannabis. De hecho, algunos autores comentan que el THC no se absorbe por vía rectal, por lo que este cannabinoide se debe combinar con la molécula de éster hemisuccinato para que de esta forma sea soluble en agua y se absorba a través de la mucosa rectal (ElSohly, 1991; ElSohly, 2018).

Sin embargo, se sabe que la biodisponibilidad del THC se ve aumentada al doble por vía rectal comparada con la administración por vía oral. Probablemente esto sea debido a que la superficie de absorción es mayor, no existe degradación por el ácido de los jugos gástricos y con este tipo de aplicación también se evita el metabolismo hepático o efecto del primer paso (Landa, 2018).

Se comienza a percibir su efecto en los primeros 15 a 30 minutos de la administración y tiene una duración aproximada de 3 a 5 horas.

Aún no existen en el mercado productos de grado farmacéutico con esta presentación, por lo que muchas veces las personas son las que los elaboran en casa y, por lo tanto, se desconoce la dosis administrada de fitocannabinoides. Los supositorios deben ser almacenados en refrigeración.

La absorción se ve afectada por la cantidad de materia fecal presente al momento de la administración, por lo que no siempre se presentará la misma respuesta terapéutica.

Se están comenzando a elaborar supositorios con dosis pediátricas, así como también supositorios vaginales, sin embargo, aún no se cuenta con la evidencia científica suficiente para utilizar este método con fines medicinales.

6.3 Vía tópica

La piel es el órgano sensitivo más extenso del cuerpo humano, ocupando un área aproximada de 2 metros cuadrados, lo que se traduce en una gran superficie de absorción. La piel es la encargada de realizar el trabajo de proteger al cuerpo del medio ambiente, funciona como barrera, nos ayuda a mantener la temperatura corporal y nos avisa de situaciones a nuestro alrededor.

Por medio de ella nuestro organismo puede absorber una gran cantidad de sustancias y es por eso por lo que es de extrema importancia saber la procedencia y el contenido de los productos que se utilizan día a día, como cremas corporales, geles, lociones, ungüentos, lubricantes, parches, talcos y hasta sales de baño.

Este método de administración tiene algunos beneficios adicionales:

-No presenta los efectos adversos que se producen cuando se administran medicamentos por vía oral, como úlceras o irritación gástrica, efecto del primer paso o concentraciones plasmáticas variables, debido al consumo previo o no de alimentos (Bruni, 2018).

-Estudios preclínicos mencionan que no se presenta psicoactividad, ya que la absorción se realiza a nivel local y lo que llega a absorberse al torrente sanguíneo es nulo o en muy poca cantidad (Bruni, 2018), con excepción de los parches transdérmicos, lo que representa otro gran beneficio.

-Según reportes anecdóticos, el uso de cannabis tópico no ha sido reportado que salga positivo en un examen de antidopaje en orina, a excepción de cuando se utilizan los parches transdérmicos.

Lo que se debe saber

Por otro lado, en la piel están localizados una extensa cantidad de receptores nerviosos, elementos vasculares, endocrinos, inmunes y tegumentos (uñas, pelo), así como mecanismos de auto-renovación, los cuales reaccionan con la aplicación de fitocannabinoides. Recordemos que los receptores CB2 se encuentran en un alto porcentaje distribuidos en la piel. Para ser más específicos, están localizados al mismo nivel que los queratinocitos, es decir, en la capa más superficial de ésta (Peppin, 2015). Es por esto, que los productos tópicos infundidos con cannabis son una opción reportada para diferentes padecimientos dermatológicos y autoinmunes.

Se conoce que, en algunas partes del cuerpo, como los pies, las manos, los tobillos, las rodillas y los codos, la piel se encuentra a escasos milímetros de la articulación, por lo que es más probable que el medicamento pueda entrar en contacto directo y ser absorbido localmente en la zona afectada, lo que lo convierte en una posibilidad para los pacientes que presentan artritis.

Actualmente existen pocos estudios clínicos donde se ha investigado el potencial que presenta la aplicación tópica de cannabinoides para mejorar el manejo del dolor en pacientes que sufren de cualquier tipo de heridas (Maida, 2017). Sin embargo, se ha demostrado que el CBD inhibe la proliferación de los queratinocitos hiperproliferativos, y que posee una notable actividad antibacterial (Bruni, 2018).

Se estima que el efecto se presenta aproximadamente a la media hora de ser aplicado y tiene una duración entre 2 y 3 horas, dependiendo de la calidad y presentación del producto. Puede aplicarse varias veces al día.

Es necesario aclarar que la gran mayoría de estos productos son conocidos como cosmecéuticos, ya que contienen otros ingredientes que favorecen la absorción y su porcentaje de fitocannabinoides es muy bajo. Aún no se cuenta con la evidencia científica suficiente para llamarlos medicamentos o utilizarlos para tratar enfermedades dermatológicas, la mayoría de la información disponible es preclínica, y faltan ensayos clínicos controlados de alta calidad para arribar a una conclusión definitiva (Eagleston, 2018).

6.3.1 Cremas y lociones

En general existen dos tipos de cremas, las que están compuestas por aceite en agua que son menos grasosas y se lavan fácilmente, y las que están compuestas por agua en aceite, que son más hidratantes y proveen una barrera oleosa. Éstas son las que se recomiendan para pieles secas y dermatosis crónicas.

Las lociones se consideran en su mayoría hidrosolubles, son a base de agua con una cantidad menor de aceite. Después de su aplicación, el agua se evapora rápidamente permitiendo que la grasa se absorba en la piel. Las lociones son más líquidas y refrescantes.

En el mercado existen productos cosmecéuticos con diferentes fitocannabinoides. Estas presentaciones se pueden aplicar las veces que sea necesario en un área localizada de la piel donde se presenten las lesiones. Sin embargo, cabe aclarar que los estudios que se han realizado continúan en etapa preclínica y aún no es posible recomendar estos productos para el manejo de patologías dermatológicas.

6.3.2 Ungüentos y pomadas.

Los ungüentos y pomadas son los que más absorción presentan. Se consideran muy grasos. Tienden a humectar más la piel ya que debido a su alto contenido en grasa no permiten la evaporación del agua. Si se tiene algún padecimiento crónico, de piel seca, escamosa o en zonas con piel muy gruesa, como codos, rodillas, palmas de las manos y plantas de los pies, es recomendable utilizar este tipo de presentaciones ya que mantendrán las lesiones humectadas por más tiempo.

No están recomendadas en lesiones exudativas o infectadas ya que su efecto oclusivo hará que la lesión empeore (López García, 2015).

La aplicación tópica de preparaciones oftálmicas con cannabinoides se sigue estudiando como un posible tratamiento para disminuir el dolor y la inflamación resultante de daño corneal (Thapa, 2018), así como la reducción de la presión intraocular en pacientes con glaucoma (Bruni, 2018).

6.3.3 Sales de baño

Las sales de baño infundidas con cannabis son un método para tratar todo el cuerpo. Existen con diferentes concentraciones de fitocannabinoides, y se utilizan con fines cosméticos y de relajación, por lo que no deben confundirse con el uso terapéutico del cannabis medicinal, ya que no existen estudios clínicos alrededor de esto.

Como su nombre lo indica, estas sales se disuelven en la bañera con agua caliente, donde la persona se sumerge permitiendo así a la piel absorber los ingredientes de los cuales está compuesta. Es muy importante conocer el origen de estas sales, así como sus demás ingredientes ya que van a estar en contacto con partes íntimas, por lo que deben ser de la más alta calidad.

En ocasiones ciertos pacientes que presentan padecimientos como artritis, esclerosis múltiple, enfermedades de la piel, ansiedad o insomnio, hacen referencia anecdótica de sentir cierto efecto de relajación, pero aún no está estudiado como tratamiento médico.

6.3.4 Parches transdérmicos y gel

Los parches transdérmicos están diseñados para tener una liberación prolongada en el tratamiento de dolor principalmente, tanto general como el localizado en articulaciones. Actualmente, los estudios se encuentran en fase preclínica, así como algunos ensayos clínicos, sin embargo, existen en el mercado presentaciones de parches transdérmicos, como los que se muestran en la figura 26, las cuales aún no están aprobadas para el uso medicinal.

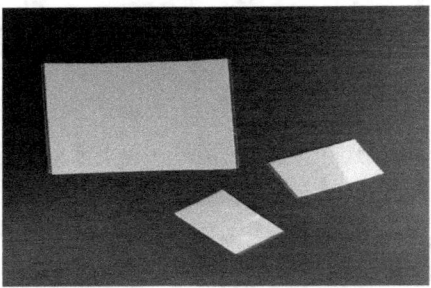

Figura 26. Parches transdérmicos [z]

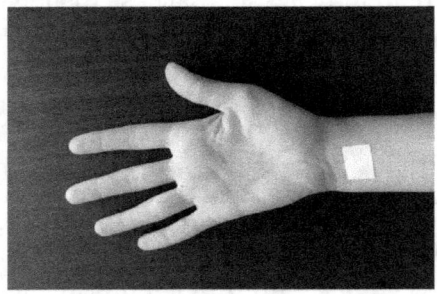

Figura 27. Aplicación de parche transdérmico en cara interna de la muñeca [aa]

Lo que se debe saber

Las ventajas de este método de administración son que el efecto se presenta en los primeros 15 a 30 minutos; es más duradero, alcanzando entre 8 y 10 horas de mejoría en los síntomas; es una opción prometedora como vía de administración de los cannabinoides; evita el efecto del primer paso, permite una liberación continua, y minimiza los picos de concentraciones disminuyendo los efectos displacenteros (Bruni, 2018). Sumado a esto no presenta olor, lo cual lo convierte en un método muy discreto y conveniente. En caso de llegar a presentar síntomas molestos, es tan sencillo como retirar el parche y el efecto desaparecerá relativamente pronto.

Recordemos que con este método de administración es posible que, en caso de realizarse un examen antidopaje, éste salga positivo debido a que con los parches transdérmicos el cannabis se absorbe pasando al torrente sanguíneo.

Los geles transdérmicos para fines medicinales continúan en estudios clínicos. Principalmente son productos con altas concentraciones de CBD y en ocasiones contienen otros agentes de origen oleico. Se proponen para padecimientos como artritis, epilepsia, osteoartritis, síndrome del cromosoma frágil X, dolor y manejo de heridas (Bruni, 2018). Así como en presentación de micro emulgel, el cual se encuentra en investigación para tratar psoriasis, eccema, prurito y condiciones inflamatorias de la piel (Mahmoudinoodezh, 2002)

En la tabla 5 se mencionan las diferentes vías de administración, tiempos de acción y la duración de los productos con cannabinoides utilizados con fines terapéuticos.

Método de administración	Inicio de los efectos	Duración de acción
Inhalado: Fumado o vaporizado Aerosol nasal	4 – 10 min 15 – 30 segundos	2 – 4 horas 1- 3 horas
Oral: Cápsula Aerosol oromucoso	1 – 3 horas 15 – 45 min	6 – 8 horas 6 - 8 horas

TABLA 5. Método de administración, inicio de los efectos y duración de acción

Lo que se debe saber

CAPÍTULO 7. EFECTOS ADVERSOS

La definición de efecto adverso según la OMS es: *"la reacción nociva y no deseada que se presenta tras la administración de un medicamento, a dosis utilizadas habitualmente en la especie humana, para prevenir, diagnosticar o tratar una enfermedad, o para modificar cualquier función biológica"* (Glosario de Farmacovigilancia).

Infortunadamente, a veces el tratamiento que ofrecemos puede traer otros efectos no deseados en el paciente.

Por décadas hemos escuchado de los efectos indeseables de la marihuana, siendo la mayoría de éstos el pretexto para que haya sido clasificada en el Esquema I, como se menciona en el primer capítulo de este libro. Hoy sabemos que el rango de seguridad del tratamiento con cannabinoides es amplio y que no se han reportado muertes atribuibles a una sobredosis de cannabis medicinal, como sí ha ocurrido con ciertos medicamentos que existen legalmente en el mercado farmacéutico, por ejemplo, con los opioides. Esto se debe en gran parte a la carencia de receptores CB1 en los centros cardiorrespiratorios del tallo cerebral. Si sumado a esto se agrega que el consumo es para uso medicinal y se siguen las recomendaciones descritas en este libro, las probabilidades de que los pacientes presenten efectos adversos severos o serios, disminuyen considerablemente.

Con esto, lo que se busca explicar es que dependiendo principalmente de la cantidad que se consuma, del cultivar de cannabis recomendado y de la respuesta de cada individuo, se observarán los síntomas o efectos adversos en un paciente. El cannabinoide responsable de la mayoría de estos efectos adversos es el THC, por lo que habrá que comenzar con dosis muy bajas e ir valorando la tolerabilidad y el beneficio que se presenta.

Es importante recordar que una de las recomendaciones que han surgido a lo largo de los años es consumir productos con fitocannabinoides extraídos de la planta y no con cannabinoides sintéticos o aislados, ya que cuando se consume la planta como un todo, ésta contiene terpenos y otras sustancias que sinérgicamente complementan y modulan los efectos. Sin embargo, esta es aún una teoría que requiere mayor evidencia científica.

En la gran mayoría de los casos, los efectos adversos se han relacionado con el consumo de cannabinoides aislados o sintéticos. No obstante, la mayor parte de estudios clínicos han sido realizados con estos productos sintéticos, como la nabilona y el dronabinol.

Por otra parte, vale la pena mencionar que los seres humanos reaccionan diferente a los factores que los rodean. Explicándolo coloquialmente, habrá personas que son alérgicas a los cacahuates mientras que habrá muchas otras que no lo son, así como hay ciertas personas que toleran o incluso necesitan cafeína, cuando, por el contrario, existen otras a las que no les gusta o les hace daño. Y ni qué decir de ciertos medicamentos, en muchas ocasiones los pacientes acuden al médico para recibir tratamiento contra cierta enfermedad y por alguna u otra razón el fármaco que es el indicado para el padecimiento que presenta no lo beneficia o no tiene el efecto esperado, por lo que se tiene que ajustar la dosis o cambiar de medicamento.

Los cannabinoides no son la excepción, por lo que es importante tener paciencia y siempre empezar con dosis muy bajas e ir incrementándose lentamente, al igual que estar dispuesto a probar diferentes cultivares, productos y vías de administración

Lo que se debe saber

para cada paciente, como sucede en ocasiones con los medicamentos farmacéuticos que se prescriben.

El cannabinoide responsable de la gran mayoría de efectos adversos y que ha sido el más estudiado hasta el día de hoy es el THC.

Los efectos adversos más comunes del cannabis son leves y transitorios, en ocasiones imperceptibles, especialmente si se comienza con dosis muy bajas de THC. Esto es particularmente importante en aquellos pacientes que nunca han consumido cannabinoides, pacientes con insuficiencia renal y hepática, y/o en personas mayores.

Algunos de los efectos adversos más frecuentemente asociados al uso de THC son los de origen psicoactivo. En caso de presentar algún síntoma de tipo psicoactivo como ansiedad o paranoia, lo ideal es permanecer en una habitación, tranquilo, acompañado de algún familiar o persona de confianza, respirar despacio y relajarse. Hay que recordar que el efecto usualmente es transitorio. Para disminuir la posibilidad de presentar síntomas de psicoactividad producidos por el THC, algunos autores recomiendan administrar en forma simultánea un producto rico en CBD, ya que este último compite por el sitio de acción del THC, disminuyendo así sus posibles efectos adversos. Sin embargo, en algunos casos se ha observado que, si se administran cantidades bajas de CBD en conjunto con altas cantidades de THC, el efecto psicoactivo puede aumentar (Solowij, 2019), por lo que hay que estar muy pendientes de las concentraciones recomendadas.

Tanto la frecuencia como la intensidad de los efectos adversos son dependientes de las dosis de cannabinoides que se administren.

7.1 Más comunes, comunes y raros

En ocasiones, algunos de los efectos clasificados como adversos son exactamente lo que los pacientes están buscando para ayudar a contrarrestar su padecimiento, por lo que dependiendo de la experiencia que cada uno presente, los efectos se considerarán como adversos o terapéuticos. En la tabla 6 se muestran los efectos adversos en orden de frecuencia, tal y como lo describen los doctores MacCallum y Russo.

MÁS COMUNES	COMUNES	RAROS
Somnolencia o fatiga	Euforia	Hipotensión ortostática
Mareo	Visión borrosa	Psicosis Tóxica Paranoia
Sequedad de boca	Cefalea	Depresión
Tos, flemas, bronquitis (cuando se utiliza la vía inhalada)		Ataxia / Alteración en la coordinación
Ansiedad, inquietud		Taquicardia (Post-titulación)
Náuseas		Síndrome de hiperemesis cannabinoide
Efectos cognitivos (Concentración, pensamiento y memoria a corto plazo)		Diarrea

TABLA 6. Frecuencia de efectos adversos (MacCallum, 2018)

7.2 Leves, moderados y severos.

En su mayoría, los efectos adversos que se presentan con la administración del cannabis medicinal son en forma aguda y entran en un perfil de *"tolerables o no significativos"*. Esto se refiere a que son efectos que no ponen en riesgo la vida del paciente, ni existe necesidad de suspender el tratamiento. A la fecha, no se encuentra ningún reporte médico de una sobredosis fatal con el consumo solamente de cannabis, ya que éste no suprime la función respiratoria. A continuación, se explican los efectos adversos según la intensidad de los síntomas y el riesgo que representan para la vida del paciente (DOF, 2013), aunque la mayoría de las veces éstos suelen ser subjetivos:

- Leves: signos y síntomas fácilmente tolerados, no necesitan tratamiento ni prolongan la hospitalización y no necesariamente requieren de la suspensión del medicamento.

- Moderados: signos y síntomas que interfieren con las actividades habituales sin amenazar directamente la vida del paciente. Requieren de tratamiento farmacológico y no necesariamente se requiere la suspensión del medicamento causante del evento, reacción o sospecha de reacción adversa.

- Severos: signos y síntomas que inhabilitan e incapacitan para realizar las actividades cotidianas. Requieren de tratamiento farmacológico y la suspensión del medicamento causante del evento, reacción o sospecha de reacción.

Hay que tener en cuenta que los efectos adversos deben ser evaluados según la historia clínica de cada paciente. Es importante saber si el paciente presenta padecimientos previos que puedan exacerbar algunos de estos efectos. Por ejemplo, pacientes con enfermedad cardiaca inestable o mental concomitante.

Cannabis Medicinal

LEVES	MODERADOS	SEVEROS
Letargia o fatiga	Diarrea	Alucinaciones
Somnolencia	Ansiedad e inquietud	Paranoia
Sequedad de boca	Hipotensión ortostática	Ataques de pánico
Hiperemia conjuntival	Ataxia o alteración en la coordinación	Síndrome de hiperemesis cannabinoide
Euforia	Taquicardia	Trastorno por consumo de cannabis
Aumento o disminución del apetito	Visión borrosa	
Mareos		
Percepción aumentada de los sentidos		
Alteraciones de la memoria		
Alteración en la percepción del tiempo		
Tos, flemas		

TABLA 7. Efectos adversos dependiendo de la intensidad de los síntomas

Lo que se debe saber

A continuación, se explican los síntomas reportados y descritos en las tablas, por orden alfabético:

-Alteraciones de la memoria: La razón por la que el cannabis altera la memoria es la misma por la que se utiliza para ciertos padecimientos, como en casos de pacientes con trastorno de estrés postraumático. Sin embargo, existe evidencia que en pacientes que han fumado cannabis diariamente durante cinco años o más, existe una memoria verbal pobre, lo cual no sucede cuando se administra con moderación y se realizan prácticas para evitar repercusiones a largo plazo, como pueden ser una dieta saludable, ejercicio, dormir bien y ejercicios mentales (juegos de memoria, escribir, cálculos mentales, etc.).

-Alteración en la percepción del tiempo: Cuando se consumen cultivares con mayor concentración de THC, se puede llegar a percibir que el tiempo pasa extremadamente lento o que la velocidad de reacción disminuye. Esto desaparecerá conforme el cuerpo vaya procesando el cannabis. Si esto llegara a ser molesto en exceso para el paciente, se puede intentar tratar el padecimiento con otro cultivar que contenga menor porcentaje de THC.

-Alucinaciones: Este efecto secundario es raro, en ocasiones pueden ser alucinaciones visuales, que se presentan como figuras geométricas, colores o luces; o auditivas, llegando a manifestarse como un zumbido o silbido. Si se llegaran a presentar más complejas, como escuchar voces, música o ver figuras humanas, se recomienda que se realice una interconsulta con psiquiatría. La causa probablemente sea que el cultivar de cannabis que el paciente haya consumido tenga más del 20% de THC o que haya consumido mucho más de la dosis recomendada. Esto no es común y tiene más relación con el uso recreativo. Para fines medicinales es poco usual la administración de concentraciones de THC tan elevadas.

-Ansiedad e inquietud: Puede presentarse cuando se consume un cultivar con alto porcentaje de THC. Es importante evitar que esto suceda, por lo que se hace énfasis en lo importante que es siempre iniciar con dosis bajas e ir incrementando la cantidad de cannabinoides lentamente. La mayoría de los pacientes que tienen una mala experiencia prefieren evitar su consumo por varios meses, dejando a un lado la posibilidad de disminuir los síntomas de su padecimiento. Este efecto adverso se puede evitar si se comienza con un cultivar que contenga mayor porcentaje de CBD y poco a poco se va aumentando la dosis.

-Ataques de pánico: Estos también se llegan a presentar por una alta dosis de THC, y su presentación por lo general es súbita. Los pacientes presentan miedo a morir, opresión en el pecho, sudoración, náusea, palpitaciones, sensación de ahogo o atragantamiento, hormigueo en brazos o piernas, o en ambos. Lo ideal es siempre prevenir que esto suceda, y la manera más sencilla de conseguirlo es comenzando con dosis bajas de cannabis e ir aumentando poco a poco y en pequeñas cantidades. Así mismo, consumir cultivares con alto porcentaje de CBD y bajo en THC.

-Ataxia o alteración en la coordinación: En ocasiones se pueden llegar a presentar, así como alteración en el equilibrio. Si se llegara a presentar cualquiera de estas situaciones, hay que recomendar al paciente permanecer sentado en un lugar seguro y esperar a que pase el efecto adverso. No es recomendable manejar ningún tipo de vehículos ni operar maquinaria. Probablemente sea necesario cambiar el cultivar de cannabis por una que contenga una mayor concentración de CBD.

-Aumento del apetito: Algunos pacientes lo consideran como un efecto adverso, aunque gracias a este efecto orexigénico, el cannabis medicinal se utiliza en pacientes con VIH/SIDA o con cáncer con el fin de mejorar la anorexia y exaltar el sabor de los alimentos. Por el contrario, este efecto se puede considerar como adverso cuando se está en una dieta para bajar de peso. En este caso o si es muy molesto para el paciente, se puede cambiar a un cultivar con mayor contenido de CBD o de THCv, ya que con la presencia de estos cannabinoides es menos común que se presente un aumento de apetito.

-Diarrea y/o distensión abdominal: Esto es común con la ingesta de planta cruda, por ejemplo, licuados con hojas de cannabis, debido a la gran cantidad de celulosa en la planta o con tinturas a base de aceites si es que se necesita una gran dosis. También se ha visto descrito en los estudios realizados con Epidiolex (extracto natural de CBD purificado) en los cuales se utilizaron dosis por encima de los 1000 mg de CBD en pacientes con epilepsias refractarias. De ser el caso, se recomienda disminuir la cantidad o siempre que sea posible, cambiar la vía de administración.

-Disminución del apetito: Esto se presenta especialmente con las cultivares que contienen un alto porcentaje de THCv (Abioye, 2020), sin embargo, se siguen investigando estas propiedades. Se cree que puede ser útil para el control de la glucemia en pacientes con diabetes tipo II (Jadoon, 2016). Es necesario seguir realizando estudios y posiblemente en un futuro este fitocannabinoide será una opción terapéutica en condiciones como obesidad.

-Euforia: Según la definición de la Real Academia Española, euforia es la sensación de bienestar, entusiasmo o alegría intensos con tendencia al optimismo. A pesar del beneficio que puede ser para muchos de los pacientes que cursan con depresión, dolor crónico, enfermedades autoinmunes o crónicas, cargas extremas de estrés, cáncer, etc., existen reportes donde en ocasiones les resulta involuntario y no deseado.

-Hiperemia conjuntival: Conocido como *"ojo rojo"*. Es de los efectos adversos más comunes, sin embargo, no les sucede a todas las personas y no tiene ningún riesgo ni consecuencia para la salud. Simplemente para muchos puede llegar a ser incómodo por la apariencia física y el estigma asociado. En caso de que se presente, hay que observar si es debido al efecto irritativo directo del humo con el uso de la vía inhalada, ya que, si fuera éste el caso, cambiando el método de administración se resuelve el problema. En los pacientes que no está contraindicado, se les recomienda utilizar gotas oftálmicas vasoconstrictoras y también puede servir el uso de anteojos oscuros.

-Hipotensión ortostática: Se define como el descenso de presión arterial asociado a cambios de postura rápidos o bruscos, por ejemplo, pasar de estar agachados o acostados a ponerse de pie. Se manifiesta con síntomas tales como mareo, zumbido de oídos y en ocasiones oscurecimiento visual o cierre del campo de visión. De ser éste el caso hay que recomendarle al paciente sentarse inmediatamente para prevenir caídas. También puede ocurrir en personas que no han consumido cannabis. Este efecto es transitorio y no dura mucho tiempo, pero hay que tener cuidado, en especial los pacientes que tengan hipotensión y personas propensas a las caídas o adultos mayores. Si se llega a presentar, es importante recomendarle al paciente no levantarse abruptamente; al estar acostado, que primero se incorpore y espere unos minutos sentado antes de ponerse de pie.

-Letargia o fatiga: Este síntoma es más frecuente ante el consumo de dosis elevadas de cannabis. También depende del cultivar y la dosis de cannabis que se utilice. La presencia de este efecto adverso puede mitigarse recomendando el consumo del cannabinoide en la franja nocturna cuando se vaya a descansar.

Lo que se debe saber

Es importante revisar el estado de salud general del paciente, ya que la fatiga puede ser síntoma de otras enfermedades, como anemia, patologías de la glándula tiroides, fibromialgia, etc.

-Mareo: Puede ser que se presente al poco tiempo de haber consumido el producto a base de cannabinoides, y durará algunos minutos. Es importante tener cuidado de no caerse, no manejar vehículos automotores ni operar maquinaria pesada.

-Paranoia: Se define como el sentimiento de sospecha o desconfianza hacia las personas o sus acciones sin justificación o evidencia alguna. Se deriva principalmente del consumo de THC por lo que el inicio con dosis bajas de cannabis o el uso de cultivares con menor porcentaje de THC, pueden disminuir la probabilidad de ocurrencia de este efecto adverso. Dado lo anterior, es recomendable que el paciente se encuentre en un ambiente tranquilo, relajado y de preferencia con una persona de su confianza.

-Percepción aumentada de los sentidos: Hay quienes no lo consideran un efecto adverso, pero hay personas a las que les parece molesto percibir los colores más brillantes, olores más fuertes, el sonido más alto y los sabores más apetecibles. Esto ayuda a incrementar el apetito y que se intensifiquen los sabores de los alimentos.

-Sequedad de boca: Es de los efectos adversos más comunes que se presentan y puede llegar a ser muy molesto. El estar bien hidratado, así como la ingesta de líquidos, de preferencia agua, el consumo de productos cítricos que estimulen a las glándulas salivares, o en ocasiones masticar chicle, ayuda a disminuir este incómodo efecto. Cuando la sensación de boca seca es muy severa, también se puede recomendar la utilización de saliva artificial.

-Síndrome de hiperémesis cannabinoide (SHC): Es un síndrome que se presenta muy rara vez y se asocia con el consumo frecuente, prolongado y en altas cantidades de cannabis que tiene fines, generalmente, recreativos o no medicinales. El curso clínico de este padecimiento presenta tres fases; fase prodrómica, la cual se caracteriza por náuseas matutinas, miedo a vomitar y malestar abdominal lo cual puede durar meses e incluso años; fase hiperemética, donde desarrollan náusea intensa, vómitos profusos y dolor abdominal difuso de poca intensidad, principalmente epigástrico y periumbilical, de 2 a 4 días de duración (Lapoint, 2018). En esta etapa es donde los pacientes usualmente se presentan a los servicios de emergencias médicas; y la fase de recuperación, la cual se asocia a la mejoría de los síntomas, aumento de peso y hábitos alimenticios regulares (Goyal, 2017). De forma característica, las personas con SHC presentan comportamientos compulsivos de baños con agua muy caliente (> 40°C) donde ocurre un control parcial de los síntomas por vasodilatación periférica que desvía a la circulación esplácnica. El único tratamiento estándar y definitivo para el SHC consiste en suspender el consumo de cannabis. Sin embargo, este proceso requiere de apoyo de un equipo multidisciplinario que se enfoque en el manejo de trastornos por consumo de cannabis. Es fundamental la hidratación intravenosa, así como la administración de antieméticos (que en ocasiones no son efectivos o tienen efectos limitados). La aplicación tópica de capsaicina al 0.075% en la región posterior de brazos y abdomen parece ser un coadyuvante efectivo en el manejo del SHC debido a la activación de receptores vaniloides (TRPV1), regulación neuro humoral y modulación de algunos neurotransmisores (Lapoint, 2018). Se debe evitar la administración de opioides, y dejar muy bien documentado en el historial médico el consumo problemático de cannabis del paciente.

Lo que se debe saber

-Somnolencia: Común con las altas concentraciones de THC e inclusive de CBD durante las primeras semanas de tratamiento. Lo ideal será administrar la dosis en la noche antes de acostarse. Hay que tener precaución y evitar manejar vehículos automotores, maquinaria pesada, o ambos.

-Taquicardia: Se presenta principalmente con el consumo de THC y se relaciona con la dosis y la vía de administración inhalada principalmente. Generalmente no se considera peligroso en los pacientes jóvenes, sin embargo, es importante tenerlo presente en personas mayores o con historia previa de alteración cardiaca como angina o arritmias inestables. La tolerancia comienza a desarrollarse rápidamente, por lo que este síntoma disminuirá.

-Tos, flemas, bronquitis: Solo se presentan cuando se consume por una vía de administración inhalada (con un cigarro o una pipa). Es un indicador de irritación bronquial. En este caso ayudará el cambio de método de administración o el uso de un vaporizador.

-Trastorno por consumo de cannabis: se relaciona generalmente con el consumo para fines no medicinales o el llamado uso adulto de cannabis. La probabilidad de desarrollar este trastorno es de aproximadamente el 30% en quienes tienen un consumo frecuente y pesado de cannabis. Es más frecuente su desarrollo en hombres, entre más temprano se inicie el consumo y el haber tenido antecedentes traumáticos durante la infancia (Feingold, 2020). En ocasiones es difícil reconocer en qué momento se comienza a padecer este trastorno, por lo que a continuación se enumeran algunos signos para tener en cuenta (Patel, 2019), sobre todo en el *'screening'* o tamizaje para el trastorno por consumo de cannabis que debe hacerse durante la consulta inicial:

1. Ansiedad o irritabilidad aumentada al no tener posesión de cannabis medicinal.

2. Aumento en la cantidad o en el tiempo que se tenía planeado consumir el cannabis.

3. Aumento en la dificultad para realizar las responsabilidades y labores diarias.

4. '*Craving*' o un deseo incontrolable y de urgencia por consumir cannabis.

Es importante como profesional de la salud interrogar al paciente y estar pendiente de estas señales. A pesar de que existe la posibilidad de que esto suceda, el cannabis representa un riesgo para desarrollar este trastorno mucho menor, cuando es comparado con otras sustancias.

-Visión borrosa: Es posible que el consumo de cannabinoides genere dilatación pupilar (Dhingra, 2019), debido a esta reacción el paciente no puede enfocar adecuadamente y por lo tanto presentar visión borrosa, la cual es transitoria.

Hay que recordar que no siempre se van a presentar estos efectos adversos. Es importante discutirlo y comentarlo con el paciente y su familia, en caso de que los llegara a sentir y fueran molestos para su día a día, porque lo más seguro es que ajustando las dosis, cambiando de producto o de método de administración, éstos puedan disminuir o desaparecer.

Capítulo 8. PERSONAS MAYORES

En la mayoría de las ocasiones, las personas mayores de 65 años presentan muchos más temores acerca de tratar sus padecimientos con cannabis medicinal simplemente por el hecho de que durante toda su vida han vivido con la idea de que el cannabis = marihuana = peligro = droga = adicción. Es importante, como profesionales de la salud, darnos el tiempo de explicarles que es mucho más seguro que la gran mayoría de los medicamentos que actualmente se administran, y que está bien explorar esta opción de tratamiento. Es posible que muchos de los fármacos que se administren puedan ser reemplazados por cannabis medicinal, sin embargo, este no será el principal objetivo del tratamiento, ya que no en todos los casos es posible reducir la polifarmacia y el uso del cannabis medicinal se considera complementario, mas no alternativo.

Como profesionales de la salud es importante tomarse el tiempo para educar a este grupo de pacientes acerca de los múltiples beneficios que hasta el día de hoy se conocen y se han investigado científicamente acerca del cannabis. No hay que dejar a un lado los efectos adversos que pueden llegar a presentarse si no se siguen al pie de la letra las recomendaciones brindadas, y vale la pena hacerles saber a todos sus médicos tratantes que el paciente también está en tratamiento con cannabis medicinal.

Las personas mayores son más vulnerables y pueden ser beneficiadas de forma muy importante con el uso de cannabis medicinal, pero presentan un riesgo mayor de efectos adversos (Lucas, 2018). En estos pacientes se ha llegado a observar una mayor biodisponibilidad debido a una disminución en el metabolismo hepático y en la eliminación, por lo que es fundamental vigilar el tratamiento; en la mayoría de los casos esta población requiere de la administración de dosis más bajas.

Hay que comenzar con la menor dosis posible (< 1 mg THC y 2.5 mg de CBD), comparado con lo que normalmente se sugiere en un paciente de otro rango de edad, e ir aumentando la dosis muy lentamente para así evitar o limitar al máximo los efectos indeseados. Una de las preocupaciones más comunes como médicos son las interacciones farmacológicas que se pueden presentar, ya que estos pacientes suelen estar polimedicados, por lo que es muy importante pedir una lista con todos los medicamentos que estén tomando antes de iniciar el tratamiento con cannabis medicinal (Beauchet, 2018).

Los métodos de administración más recomendados para las personas mayores son los tópicos, los aceites y los vaporizadores. Los comestibles, a pesar de su popularidad, aún no son utilizados para fines medicinales y no se recomiendan, pues no es posible ofrecer una dosificación precisa. Además, la mayoría de las personas mayores presentan un cambio en el gusto hacia los alimentos dulces. Si este es el caso, lo más probable es que no consuman solamente un pedazo pequeño, y de ser así, lo más seguro es que presenten una intoxicación que los lleve a experimentar efectos adversos desagradables.

Los síntomas en los que se puede ayudar con mayor frecuencia a las personas en este grupo de edad son: dolor crónico, inapetencia, ansiedad, insomnio y depresión asociada a dolor. Hay que comenzar tratando sólo una condición a la vez para permitir que el paciente se vaya acostumbrando a los cannabinoides, aunque probablemente vaya a percibir mejoría en más de un síntoma.

Es importante recordarles y hacer hincapié en que no exista un consumo concomitante de alcohol, ya que con éste pueden

Lo que se debe saber

potencializarse los efectos sedantes, presentar mareos, sufrir caídas y empeorar el rendimiento cognoscitivo.

Hay que tener en consideración que las personas mayores con o sin deterioro cognoscitivo pueden presentar problemas al querer autoadministrarse cannabis, simplemente por el hecho de que los envases de productos que contienen THC están regulados para ser a prueba de niños. Desafortunadamente, esta población, en muchas ocasiones, no tiene la capacidad para abrir estos complicados envases debido a debilidad en las manos, enfermedades como artritis, problemas de coordinación, de vista o simplemente porque la tecnología avanza y no saben cómo funcionan los nuevos aparatos dosificadores, como los vaporizadores, por lo que también es importante capacitarlos a ellos y a sus cuidadores, para su correcta utilización.

Finalmente, es necesario darles a los pacientes todas las recomendaciones por escrito, ya que es demasiada información nueva. De esta forma se les proporciona una guía a la cual pueden acudir en el caso de cualquier duda.

Capítulo 9. INTERACCIONES FARMACOLÓGICAS

El acceso a cannabis medicinal ha permitido que poco a poco se realicen reportes respecto a los medicamentos que puedan generar posibles interacciones farmacológicas con los cannabinoides.

Se debe tener en cuenta que la mayoría de los estudios para conocer las interacciones medicamentosas con cannabis han sido a nivel preclínico, en una muestra muy pequeña de pacientes, o simplemente se trata de reportes de caso aislados. Aunque la mayor cantidad de interacciones farmacológicas son teóricas y no tienen significancia o relevancia clínica aún, es fundamental conocerlas. Algunos ensayos clínicos de los cannabinoides de prescripción, como el Epidiolex, han mostrado la importancia de hacer un monitoreo y seguimiento del paciente con algunos estudios de laboratorio.

En la actualidad, se sabe que los cannabinoides principales THC y CBD, son metabolizados en el hígado, por lo que existe una alta probabilidad de que se presenten interacciones debido a una inhibición enzimática (pérdida de la capacidad metabólica que presenta una isoenzima ante la presencia de moléculas que se unen a enzimas y disminuyen su actividad), inducción enzimática (aumentan la actividad metabolizante) o de transportadores (Lucas, 2018). La biodisponibilidad de los cannabinoides se determina por medio de las enzimas hepáticas del citocromo P450.

Contrario a lo que se pensaba, que el cannabis era la puerta de entrada para consumir otras sustancias de mayor potencia, hoy se sabe que los cannabinoides se consideran una herramienta terapéutica coadyuvante, no solo en el tratamiento de síntomas de diferentes enfermedades, sino también como posible manejo complementario en los trastornos por consumo de otras sustancias como alcohol, nicotina, cocaína y opioides.

Además de los efectos terapéuticos de los cannabinoides como coadyuvantes, se ha identificado una posible reducción en las dosis de otros fármacos, como los opioides; en este caso, dado por la posible sinergia anti nociceptiva. Este punto es relevante, debido a la epidemia de opioides que se vive principalmente en los Estados Unidos de América y en Canadá, donde esta situación se ha convertido en un enorme problema de salud pública por la cantidad de muertes que se ven al día tras la sobredosis y depresión respiratoria secundaria al consumo de opioides. En algunos estudios observacionales, y en la práctica clínica, se ha identificado que el uso del cannabis como parte del manejo multimodal puede reducir las dosis de opioides. Algunos autores, reportan que la combinación de THC inhalado y morfina u oxicodona presentan una reducción significativa del dolor, sin alterar los niveles plasmáticos de los opioides (Abrams, 2011). De esta manera se disminuye el potencial adictivo y se evitan muertes por sobredosis a causa del consumo de opioides. A esto se le conoce como una interacción potencialmente benéfica.

9.1 Farmacocinética y Farmacodinamia

La absorción de los cannabinoides depende de la vía de administración utilizada, ya que los tiempos varían considerablemente según la vía recomendada o de elección, ya sea inhalada, oral, o tópica como se explicó previamente en el capítulo 6, vías de administración.

Se sabe que una vez que ingresan al organismo, la distribución de los cannabinoides ocurre pronto, primeramente, en los órganos que se encuentran más vascularizados, como los pulmones, hígado, corazón, cerebro, grasa, el yeyuno, los riñones, el bazo, las glándulas mamarias, la placenta, la corteza adrenal, los músculos, la glándula tiroides y pituitaria. En personas con uso crónico, los cannabinoides se acumulan en el tejido adiposo por lo que las personas pueden presentar persistencia de la actividad de los cannabinoides durante varias semanas posteriores a la administración. (Lucas, 2018)

El metabolismo ocurre principalmente en el hígado por medio de una hidroxilación microsomal y oxidación catalizada por enzimas del complejo del citocromo P450, para el THC más específicamente las isoenzimas CYP2C (el CYP2C9 y el CYP2C19), las cuales desempeñan el papel principal en los seres humanos (Grotenhermen, 2003), así como la CYP3A4 (MacCallum, 2018). Posteriormente existe una reacción de fase II de conjugación catalizada por la enzima hepática UDP-glucuronosiltransferasa (UGT), específicamente la UGT1A9 y UGT2B7. (Kocis, 2020). El THC se metaboliza principalmente a 11-hidroxi-THC y 11-carboxi-THC que se somete a glucuronidación. El CBD se metaboliza principalmente por las isoenzimas CYP2C19 y CYP3A4, y adicionalmente por CYP1A1, CYP1A2, CYP2C9 y CYP2D6. En su caso existe una hidroxilación para convertirlo en el metabolito activo 7-hidroxi-cannabidiol (Lucas, 2018) y posteriormente a metabolitos inactivos como el ácido carboxílico y glucurónidos (Landmark, 2020).

Se eliminan en días a semanas dependiendo la cantidad y tiempo de consumo, principalmente como metabolitos ácidos en un 65-80% en heces y un 20-35% en orina (Grotenhermen, 2003). Aproximadamente un 12% del CBD es excretado sin cambios (Landmark, 2020).

9.2 Inhibición e inducción enzimática

9.2.1 Interacciones con THC

El THC es principalmente oxidado por el CYP2C9, CYP2C19 y CYP3A4 (MacCallum, 2018), por lo que los medicamentos que inhiben estas enzimas pueden aumentar la biodisponibilidad del THC haciendo que éste permanezca por más tiempo en el organismo y presente efectos adversos, inclusive cuando el THC es administrado en pequeñas dosis.

Por estos posibles efectos los profesionales de la salud deben realizar seguimiento y mayor supervisión con la administración concomitante de cannabis y algunos de los medicamentos que son metabolizados por las principales isoenzimas potenciales de interacciones.

Estos medicamentos incluyen:

- Macrólidos: Son un tipo de antibióticos como la claritromicina, eritromicina, azitromicina. Existen otros que son inmunosupresores como el tacrolimus, pimecrolimus y sirolimus, por nombrar algunos. Este grupo de medicamentos se comportan como inhibidores de la CYP3A4 aumentando los niveles de los cannabinoides.

- Inhibidores de la bomba de protones: Aquellos medicamentos que se utilizan para el tratamiento de problemas estomacales debido al exceso de producción de ácido gástrico, como reflujo gastroesofágico, úlceras o acidez estomacal. Los fármacos son pantoprazol, rabeprazol, omeprazol, etc. Este grupo de medicamentos son metabolizados por la CYP2C19. No se ha visto un impacto real de esta interacción en la práctica clínica.

- Algunos antidepresivos como la fluvoxamina y nefazodona que se utilizan para tratar trastornos depresivos mayores, al combinarse con el cannabinoide THC interactúan con la isoenzima CYP2C9 resultando en una probable sedación o alteración cognitiva.

Lo mismo puede ocurrir con antidepresivos tricíclicos, antipsicóticos típicos o atípicos, benzodiazepinas, opioides e incluso con antiepilépticos neuromoduladores como la pregabalina y gabapentina.

Por lo cual es muy importante identificar comorbilidades e iniciar con una titulación mucho más lenta y cuidadosa.

- Inhibidores de proteasas del VIH: Estos medicamentos son antivíricos, también conocidos como antirretrovirales, y se utilizan en pacientes que tienen infección por el virus de inmunodeficiencia humana (VIH) o por el virus de la hepatitis C. Algunos ejemplos son el ritonavir, cobicistat, lopinavir, darunavir e indinavir. En este caso lo que sucede es que disminuye la concentración plasmática del medicamento, al parecer sin afectar la eficacia antirretroviral (Hill, 2018). Estos medicamentos se comportan como inhibidores de la CYP3A4, aumentando niveles de THC. No hay evidencia del impacto real en la práctica clínica.

- Antagonistas de calcio: También conocidos como bloqueadores de canales de calcio, son utilizados para arritmias cardiacas, hipertensión y angina de pecho, como el amlodipino, diltiazem, verapamilo, felodipina, nifedipina, entre otros. Con interacción en la CYP3A.

Como profesionales de la salud también es importante conocer con cuáles sustancias, diferentes a los medicamentos, es que el cannabis medicinal puede presentar cierta interacción. Tal es el caso del alcohol, el cual puede aumentar la concentración plasmática de THC (Hartman, 2015). Con las anfetaminas, la cocaína, la nicotina, así como con otros estimulantes de uso terapéutico (metilfenidato y modafinilo) el paciente puede presentar aumento de la frecuencia cardíaca y la presión arterial (Hill, 2018).

Contrariamente, los medicamentos que potencializan a las enzimas hepáticas responsables del metabolismo del THC, disminuirán su biodisponibilidad. Algunos ejemplos son:

- Carbamazepina: Medicamento antiepiléptico utilizado para convulsiones tónico-clónicas generalizadas y parciales, así como para neuralgia del trigémino y en ocasiones para trastorno bipolar.

- Fenitoína: Se utiliza como antiepiléptico, también conocida como difenilhidantoína.

- Fenobarbital: Barbitúrico utilizado con frecuencia para el tratamiento de crisis convulsivas, presenta propiedades sedativas e hipnóticas.

- Hierba de San Juan: Se utiliza medicinalmente como tratamiento de la depresión leve a moderada, para la ansiedad y en presentación tópica para la aceleración de la cicatrización de heridas (Gordon, 2016).

Los estudios que se han realizado hasta ahora no han demostrado toxicidad o falta de eficacia con medicamentos concomitantes, por lo que no es clínicamente significativo, sin embargo, éstas siguen siendo teóricamente posibles.

Este grupo de medicamentos se comportan como inductores de la isoenzima CYP2C19.

En la siguiente tabla se muestran los medicamentos que varían la biodisponibilidad del THC.

Aumento del THC	Disminución de THC
Macrólidos	Carbamazepina
Inhibidores de la bomba de protones	Fenitoína
Alcohol	Fenobarbital
Antagonistas de calcio	Hierba de San Juan
Inhibidores de proteasas del VIH	Rifampicina
Isoniazida	
Antidepresivos como Fluvoxamina, Nefazodona	
Jugo de toronja	

TABLA 8. Medicamentos que varían la biodisponibilidad del THC.

9.2.2 Interacciones con CBD

Debido a la poca importancia de causar efectos intoxicantes que presenta el CBD en comparación al THC, es posible que se piense que también es poco probable que presente interacciones medicamentosas significativas, sin embargo, es muy importante tener en mente los medicamentos que interactúan con el CBD.

La principal interacción farmacológica reportada en la literatura médica ha sido con la administración de CBD y clobazam [forma parte del grupo de las benzodiacepinas utilizadas como ansiolítico y anticonvulsivo]. En este caso, se ha visto un incremento en los niveles del principal metabolito del clobazam, el N-desmetil-clobazam, por lo que es necesario iniciar con las dosis más bajas posibles de CBD, con el fin de evitar efectos adversos, como sedación, alteración en la coordinación e irritabilidad (Geffrey, 2015).

Con la administración de CBD y ciertos medicamentos antiepilépticos, como el topiramato, rufinamida, zonisamida y eslicarbazepina, se ha observado un aumento considerable en la concentración sérica de éstos, sin salirse de los rangos terapéuticos. También es muy importante el monitoreo continuo de las pruebas de función hepática y el nivel de plaquetas en los pacientes pediátricos que se encuentran medicados con ácido valproico, ya que puede haber un incremento en los niveles de enzimas hepáticas como la AST y ALT, y una reducción en el conteo plaquetario (trombocitopenia) (McNamara, 2020; Hill, 2018).

Debido a la falta de experiencia con productos a base de cannabis medicinal, es posible que aún no se hayan descubierto algunas interacciones con ciertos medicamentos. Para que sea fácil recordar con cuáles medicamentos hay que tener cuidado si también se están tratando con cannabis medicinal, hay que tener presente todos aquellos que se contraindican con el consumo de toronja, ya que un compuesto de esta fruta también inhibe la capacidad de la enzima CYP3A4 para metabolizar ciertos medicamentos (Theile, 2017).

9.3 Interacciones medicamentosas con THC y CBD

- Antimicóticos: Medicamentos utilizados para tratar o evitar el crecimiento de algunos tipos de hongos patógenos para el ser humano. Se administran por vía oral o tópica, principalmente el ketoconazol, el cual es un inhibidor del CYP3A4, por lo que es posible que aumente la biodisponibilidad del CBD y THC en sangre, con posible incremento de efectos adversos, en este caso sería preciso disminuir la dosis del cannabinoide. Sin embargo, esta potencial interacción no ha mostrado una relevancia clínica significativa. Otros antimicóticos son el fluconazol, el clotrimazol, el itraconazol, el miconazol, etc.

- Anticoagulantes: Son medicamentos que se utilizan para evitar la formación de trombos y émbolos, comúnmente utilizados por pacientes con padecimientos cardíacos (arritmias, infartos previos) o propensos a formar coágulos (trombosis venosa, embolia pulmonar). En estudios in vitro se ha observado que el THC y el CBD pueden inhibir la agregación plaquetaria (Hill, 2018), por lo que el uso concomitante de estos medicamentos y cannabis medicinal puede aumentar el riesgo de sangrado. Estos pacientes deberán ser monitoreados constantemente con el tiempo de protrombina o el *"international normalized ratio"* [INR por sus siglas en inglés, es un valor de laboratorio que se utiliza principalmente para el seguimiento de pacientes bajo tratamiento anticoagulante]. La warfarina y la heparina son ejemplos de anticoagulantes. Existen datos en la literatura médica que mencionan que el uso de cannabinoides como el THC y el CBD pueden prolongar los tiempos de coagulación (aumenta los valores de INR) en pacientes que reciben warfarina (Damkier, 2019).

Lo que se debe saber

Se han propuesto varios mecanismos para la posible interacción entre cannabinoides y warfarina:

Los cannabinoides y la warfarina son metabolizados por muchas de las mismas enzimas del citocromo P450 (CYP3A4, CYP2C9, CYP2C19) así como la glicoproteína P y, por lo tanto, compiten por las enzimas en la misma vía metabólica.

Se cree que el THC, el CBD y el cannabinol (CBN) inhiben la actividad de CYP2C9, la isoenzima principal que metaboliza la warfarina como sustrato, lo que podría resultar en una exposición prolongada a la warfarina y un aumento del INR.

Otra hipótesis es que los cannabinoides podrían desplazar de la albúmina a la warfarina, que está muy unida a proteínas. Esto podría conducir a un aumento de warfarina libre que podría potenciar el efecto anticoagulante. Sin embargo, aún hace falta desarrollar estudios clínicos controlados que brinden más información sobre esta interacción farmacológica en la práctica clínica.

- Rifampicina: Medicamento antituberculoso. Es un potente inductor del CYP3A4, por lo que reduce la biodisponibilidad, tanto del CBD como del THC (Hill, 2018), lo que podría disminuir la efectividad del cannabinoide. Hace falta desarrollar estudios clínicos que muestren el real impacto de esta interacción en la práctica clínica.

- Teofilina: Utilizado para tratar padecimientos bronquiales y pulmonares como asma, enfisema y bronquitis crónica, considerado un broncodilatador. Presenta una gran cantidad de interacciones medicamentosas, sin embargo, la administración concomitante de cannabis medicinal produce un aumento en la depuración de la teofilina (Hill, 2018), ya que inhibe la CYP1A2, por lo que habría que ajustar la dosis en estos pacientes (Bhaskar, 2021).

9.4 Contraindicaciones relativas vs. absolutas

Existen contraindicaciones relativas y absolutas que hay que tener en mente en caso de recomendar cannabis medicinal. Habrá que considerar el riesgo - beneficio que tenga el paciente, debido al grado de incapacidad y el rango de opciones terapéuticas que presente para su padecimiento.

Debe ser administrado con cautela y realizarse estudios de laboratorio frecuentes cuando existan enfermedades crónicas hepáticas (pruebas de función hepática ALT y AST principalmente), pulmonares (en caso de recomendarlo inhalado) o renales (tasa de filtración glomerular TFG), y en pacientes con potencial de abuso de sustancias. También hay que vigilar a los pacientes con antecedente de epilepsia debido a las enzimas encargadas de metabolizar los medicamentos comúnmente utilizados.

La definición de contraindicaciones absolutas se refiere a que la sustancia podría causar una situación potencialmente mortal o tener consecuencias graves. Estas contraindicaciones generalmente se refieren a la administración de productos donde predomina el THC. Hay que verdaderamente considerar el caso específico de cada paciente que presente alguno de estos antecedentes, así como el riesgo - beneficio que puede obtener si es que cursa con hipersensibilidad al cannabis; enfermedades psiquiátricas, en especial episodios psicóticos y esquizofrenia; y enfermedades cardíacas crónicas descontroladas, como arritmias inestables o historia de infarto agudo al miocardio, así como pacientes que se encuentren medicados con anticoagulantes orales de acción directa (Bhaskar, 2021). En estos pacientes se puede considerar la administración de productos enriquecidos o donde predomine el CBD.

Lo que se debe saber

Existe evidencia científica que establece que los menores de 18 años son más susceptibles a los efectos adversos asociados con el uso del cannabis, principalmente el THC, el cual interfiere de forma significativa en el desarrollo neurocognitivo.

Debido a que existen beneficios medicinales al administrar cannabis a pacientes de este grupo de edad que cursen con patologías específicas, hay que utilizarlos con extrema cautela en poblaciones menores de 18 años, y únicamente productos donde predomine el CBD. En general, se recomienda no administrar THC a pacientes menores de 25 años debido a que en este periodo vulnerable el cerebro está experimentando cambios críticos en el desarrollo, el cual puede verse gravemente alterado por el consumo de cannabis. (De Faria, 2021)

Se sabe que el THC tiene la capacidad de atravesar la barrera placentaria y se excreta por la leche materna, por lo que hay que tenerlo en consideración en mujeres embarazadas o que se encuentren lactando (Lucas, 2018) así como en la población pediátrica. Se han identificado en varios estudios hechos en animales de laboratorio, efectos de los cannabinoides en el sistema inmunológico que sugieren que la exposición materna durante el embarazo podría conducir a un desequilibrio del sistema inmunológico innato y adaptativo del feto en desarrollo y la descendencia, lo que podría conducir a alteraciones inmunitarias. La evidencia emergente también indica el papel subyacente de los mecanismos epigenéticos que causan un impacto duradero después de la exposición a cannabinoides en el útero (Zumbrun, 2015)

Capítulo 10. APLICACIONES TERAPÉUTICAS

Los cannabinoides tanto endógenos como exógenos, sirven como agentes homeostáticos para el cuerpo. Con esto se hace referencia a que ponen en balance lo que es necesario, elevan lo que está bajo, disminuyen lo que está elevado, logrando así recuperar su balance y continuar con el funcionamiento adecuado de todos nuestros sistemas.

Aunque algunos piensen que el cannabis es la panacea y que puede ayudar para un sinfín de patologías, la evidencia clínica aún presenta importantes limitaciones, y son específicas las indicaciones terapéuticas que se tienen en la actualidad para el tratamiento con cannabinoides. Por lo tanto, la terapia con cannabis medicinal no es para cualquier persona o para cualquier condición médica, y en muchos casos, por esta idea que se ha difundido del cannabis como *"producto milagro"*, se empieza a desprestigiar a la planta, y a poner en tela de juicio si es realmente un tratamiento efectivo o no.

A pesar de que se habla mucho de la gran cantidad de síntomas que el cannabis puede ayudar a controlar o mejorar, la mayor parte de esta información ha sido recopilada de forma anecdótica. Sólo algunas de estas enfermedades han sido estudiadas y sus resultados están apoyados por estudios clínicos confiables. Esto no se debe traducir a que la opinión y experiencia de los pacientes, así como la mejoría observada en la práctica clínica no sea valorada; en ocasiones específicas, gracias a la información que es recopilada de esta manera, es que se comienzan a llevar a cabo investigaciones más serias al respecto. Se sabe la importancia que estos estudios aportan al

Lo que se debe saber

avance científico y médico, razón por la cual es necesario que se continúe avanzando en materia de investigación.

De la misma manera, es fundamental comprender la diferencia entre los productos artesanales que se venden en la calle y en los mercados ilegales, y los productos medicinales que presentan un estricto control sanitario en su elaboración, control de calidad, y que cuentan con el desarrollo de estudios clínicos que apoyan su seguridad, efectividad y eficacia. Éstos últimos, son los que siempre se deberían recomendar para fines medicinales, ya que se trata de productos estables, libres de contaminantes, y en los cuales se conoce realmente lo que el paciente está recibiendo.

Para comenzar el tratamiento con cannabis medicinal, es necesario que se realice una historia clínica completa. De esta forma quedarán documentados todos los antecedentes (patológicos, farmacológicos, quirúrgicos, alérgicos, etc.), uso previo de cannabis y sus efectos (terapéuticos y/o adversos), y se identificarán síntomas y posibles condiciones médicas que puedan tratarse con cannabis medicinal como coadyuvante. Específicamente se debe investigar si el paciente presenta alguna enfermedad mental descontrolada o trastorno por consumo de sustancias, así como una revisión completa de los medicamentos que se estén administrando, incluyendo la fecha en la que inició el tratamiento, el tipo de medicamento, la dosis y efectividad de este.

Si el paciente es candidato al uso de cannabinoides, se tiene la obligación de explicarle el riesgo-beneficio que puede existir al utilizarlos, los posibles efectos secundarios, así como los beneficios que le pueden aportar, y aclarar todas las dudas e ideas erróneas que puedan existir asociadas con el uso del cannabis.

Es recomendable que, durante las primeras dos semanas de haber iniciado el tratamiento, se realice al menos una llamada telefónica para conocer los posibles efectos terapéuticos versus secundarios, y confirmar que la administración y la titulación de las dosis de cannabinoides se esté haciendo de la forma indicada en la consulta inicial. Adicionalmente, se recomienda tener una consulta de seguimiento cuatro a seis semanas después de haber iniciado el manejo complementario con cannabis medicinal. Hay que recordar que este es el período donde se pueden presentar con mayor frecuencia algunos efectos adversos.

Habrá que hacer hincapié al paciente en utilizar un diario donde documente todo lo relacionado con la administración de los cannabinoides, así como hacerle saber la importancia de que lo lleve a la consulta de control para revisar la dosis, los hábitos alrededor de la administración y en caso de que no se haya conseguido el efecto esperado, ajustar la dosis, frecuencia, y/o cambiar la vía de administración.

Como profesionales de la salud es importante hacer una valoración de los síntomas acordados a tratar durante la consulta y de la mejoría que ha percibido el paciente, apoyándose con escalas de valoración para tener respuestas más objetivas. Algunos ejemplos son la escala para el dolor (cuestionario breve del dolor), depresión (PHQ-9), ansiedad (GAD-7), etc. De esta forma se podrá identificar el beneficio que está recibiendo el paciente y se sabrá si debe continuar con el mismo tratamiento o si será necesario modificarlo.

Siempre es importante iniciar con las dosis mínimas recomendadas según el cannabinoide seleccionado y la condición clínica del paciente, e ir aumentando o titulando la dosis de acuerdo con la respuesta terapéutica. De ser necesario, es posible administrar el tratamiento con cannabinoides cada 12 horas, e inclusive cada 8 horas en caso de no obtener los efectos deseados. La vía de administración de los cannabinoides también dependerá de la condición o síntoma que se busque

Lo que se debe saber

controlar, y de la situación médica del paciente. En este caso, si lo que se busca es controlar síntomas agudos (ejemplo, dolor episódico, crisis de ansiedad o de migraña, insomnio de conciliación, entre otros) se buscará administrar el tratamiento por vía inhalada, idealmente con un vaporizador. Por otro lado, cuando el objetivo es controlar síntomas persistentes (ejemplo, dolor crónico, ansiedad, insomnio de mantenimiento, etc.) lo ideal es administrar el cannabis medicinal a través de extractos como aceites por vía oral (sublingual), y sólo cuando se alcance una dosis estable, se podría considerar la administración de cápsulas que ya vienen con una dosificación estandarizada (no siempre es necesario). Es fundamental conocer los aspectos regulatorios del país donde nos encontremos, que indique cuáles son los productos aprobados de acuerdo con los marcos jurídicos, porque, por ejemplo, en la mayoría de los países latinoamericanos donde se ha aprobado el uso de cannabis medicinal, no es posibles utilizar flor seca para inhalación.

En caso necesario, revisar el capítulo 6 donde se explican los diferentes métodos de administración con sus respectivos beneficios.

Como regla general y en especial en el caso de pacientes mayores o que nunca hayan consumido cannabis, es preciso comenzar el tratamiento con productos que contengan un porcentaje de CBD mayor y muy bajo porcentaje de THC, de esta manera se reducen los efectos adversos asociados al tratamiento con cannabinoides, y el cuerpo comenzará a desarrollar tolerancia en el caso de tener que aumentar la dosis o utilizar un producto con mayor porcentaje de THC. Es importante mencionar que la tolerancia ocurre para los efectos secundarios producidos por el THC, no para los efectos medicinales del tratamiento con cannabinoides. (Arboleda, 2021)

Cannabis Medicinal

A pesar de que el cannabis es una de las sustancias más consumidas en la historia de la humanidad y ha sido utilizado durante años para tratar varios padecimientos, se considera un nuevo campo en la medicina, por lo que todavía hay mucho que aprender tanto de la evidencia científica como de la retroalimentación que brinda el paciente. No hay que olvidar que nos encontramos en una era prohibicionista del cannabis desde hace más de 100 años, por lo que ha habido una importante limitación en el desarrollo de la investigación de buena calidad, donde se identifiquen y confirmen las propiedades medicinales de esta planta milenaria. En la actualidad se realiza investigación muy limitada, principalmente con cannabinoides de prescripción o farmacéuticos debido a que aún es complicado conseguir cannabis en su forma natural para la investigación en varios países del mundo. Es por esto por lo que todavía quedan una gran cantidad de enfermedades por estudiar. Ahora bien, merece la pena recordar que la falta de evidencia no significa que el cannabis carezca de efectos terapéuticos, lo que indica es, la necesidad de desarrollar más investigación de buena calidad al respecto (Abrams, 2018).

A continuación, se explican algunas enfermedades y síntomas en los que el cannabis medicinal ha demostrado cierta eficacia a través de la medicina basada en la evidencia.

Los que han sido respaldados con estudios clínicos y diversos niveles de evidencia, según un reporte de la Academia Nacional de Ciencias, Ingeniería y Medicina (NASEM por sus siglas en inglés) publicado en el 2017 (National Academies of Sciences, Engineering, and Medicine, 2017) son:

- Con evidencia sustancial o conclusiva de eficacia para el tratamiento de dolor crónico en adultos, efecto antiemético en náuseas y vómito secundarios a la quimioterapia (estudios con

Lo que se debe saber

cannabinoides orales), y espasticidad asociada a esclerosis múltiple (estudios con nabiximoles y otros cannabinoides orales).

- Con evidencia moderada para trastornos del sueño en patologías como síndrome de apnea obstructiva del sueño, insomnio asociado con fibromialgia, dolor crónico y esclerosis múltiple. Estudios realizados predominantemente con nabiximoles.

- Con evidencia limitada para incremento del apetito y aumento de peso en pacientes con anorexia asociada con VIH y cáncer; trastorno por estrés postraumático; trastorno de ansiedad social; y síndrome de Tourette.

- Sin evidencia o evidencia insuficiente: efecto antineoplásico o actividad antitumoral; anorexia nerviosa; epilepsia (pero para este momento aún no se contaba con los estudios clínicos controlados de Epidiolex); enfermedades neurodegenerativas tales como esclerosis lateral amiotrófica (ELA), enfermedad de Huntington, síntomas motores en la enfermedad de Parkinson y ciertas distonías; síndrome de intestino irritable (para este punto no se contaba con estudios en enfermedad inflamatoria intestinal como el síndrome de Crohn); trastorno por consumo de sustancias como el trastorno por consumo de opioides y cannabinoides; , espasticidad en pacientes con parálisis por lesión medular; y esquizofrenia.

Otros autores reconocen que el cannabis es eficaz en el tratamiento sintomático de náusea y vómito, dolor neuropático y espasticidad asociados a esclerosis múltiple, dolor neuropático asociado a diferentes padecimientos incluidos diabetes mellitus y VIH, dolor crónico en pacientes con cáncer, insomnio, trastorno de estrés postraumático, trastorno de ansiedad social, pérdida del apetito o anorexia, síndrome de Tourette y epilepsia refractaria (Klumpers, 2018, Montero-Oleas, 2020).

Es importante tener presente que, aunque no se mencionan en esta edición, existen otros síntomas para los cuales el cannabis medicinal podría funcionar, y esto seguramente irá cambiando conforme se avance en materia de investigación. Para esto es necesario contar con el apoyo de los gobiernos de los diferentes países para continuar realizando investigaciones serias y seguir aprendiendo de los beneficios de los fitocannabinoides. Sin embargo, como se comentaba previamente, aún existen barreras para poder realizar estos estudios con extractos naturales de cannabis, y la gran mayoría de los datos que se tienen hoy provienen del uso de compuestos aislados de THC, cannabinoides sintéticos y cannabinoides farmacéuticos o de prescripción, que como ya se explicó anteriormente, es posible que no se presenten los mismos beneficios, y en ocasiones sea necesario una mayor dosis del cannabinoide aislado para conseguir el mismo efecto terapéutico.

Antes de comenzar cualquier tratamiento con cannabis medicinal, es muy importante identificarlo como un tratamiento coadyuvante que requiere de manejo multidisciplinario y en conjunto con los médicos tratantes. De esta manera, es posible que el éxito terapéutico sea mayor.

10.1 Enfermedades autoinmunes

Las enfermedades autoinmunes se caracterizan por no saber qué las ocasiona. Se cree que pueden ser hereditarias y se manifiestan principalmente en mujeres. Los síntomas son similares entre estas enfermedades, siendo los primeros en manifestarse la fatiga, el dolor muscular y la febrícula. El síntoma principal es la inflamación, la cual se manifiesta con eritema, calor, dolor y edema. En ocasiones es difícil llegar al diagnóstico, lo que conlleva a no recibir un tratamiento oportuno.

Lo que se debe saber

Son enfermedades crónicas que cursan con episodios agudos, en los cuales todos los síntomas se exacerban, pero también pueden coexistir períodos de remisión (cuando los síntomas mejoran o en ocasiones desaparecen por un lapso). Lo que se busca principalmente en el tratamiento de este grupo de enfermedades es reducir la inflamación. Algunos estudios preclínicos (Chiurchiù, 2018) muestran que ciertos cannabinoides actúan en diversos receptores que están íntimamente relacionados en esta inflamación. Por ejemplo, se ha visto un impacto sobre los receptores CB1 presentes en células microgliales, en condrocitos, osteocitos y fibroblastos, células que participan en la inflamación de las enfermedades autoinmunes. También, en receptores CB2, expresados en los ganglios linfáticos y en el bazo (Giorgi, 2021), y se observa una activación de los receptores que regulan al sistema endocannabinoide, como son el TRPV1, PPARγ y GPR55 (Chiurchiù, 2018).

Para el caso de cualquier sintomatología a tratar, lo primero y más importante al iniciar el tratamiento, es identificar el origen y darle manejo a la causa de la enfermedad. De lo contrario, es muy poco probable que los medicamentos vayan a funcionar.

En el caso de las enfermedades autoinmunes, debido a que aún se cuenta con información limitada relacionada con su causa o etiología, se ha estudiado y comprobado que estas enfermedades van de la mano con muchos factores ambientales. Es altamente recomendable complementar el tratamiento junto con un cambio extremo de hábitos alimenticios (disminuir el consumo de alimentos proinflamatorios tales como carnes rojas, alimentos fritos, carbohidratos refinados, bebidas azucaradas, margarinas y manteca de cerdo) y de estilo de vida (Zaccardelli, 2019). Estas acciones son muy importantes para la mejoría, e incluso en algunos casos, la desaparición de los síntomas.

El tratamiento coadyuvante con cannabinoides se identifica de acuerdo con los síntomas a tratar en la enfermedad autoinmune individualizando e iniciando siempre con las dosis mínimas recomendadas (MacCallum, 2018). Por lo tanto, el quimiotipo o la composición química del producto a base de cannabinoides a elegir, dependerá de cada caso en particular, y debido a la evidencia tan limitada, no existe un tratamiento estándar.

Se han descrito un gran número de enfermedades que se clasifican como autoinmunes. A continuación, sólo se explican las que de forma anecdótica han presentado mayor respuesta al cannabis medicinal, ya que a pesar de los efectos inmunomoduladores que se presentan en las células T, células B y macrófagos, entre otros, aún no existen ensayos clínicos con la evidencia suficiente para comprobar su eficacia y seguridad en estos contextos clínicos (Katz, 2018).

10.1.1 Artritis

El Colegio Americano de Reumatología lo define como un grupo de enfermedades que generan cambios estructurales a nivel de las articulaciones, con presencia de alteración significativa en las articulaciones de los dedos de las manos y las muñecas. Según su prevalencia se desarrolla más en mujeres que en hombres, y es más común en los adultos mayores.

Existen diferentes tipos de artritis, donde la osteoartrosis degenerativa ha sido identificada como la más común. Esta es una enfermedad articular, que afecta con más frecuencia a personas de mediana edad a avanzada. Por lo general, se la denomina *"uso y desgaste"* de las articulaciones, pero sabemos ahora que es una enfermedad de toda la articulación que afecta el cartílago, el revestimiento de la articulación, los ligamentos y el hueso. Aunque se produce con más frecuencia entre las personas mayores, no es realmente correcto decir que las articulaciones solo se están *"desgastando"*. Se caracteriza por la rotura del cartílago (el tejido que amortigua los extremos de los huesos entre las articulaciones), cambios óseos en las articulaciones, deterioro de los tendones y ligamentos y distintos grados de inflamación en el revestimiento articular (la membrana sinovial).

Otro tipo es la artritis inflamatoria, la cual se presenta cuando el sistema inmune comienza a atacar las articulaciones por error. Las más conocidas son la artritis reumatoide y la artritis psoriásica. También existen la artritis metabólica y la infecciosa.

En estudios clínicos se ha demostrado la presencia de receptores cannabinoides CB1 y CB2 en el tejido sinovial, así como endocannabinoides en el líquido sinovial de pacientes con osteoartritis de rodilla. Notablemente, en pacientes voluntarios sanos, no se encontró anandamida y 2-AG en el líquido sinovial (O´Brien, 2018).

Los síntomas más comunes son rigidez, dolor e inflamación de las articulaciones afectadas, predominantemente por las mañanas. Posiblemente el paciente note que el rango de movimiento es menor, así como una coloración rojiza en el área afectada. En muchas ocasiones estos pacientes presentan disminución del apetito y cansancio.

De forma anecdótica y sin respaldo científico, ha habido utilización de algunos productos a base de cannabinoides por vía oral, como aceites artesanales y comestibles, que aún requieren de investigación clínica que apoye su seguridad y eficacia.

Una vía de administración alterna son los productos tópicos, que, aunque siguen bajo investigación preclínica se ha observado que aplicados localmente en las articulaciones afectadas producen un efecto rápido sin llegar a presentar psicoactividad alguna (Galindo-Donaire, 2023). Los parches transdérmicos son otra opción que considerar para el manejo del dolor generalizado, sin embargo, hay que recordar que, en este caso, el cuerpo absorberá los cannabinoides al torrente sanguíneo, por lo que si se realiza un examen antidopaje posiblemente saldrá positivo.

Las cápsulas son otra opción debido a la vida media que presentan, el efecto permanecerá alrededor de 6 a 8 horas, sin embargo, el inicio del efecto puede ser entre 60-90 minutos (Cyr, 2018). Las cápsulas se deben recomendar solamente en el caso de haber titulado previamente al paciente, conocer su dosis terapéutica y el quimiotipo o combinación adecuada de cannabinoides.

En el caso de comestibles es preciso indicarles a los pacientes que en la mayoría de los países aún no se encuentran aprobados legalmente para el tratamiento medicinal.

Se ha identificado en algunos ensayos clínicos la eficacia y seguridad del tratamiento con cannabis medicinal como coadyuvante para disminuir la intensidad del dolor, mejorar el rango de movilidad como efecto de la disminución del dolor, reducción de la dosis de otros medicamentos, y mejoría de síntomas relacionados con el dolor como trastornos del sueño y ansiedad. (O´Brien, 2018).

10.1.2 Fibromialgia

La fibromialgia es un síndrome de dolor crónico de origen musculoesquelético, pero de causa incierta. Con una prevalencia del 2 - 4% en la población general, es más frecuente en mujeres con una relación mujer-hombre de 8-10:1 (Häuser, 2015), y se acompaña por síntomas como fatiga, pobre calidad de sueño, problemas con la memoria y concentración, y alteración en el estado de ánimo (Wolfe, 2010). Se ha encontrado que eventos traumáticos, estrés, lesiones repetitivas, así como ciertas enfermedades, se encuentran presentes en los antecedentes de estos pacientes.

Los síntomas principales son dolor, sensibilidad y en ocasiones rigidez en todo el cuerpo, sin embargo, la mayoría de los pacientes presenta también cefaleas, migrañas, mareos, síndrome de intestino irritable, aumento en la frecuencia urinaria, sensación de hormigueo o adormecimiento de las manos y pies, intolerancia al frío y trastorno de la articulación temporomandibular.

Debido a que no se tiene conocimiento de qué es lo que causa esta enfermedad, su tratamiento médico se ha basado en aliviar los síntomas que se presentan. Por esta razón su manejo se realiza con diferentes grupos de medicamentos, como antidepresivos, antiepilépticos, analgésicos y antiinflamatorios, los cuales pueden no tener una respuesta terapéutica efectiva, y pueden desencadenar una variedad de efectos adversos.

Lo primero que se recomienda es realizar cambios en el estilo de vida (Häuser, 2017); probablemente esto sea lo más complicado de hacer, pero será parte de una respuesta terapéutica significativa. En el capítulo 12 se describen brevemente los cambios más importantes de los que se benefician los pacientes cuando se disminuyen, y en ocasiones, desaparecen algunos de los síntomas.

En un estudio realizado en Israel, se encontró que el consumo de cannabis medicinal en estos pacientes presenta un alto porcentaje de mejoría en los síntomas como dolor, fatiga, rigidez, falta de sueño, depresión, etc., y al menos el 46% de los pacientes disminuyeron 50% el consumo los otros medicamentos recetados (analgésicos simples, AINES, opioides, pregabalina, benzodiacepinas, antidepresivos tricíclicos) para tratar los síntomas asociados a la fibromialgia (Habib, 2018). Se ha observado que existe una mejor aceptación cuando el producto que se administra contiene ambos cannabinoides THC y CBD. Para la mayoría de estos pacientes que sufren de ansiedad concomitante, se sugiere comenzar con mayor concentración de CBD e ir aumentando paulatinamente la concentración de THC para optimizar el efecto analgésico.

El método de administración va a depender mucho de los síntomas, su cronicidad y su presentación. Para dar un ejemplo, los síntomas en el dolor crónico se pueden presentar como episódicos (dolor irruptivo o incidental), el primero se identifica por su aparición súbita y corta, el segundo es transitorio y predecible pues tiene un desencadenante. En el caso de la cronicidad del dolor es de gran utilidad la vía de administración oral utilizando aceites o cápsulas para mantener por un tiempo prolongado el efecto. En el momento que se presente exacerbación del dolor o dolor episódico se puede adicionar la vía de administración inhalada, idealmente con un vaporizador, por su rápido inicio de acción. Por otra parte, en cuanto a los productos tópicos, como los parches transdérmicos, geles o sales de baño, los cuales se utilizan de forma frecuente y anecdótica para disminuir el dolor y la rigidez corporal generalizada, aún no se cuenta con evidencia clínica suficiente, y su absorción a través de las diferentes capas de la piel es bastante limitada. Recordemos que muchos de los productos tópicos se venden como cosméticos y/o cosmecéuticos, los cuales no deben ser considerados como tratamientos médicos ni deben tener afirmaciones de efectos terapéuticos para el control del dolor en pacientes con fibromialgia u otra condición médica.

Para encontrar el tratamiento óptimo, se deberá pasar por un proceso de titulación que consiste en aumento de dosis gradualmente, hasta encontrar la dosis terapéutica. Según la respuesta, es probable el uso de diferentes cultivares de cannabis, así como métodos de administración. Desde la primera consulta se deben llegar a acuerdos para identificar respuesta al tratamiento, acompañamiento e invitar al paciente a utilizar su diario para recopilar toda la información posible y que de esta manera sea más fácil llegar cuanto antes a su dosis y método de administración ideal.

10.1.3 Lupus eritematoso sistémico

El lupus es un trastorno autoinmune crónico caracterizado por la producción de autoanticuerpos dirigidos contra antígenos nucleares y citoplasmáticos, que afectan a varios órganos como la piel, los vasos sanguíneos, las articulaciones, los pulmones, el cerebro, el corazón y los riñones. Debido a esto, produce inflamación y por consiguiente dolor en diversas zonas del cuerpo.

Existen diferentes tipos de lupus, siendo el más común el lupus eritematoso sistémico (LES), el cual, como su nombre lo indica, puede afectar varias partes del organismo. Existe también el lupus discoide que se manifiesta en la piel, más común en la expuesta al sol, provocando una erupción y lesiones que no desaparecen; el lupus inducido por medicamentos, el cual es causado por ciertas medicinas y casi siempre desaparece alrededor de seis meses después de terminar su administración; el lupus neonatal es el menos común y afecta a los recién nacidos, se cree que es debido al paso de anticuerpos de la madre al hijo. (Derdulska, 2021)

En general, el lupus es una enfermedad que se presenta con mayor frecuencia en mujeres jóvenes de origen afroamericano, hispano o asiático, aunque cualquier persona puede presentarlo. (Kiriakadou, 2020)

Los síntomas suelen ser diferentes de un paciente a otro generando dificultad para su diagnóstico ya que se asemeja a muchas otras enfermedades. Dentro de los síntomas más comunes se encuentran dolor e inflamación en las articulaciones, fiebre sin causa aparente, cansancio extremo, dolor muscular, lesiones rojas en la piel (es característica una lesión con forma de mariposa en la cara), sensibilidad al sol, úlceras en la boca y la nariz, dolor en el pecho al respirar, puntas de los dedos pálidas o cianóticas, etc. Cualquiera de estos síntomas se presenta en brotes (aparecen y desaparecen), que pueden ser leves o severos, y pueden manifestarse también otros síntomas. Las posibles complicaciones de esta enfermedad pueden llegar a ser de alto riesgo para la salud, como: daño o falla renal, convulsiones, vasculitis, pericarditis, pleuritis, alucinaciones, aumento en el riesgo de ataque cardiaco, entre otras. (Kiriakadou, 2020)

Como en otras enfermedades de tipo autoinmune, no existe tratamiento curativo para el lupus, por lo que éste se basa en realizar cambios en el estilo de vida y medicamentos que controlen los síntomas, como antiinflamatorios, corticosteroides, inmunosupresores y anticoagulantes. (Kiriakadou, 2020)

Se ha estudiado que en los pacientes que presentan LES, existen niveles superiores de 2-AG en relación con las personas sin la enfermedad, y que estos niveles aumentados se asocian a una actividad más baja de la misma sustancia (Navarini, 2018), suponiendo así la importancia del equilibrio que los endocannabinoides están tratando de compensar en esta enfermedad.

Al administrar cannabis medicinal como coadyuvante es preciso continuar con los medicamentos convencionales para el lupus. La respuesta esperada con los cannabinoides es disminuir los

Lo que se debe saber

síntomas asociados como dolor y fatiga, y disminuir algunos efectos adversos de los medicamentos tradicionales como las náuseas. Para encontrar la dosis ideal de cannabinoides, al igual que con los medicamentos farmacéuticos, será un ejercicio de titulación para saber cuál es la concentración que más beneficios tiene para el paciente y qué vía de administración es la más recomendada. Es recomendable en ciertos casos comenzar el tratamiento con mayor porcentaje de CBD y menor de THC para permitirle al paciente crear tolerancia a los posibles efectos psicoactivos del THC.

Si lo recomendado es flor seca de cannabis por vía inhalada, por ejemplo para inducción del sueño, lo ideal es contar con productos que sean ricos en THC o que tengan una relación de THC:CBD 1:1 para administrar en la noche antes de acostarse. Si hay ansiedad concomitante, es importante considerar iniciar con mayores concentraciones de CBD que apoyen con el efecto ansiolítico.

Una de las grandes ventajas del tratamiento con cannabis son las opciones que existen, tanto de vías de administración como de productos, después de encontrar la dosis óptima y comprobar que son benéficos para el paciente. Si se necesita un efecto que dure alrededor de 6 a 8 horas, los productos por vía oral como las cápsulas son una buena opción, sólo que en este caso se tardará entre una a dos horas aproximadamente para que comiencen a percibir el efecto, por lo que en casos específicos será recomendable utilizar diferentes vías conjuntamente (tener en cuenta marco regulatorio del país especifico y productos disponibles). Por ejemplo, se podrá comenzar vaporizando para que el efecto sea dentro de los primeros 5 a 10 minutos y administrar un producto por vía oral para que el efecto se prolongue durante 6 a 8 horas.

Los productos tópicos infundidos con cannabis, a pesar de que continúan en estudios preclínicos, se cree que presentan un futuro prometedor para cuando se presenten molestias localizadas o inflamación en ciertas zonas del cuerpo, como articulaciones o lesiones en la piel. Los productos infundidos con cannabinoides como cremas, lociones o geles son una opción que existe en el mercado, aunque no son considerados aún como medicamentos (Patel, 2021).

10.2 Padecimientos dermatológicos

La piel es el órgano más extenso, que protege al cuerpo del mundo exterior, es la primera línea de defensa contra infecciones por medio de su propio sistema inmune, y es la barrera que ayuda a mantener fluidos corporales previniendo la deshidratación y regulando la temperatura corporal. Está expuesta a una gran cantidad de estímulos físicos, térmicos y de presión. También, gracias a cierta exposición solar, la piel contribuye a la síntesis de vitamina D, por lo que es de gran importancia el cuidado que se le dé.

Las enfermedades dermatológicas pueden manifestarse con diferentes signos y síntomas, como prurito, edema, ardor, lesiones, irritación, resequedad, etc.

En los últimos años se ha comprobado que el sistema endocannabinoide juega un papel muy importante, tanto en la piel sana como en la enferma. Estudios recientes sugieren que los cannabinoides juegan un papel importante en la función moduladora neuro-inmuno-endocrina de la piel (Cintosun, 2020). Se han encontrado receptores CB1 y CB2, así como la presencia de los endocannabinoides anandamida y 2-AG, como se muestra en la figura 28, y las enzimas responsables de su síntesis y degradación. La expresión de los receptores cannabinoides se encuentra en la gran mayoría de las células de la piel, incluyendo además a los receptores TRPV1 y PPARγ (Del Río, 2018). Esto respalda el potencial terapéutico de los cannabinoides en diferentes padecimientos dermatológicos. Sin embargo, aún hacen falta estudios clínicos, ya que mucha de la información ha sido recopilada de forma anecdótica o continúa en etapa preclínica.

Es importante recordar que la piel inflamada, irritada o con pérdida de su continuidad, la cual se ve en enfermedades como psoriasis o eczema, no impide la absorción de los cannabinoides, por lo que se debe de tomar en consideración su utilización para este tipo de pacientes.

Existen en el mercado una cantidad importante de productos tópicos infundidos con cannabis (principalmente con predominio de CBD), los cuales podrían ser de ayuda para tratar padecimientos dermatológicos específicos. Sin embargo, como ya se mencionó con anterioridad, esto continúa en fase de investigación y aún no existen conclusiones científicas al respecto.

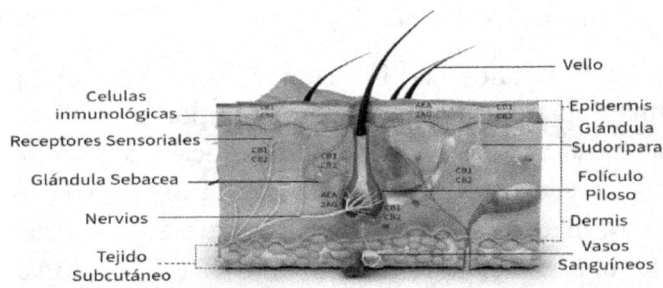

Figura 28. Sistema endocannabinoide de la piel [ab]

10.2.1 Acné vulgaris

El acné vulgaris es una enfermedad común en adolescentes y adultos jóvenes con un impacto psicosocial muy importante. Presenta componentes genéticos, hormonales y dietéticos. Se presenta cuando los folículos pilosos y las glándulas sebáceas se ocluyen, provocando inflamación y exceso de sebo producido por el Cutibacterium acnes (Chien, 2018). Los sitios más comunes de aparición son en las zonas del cuerpo que presentan una mayor cantidad de glándulas sebáceas, como la cara, el pecho y la parte alta de la espalda, llegando a dejar en algunos casos, secuelas psicológicas, así como hiperpigmentación y cicatrices en las zonas afectadas.

Está demostrado, in vitro, que el CBD inhibe la proliferación de los queratinocitos hiperproliferativos y presenta una notable actividad antibacterial. Estas funciones, junto con la combinación de sus efectos lipostáticos y antiinflamatorios, tienen el potencial para ser utilizadas en el tratamiento del acné (Oláh, 2014).

El método de administración propuesto para este padecimiento es sin lugar a duda el uso de algún producto de aplicación tópica. Podrían utilizarse productos con alto contenido en CBD, aplicados localmente ya que de esta forma actuarán directamente en el área afectada. Actualmente se están llevando a cabo investigaciones para explorar la eficacia y seguridad de varias preparaciones tópicas elaboradas con CBD sintético para el tratamiento del acné (Cintosun, 2020).

En el sitio web ClinicalTrials.gov (consultado el 11 de diciembre de 2021), se informó sobre un ensayo clínico de fase 2, donde se evaluó y comparó el efecto de una solución tópica que contiene hasta un 5% de CBD (llamada BTX 1503) con un placebo en más de 360 pacientes con acné. Se observó que hubo una reducción del acné del 40% después de 12 semanas de tratamiento con la solución de CBD. Todas las dosis probadas de CBD fueron seguras y no se observaron efectos adversos (Martins, 2022).

10.2.2 Dermatitis

Se le conoce como dermatitis a la inflamación de la piel y puede presentarse indistintamente de sexo, edad y raza. Puede ser ocasionada por diferentes factores y manifestarse de muchas formas. No es un padecimiento contagioso. Típicamente comienza con enrojecimiento, inflamación y prurito en la zona afectada y dependiendo de la causa, puede progresar a formar ampollas, costras, descamación o supuración.

Existen diferentes tipos de dermatitis, siendo la más común la dermatitis atópica, conocida también como eczema. Se cree que en ésta influyen factores ambientales, genéticos e inmunológicos. El papel anti prurítico que ejerce la anandamida a través de la activación de los canales iónicos TRPV1, ha sido descrito por diferentes investigadores. Estos canales se localizan juntamente con los receptores CB2 en los queratinocitos y se ha postulado que funcionan como *"cannabinoides ionotrópicos"* normalmente metabolizados por la enzima amidohidrolasa de ácidos grasos (FAAH) (Eagleston, 2018).

El cuadro clínico se manifiesta como una erupción rojiza con mucho prurito, particularmente durante las noches. Debido al daño ocasionado por el rascado, las lesiones pueden despedir un líquido, formando una costra. Se localizan en diversas partes del cuerpo como en los pies, las manos, la cara interna de las muñecas, los párpados, el tórax superior, los pliegues de los codos, las rodillas y el cuello. Las zonas que han presentado las lesiones crónicamente se caracterizan por una coloración café-grisácea, piel seca, engrosada, que se descama o se rompe fácilmente. A pesar de ser una enfermedad de la piel, tiene repercusiones a nivel físico debido a un mayor riesgo de desarrollar asma y diferentes tipos de alergias, así como infección de las lesiones. Y también a nivel psicológico, ya que estos pacientes tienden a tener ansiedad, depresión y trastornos del sueño (Drucker, 2017).

Por otra parte, la dermatitis de contacto se presenta, como su nombre lo indica, cuando algún material entra en contacto con la piel provocando irritación o reacción alérgica. Ejemplos de éstos son jabones, maquillaje, ciertos metales en personas sensibles (aretes, collares o pulseras), algunas plantas como la hiedra venenosa, etc. Se manifiesta con enrojecimiento de la zona, ardor, prurito y en ocasiones pueden presentarse ampollas. Es importante retirar cuanto antes el alérgeno causante de esta reacción de hipersensibilidad.

En ambos casos, aún se estudia la efectividad de productos tópicos a base de cannabinoides para disminuir el prurito y la inflamación; Actualmente se lleva a cabo un ensayo clínico en dermatitis atópica para examinar el potencial antiinflamatorio y anti prurítico de un agonista sintético para el receptor CB2 (Cintosun, 2020). En el caso de presentar prurito intenso, se ha propuesto complementar el tratamiento con otra vía de administración para que la duración del efecto sea mayor, como es el caso de un aceite sublingual. Sin embargo, todavía no se cuenta con evidencia de buena calidad que respalde su eficacia y seguridad en este contexto clínico, además de la limitada absorción de los cannabinoides a través de las diferentes capas de la piel.

10.2.3 Epidermólisis ampollosa

La epidermólisis ampollosa engloba a un grupo de enfermedades genéticas de la piel, caracterizada por fragilidad en los tejidos epiteliales seguido por la aparición de ampollas o erosiones relacionadas con traumatismos leves. Por lo general, este trastorno ocurre durante la infancia o los primeros años de vida.

Es causada por mutaciones en por lo menos 20 genes diferentes que son importantes para mantener la estructura e integridad de la piel y mucosas, así como para su reparación (Prodinger, 2019).

La epidermólisis ampollosa se clasifica en cuatro tipos principales dependiendo de la estructura y profundidad de la piel afectada:

- Epidermólisis ampollosa simple
- Epidermólisis ampollosa juntural
- Epidermólisis ampollosa distrófica
- Epidermólisis ampollosa tipo Kindler o mixta

La severidad de los síntomas varía; pueden ser síntomas leves, causándole al paciente una ligera molestia, hasta resultar incapacitantes e incluso incompatibles con la vida. Hoy en día se están probando diferentes estrategias de terapia molecular y genética para mejorar el manejo y la calidad de vida de estos pacientes. Desafortunadamente, en la actualidad no existe un tratamiento curativo, solamente es sintomático y se requiere de un equipo multidisciplinario de profesionales de la salud para apoyar y orientar al paciente y familiares en el cuidado de las heridas, el control del dolor, el tratamiento de las posibles infecciones, el manejo nutricional y la prevención y tratamiento de las complicaciones que pueden llegar a surgir (Cohn, 2016).

Gracias al potencial terapéutico de los cannabinoides en otros padecimientos de la piel, existen reportes de caso en la literatura médica donde familiares de tres pacientes han aplicado diferentes presentaciones de aceite de CBD en las superficies afectadas mostrando resultados positivos, reportando disminución del dolor, resolución más rápida de las heridas y disminución en la formación de ampollas (Chelliah, 2018).

Asimismo, se han reportado otros tres casos en la literatura médica en donde se administraron cannabinoides (THC y CBD), elaborados con grado farmacéutico, por vía sublingual. Los tres pacientes reportaron mejoría en las escalas de dolor, disminución del prurito y una reducción en la administración de los analgésicos previamente prescritos (Schräder, 2018).

A pesar de la mejoría que se reporta en estos casos, es necesario continuar realizando investigaciones clínicas para validar las indicaciones, efectividad y seguridad de estos productos en esta condición médica tan incapacitante y de difícil manejo.

10.2.4 Esclerodermia

La esclerosis sistémica o esclerodermia es una enfermedad crónica, compleja y multiorgánica del tejido conectivo. Los pacientes con este padecimiento pueden presentar compromiso exclusivo de la piel, o la forma más grave, que incluye afección a diferentes órganos. La característica principal es el endurecimiento de la piel debido a la fibrosis. La fisiopatología de la enfermedad aún no se entiende por completo, pero se sabe que están involucrados tres procesos principales:

a) Respuesta inmune innata y adaptativa que promueve la producción de autoanticuerpos.

b) Daño microvascular de las células endoteliales.

c) Disfunción de fibroblastos, que conlleva a una acumulación excesiva de colágeno y otros elementos de la matriz extracelular, contribuyendo a la fibrosis.

El sistema endocannabinoide desempeña un papel en todos los procesos críticos involucrados en el desarrollo de esta enfermedad (Del Río, 2018).

Se han desarrollado experimentos en modelos animales con agonistas CB1, CB2 y PPARγ, y se ha observado una disminución en la severidad de la enfermedad (Katz, 2016). Son necesarios más estudios e investigaciones en humanos, sin embargo, es una esperanza para el tratamiento de estos pacientes.

La aplicación de cannabinoides tópicos podría ser el método de elección y posiblemente la utilización de productos con un mayor porcentaje de CBD debido a sus efectos antiinflamatorios e inmunomoduladores.

10.2.5 Prurito

El prurito se presenta en varios padecimientos y se manifiesta en la piel como una sensación de comezón intensa e incómoda, llegando a interferir hasta en la calidad del sueño. Como resultado del rascado, pueden llegar a presentarse lesiones en la piel, infección y cicatrices.

El prurito puede tener su origen en alteraciones de la piel como: resequedad, psoriasis, eczema, reacciones alérgicas, picadura de insectos, infecciones parasitarias, entre otras. También puede estar relacionado con enfermedades renales, hepáticas, endocrinas, neuropatías e incluso con enfermedades mentales como ansiedad y trastornos obsesivos compulsivos.

Debido a la amplia etiología y patogénesis del prurito, comúnmente se necesitan tratamientos interdisciplinarios, ya que no para todos los casos funcionan los mismos medicamentos. Sin embargo, las medidas generales para cualquier etiología son: encontrar la causa, tratar la enfermedad que lo está produciendo, evitar todos los factores que provoquen irritación, prevenir resequedad en la piel y mantenerla humectada.

Se sabe que el sistema endocannabinoide juega un papel significativo en la reducción a la respuesta del prurito en modelos animales a través de mecanismos dependientes de los receptores CB1 (Cintosun, 2020). Debido a esto se cree que el cannabis medicinal puede ayudar a algunos pacientes a controlar el prurito, ya que contiene propiedades antiinflamatorias importantes.

Se han propuesto varios tratamientos para controlar el prurito, sin embargo, no siempre son eficaces, y en algunos casos ocasionan efectos adversos importantes. Tal es el caso de la terapia sistémica con antidepresivos tricíclicos, inhibidores selectivos de la recaptura de serotonina, moduladores de canales de calcio, benzodiacepinas, etc.

En estudios de laboratorio realizados con el cannabinoide sintético WIN 55, 212-2, se demostró que los efectos antipruriginosos de éstos se encuentran mediados parcialmente por los receptores CB1 localizados en la médula espinal (Bilir, 2018). En modelos animales se ha observado que los cannabinoides contrarrestan el prurito producido por patología obstructiva de la vía biliar, y existen casos limitados de pacientes con colestasis, en quienes se administró THC sintético (dronabinol), y se observó una mejoría de los síntomas asociados con el purito (Dhadwal, 2017).

Es importante tener clara la etiología principal del prurito para recomendar el uso correcto de cannabinoides, ya que, si el origen de este es en la piel, posiblemente la aplicación de productos tópicos podría ser suficiente en la mayoría de los casos. Sin embargo, cuando se presenta como síntoma de enfermedades sistémicas, habrá que valorar al paciente y si es candidato, ofrecer un tratamiento con cannabinoides administrados por otras vías.

10.2.6 Psoriasis

La psoriasis es un padecimiento crónico que se caracteriza por presentar placas hiperqueratósicas e hiperémicas en zonas del cuero cabelludo, rodillas, codos y glúteos. Su etiología se desconoce, pero se cree que influyen varios factores tanto genéticos, ambientales e inmunes. Los síntomas principales son dolor y prurito con predominancia nocturna en el 80% de los pacientes (Song, 2018).

Se ha demostrado que el THC presenta efectos antiinflamatorios independientes de los receptores CB1 y CB2. En investigación preclínica, la aplicación tópica de éste limitó el reclutamiento de células mieloides del sistema inmune por medio de una producción decreciente de células T del interferón gamma y de la producción de queratinocitos de las quimiocinas CCL2, CCL8 y CXL10. También se ha encontrado que la utilización de ciertos cannabinoides, especialmente THC, CBD, CBN y CBG, inhiben la proliferación de queratinocitos en líneas celulares de queratinocitos humanos hiperproliferativos (Mounessa, 2017).

Existen pocos estudios clínicos reportados para el tratamiento de psoriasis con cannabinoides, sin embargo, en 2019 se lanzó una patente para el tratamiento de la psoriasis con la aplicación de diferentes formulaciones tópicas (pomada, gel, líquido, aerosol y talco) que contienen cannabinoides, principalmente CBD y CBG (naturales o sintéticos), en concentraciones de 3 a 20%. La aplicación de la formulación en las zonas afectadas produjo una mejoría dependiente de la dosis. Los autores sugirieron un posible mecanismo de reequilibrio de las células T, así como una inhibición directa por CBG de la proliferación de queratinocitos. Se podrá comenzar el tratamiento aplicando la composición tópica en las lesiones cada 12 horas durante 6 semanas. (Changoer, 2019)

Podrían llegar a ser recomendables los productos tópicos con combinaciones de THC y CBD en partes iguales (5 mg/ml). Debido a que ambos ayudan a disminuir la capacidad de reproducción y proliferación de los queratinocitos, así como también aumentan la capacidad de apoptosis de estas células y disminuyen la sensación de prurito, dolor y calor, síntomas que comúnmente acompañan a estas placas (Wilkinson, 2007). También se ha estudiado que el tratamiento con fitocannabinoides ayuda a combatir la inflamación y la angiogénesis (Del Río, 2018).

10.3 Enfermedades gastrointestinales

El sistema endocannabinoide se encuentra ampliamente distribuido en el tracto gastrointestinal, tiene impacto en múltiples funciones fisiológicas que regulan la homeostasis, y participa en la regulación de la motilidad, secreción, inflamación y el mantenimiento de la integridad de la barrera epitelial. Los receptores CB1 se encuentran principalmente en el sistema nervioso entérico, reduciendo la motilidad y secreción de ácido gástrico, y los CB2 a nivel del sistema inmunitario, neuronas del plexo mientérico y células epiteliales, ejerciendo un rol significativo durante condiciones fisiopatológicas. (Duncan, 2005)

De hecho, es sabido que el tracto gastrointestinal es una de las regiones donde la señalización de cannabinoides está involucrada en diversos mecanismos reguladores fisiológicos y fisiopatológicos (Hasenoehrl, 2016).

Además, se ha observado a nivel preclínico que no solamente el THC y el CBD son los que representan mayor beneficio terapéutico en los padecimientos gastrointestinales. Actualmente también se estudian otros fitocannabinoides, como el THCa, CBDa, THCv, CBDv, CBC y CBG, en búsqueda de evidencia clínica que apoye su eficacia y seguridad en este contexto médico. (Izzo, 2010).

10.3.1 Enfermedad inflamatoria intestinal

La enfermedad inflamatoria intestinal comprende padecimientos con condiciones inflamatorias gastrointestinales crónicas; las más conocidas son la enfermedad de Crohn y la Colitis Ulcerativa. Ambas cursan con dolor abdominal, diarrea grave, fiebre, fatiga, sangrados rectales y pérdida de peso. Aunque son diferentes enfermedades, presentan muchos síntomas y complicaciones en común.

Además de los síntomas previamente comentados, los pacientes con enfermedad de Crohn presentan úlceras bucales. Esta patología inflamatoria afecta a todo el tracto gastrointestinal, desde la boca hasta el recto, principalmente a la última porción del intestino delgado y el colon. Genera complicaciones que pueden poner en riesgo la vida de quien la padece.

Por otra parte, la colitis ulcerativa, se caracteriza por afectar específicamente el revestimiento más profundo del intestino grueso y el recto, manifestándose con inflamación crónica y úlceras limitadas a estas zonas.

Se desconoce su causa, se presenta de igual forma en hombres y mujeres, es más común entre los 20 y 40 años, sobre todo en población con ascendencia judía, y tiene una fuerte asociación con el antecedente de tabaquismo. Los pacientes cursan con períodos donde se exacerban los síntomas y períodos de remisión, que es cuando éstos disminuyen. En ocasiones, los síntomas llegan a desaparecer de forma temporal.

Dentro de las complicaciones que sufren los pacientes con enfermedad de Crohn, se encuentran: la obstrucción intestinal relacionada con cicatrices de lesiones previas, úlceras en cualquier parte del tracto gastrointestinal, fístulas (cuando una úlcera se llega a extender a través de la pared intestinal), desnutrición y anemia debido a la diarrea, la mala absorción de los nutrientes y a la dieta tan limitada, principalmente por lo doloroso del padecimiento y el temor a sentirse mal cuando se consumen ciertos alimentos.

En el caso de la colitis ulcerativa, las complicaciones específicas son megacolon tóxico, perforación del colon y una grave deshidratación debido a la diarrea profusa.

Aunado a todo esto, se observa en ambas enfermedades que la mayoría de los pacientes cursan con fatiga, depresión, ansiedad y pueden llegar a presentar complicaciones como desnutrición, cáncer de colon, afectación en la piel, ojos y articulaciones, colangitis esclerosante primaria y formación de coágulos.

Actualmente el tratamiento médico se basa en tratar los síntomas que afectan al paciente. En ocasiones se requieren procedimientos quirúrgicos donde es necesario remover la porción del intestino que está afectada. En la colitis ulcerativa existen casos donde es necesario remover todo el colon y recto. Desafortunadamente, en el caso de la enfermedad de Crohn, la cirugía no es curativa. Se necesita una gran cantidad de medicamentos para combatir cada uno de estos síntomas y en la mayoría de las ocasiones, no se obtiene la mejoría esperada.

Al igual que en otras enfermedades en las que se desconoce su causa, para estos pacientes es recomendable comenzar con un cambio drástico en la dieta, retirando principalmente los productos con azúcares, de todo tipo, debido al alto grado de inflamación que producen a nivel celular, así como los lácteos y los productos que contienen harinas refinadas.

En estos padecimientos, los cannabinoides presentan potencial para ser de gran ayuda en el tratamiento de varios síntomas que presentan los pacientes; principalmente reduce inflamación, dolor, niveles de ansiedad, depresión, aumento del apetito y ayuda a dormir. Algunos pacientes también presentan aumento de peso estadísticamente significativo, pueden realizar sus actividades diarias y continuar con su vida social, lo cual mejora considerablemente su calidad de vida (Lahat, 2012).

Lo que se debe saber

Algunos estudios preclínicos han demostrado que el THCa presenta actividad inmunomoduladora, antiinflamatoria, neuro protectora y antineoplásica (Nallathambi, 2017) y también productos que contienen CBG. Ambos presentan excelentes propiedades antiinflamatorias, por lo que se ha observado que se pueden utilizar aceites cuyos principales ingredientes activos sean estos fitocannabinoides o incluso CBDa. Sin embargo, esto solamente se ha observado en estudios de laboratorio con animales, por lo que es necesario continuar con estas investigaciones en el futuro (Zagozen, 2020).

De igual manera habrá que complementar el tratamiento con los principales cannabinoides para combatir los demás síntomas, principalmente con CBD. Las cápsulas son una excelente opción ya que permanecen por más tiempo en el cuerpo, siempre y cuando ya se haya previamente titulado al paciente y se conozca su dosis óptima.

Es muy probable que estos pacientes comiencen a sentir mejoría inmediatamente después de la primera dosis, sin embargo, debido a que es un padecimiento inflamatorio, los mejores resultados los comenzarán a percibir después de tener un tratamiento con dosis regulares. Si lo que se necesita es combatir el dolor y la inflamación, es recomendable un cultivar con mayor concentración de THC por las noches, aparte que éste ayudará a relajar y dormir. Durante la mañana se puede complementar el tratamiento con un cultivar híbrido que contenga bajo porcentaje de THC.

Hay que recordar que, en cualquier padecimiento, es importante que se platique el tratamiento a base de cannabis medicinal con los demás médicos tratantes para así poder brindarle al paciente mejores opciones de tratamiento.

10.3.2 Náusea y vómito inducidos por quimioterapia

La náusea y el vómito son grandes mecanismos de defensa cuando el cuerpo presenta alguna intoxicación por la ingesta de productos que se encuentran en mal estado, dañinos o tóxicos para el organismo. Desgraciadamente existen muchos medicamentos que también son causantes de éstos como un efecto adverso, especialmente los quimioterapéuticos.

La gran mayoría de las personas han presentado, por lo menos una vez en la vida náusea y vómito, por lo que es fácil entender lo que es para un paciente vivir con una condición así, más aún cuando está padeciendo una enfermedad crónica, debilitante, y necesita alimentarse bien para recuperarse lo antes posible.

Existe una gran cantidad de causas por la que un paciente puede presentar náusea y vómito, desde padecimientos que cursen con ellos como parte de la enfermedad, como pueden ser mareos, migrañas, gastroenteritis, obstrucción intestinal; o los que se presentan como efectos adversos de los medicamentos que son recetados para tratar alguna enfermedad, por ejemplo: antiinflamatorios no esteroideos, algunos antibióticos, radioterapia o quimioterapia.

Los cannabinoides se han utilizado con gran eficacia para el tratamiento de la náusea y el vómito inducidos por quimioterapias. Esta fue una de las primeras indicaciones terapéuticas para el uso de cannabinoides, ya que desde 1985 está aprobado por la FDA para el tratamiento de náusea y vómito inducido por quimioterapia (Uranga, 2018). Éstos son de los eventos adversos más estresantes y comunes que presentan los pacientes que se encuentran bajo estos tratamientos. Incluso existen estudios donde se menciona que los cannabinoides pueden ser benéficos para tratar la náusea y el vómito inducido por quimioterapia en la población oncológica pediátrica, en cuyos pacientes habrá que valorar a profundidad el riesgo - beneficio que puede significar (Wong, 2017).

En estudios preclínicos con animales de laboratorio se ha observado que el THC modera la náusea y el vómito inducido por el medicamento quimioterapéutico cisplatina, a través de los receptores CB1, disminuyendo la activación neuronal inducida por estímulos eméticos en algunas regiones del complejo dorso vagal (Fraguas-Sánchez, 2018). Debido a que los receptores responsables son los CB1 localizados principalmente en el cerebro, es posible que el CBD no presente los mismos efectos terapéuticos para este padecimiento (Abrams, 2018).

La vía de administración más recomendada es la vía oral sublingual en forma de aceite, ya que su efecto es relativamente rápido y la duración es mayor que si fuera por vía inhalada, aunque ésta última es ampliamente utilizada por el efecto tan rápido que presenta.

Posterior a la titulación del paciente, el uso de cápsulas puede llegar a ser una buena opción, sin embargo, el efecto tardará alrededor de una hora en presentarse, si la náusea es demasiada probablemente se puede llegar a presentar vómito, por lo que no se conseguirá el efecto esperado. Para el caso de los pacientes que reciban quimioterapia es aconsejable consumir el producto de 1 a 3 horas antes de recibir el tratamiento, de esta manera pueden prevenir las náuseas y los vómitos post quimioterapia (Badowski, 2017).

En cuestión de tópicos, cabe la posibilidad que solamente los parches transdérmicos podrían presentar beneficio debido a que presentan una liberación prolongada y los cannabinoides son absorbidos al torrente sanguíneo, sin embargo, aún son necesarios estudios clínicos para su utilización y recomendación.

Si el método de elección fuera la flor seca inhalada por medio de un vaporizador, existen muchos cultivares de cannabis que pueden ayudar a controlar la náusea y el vómito inducidos por quimioterapia, en especial las que contienen mayor porcentaje de THC, sin embargo, aquí lo importante es que ayude al paciente a mejorar la mayor cantidad de síntomas posibles. En la mayoría de las ocasiones estos pacientes presentan padecimientos con síntomas diversos, como dolor crónico, falta de apetito, fatiga, falta de sueño, etc. y una buena elección en el cultivar de cannabis puede mejorar todos estos síntomas sin tener que administrarle al paciente medicamentos para cada uno de ellos. Un cultivar con una proporción THC 1:1 CBD es una forma segura de empezar el tratamiento, siempre comenzando con dosis muy bajas e ir aumentando poco a poco. Otro fitocannabinoide que ha demostrado a nivel preclínico propiedades antieméticas importantes es el CBDa (Bolognini, 2013), por lo que los productos o los aceites con este cannabinoide también podrían llegar a ser de gran utilidad.

10.3.3 Síndrome de Intestino Irritable

El síndrome de intestino irritable también es conocido como síndrome de colon irritable o colitis. Afecta al intestino grueso y está caracterizado por dolor abdominal crónico acompañado por incomodidad o molestia debido a la distensión del colon y cambios en los hábitos intestinales. Es un diagnóstico de exclusión, por lo que es uno de los padecimientos que el Dr. Ethan Russo cataloga como parte de la deficiencia del sistema endocannabinoide, como se describe en el subcapítulo 3.4.

Existen cuatro patrones según el síntoma que los acompaña (Uranga, 2018):

-Síndrome de intestino irritable con diarrea predominante

Lo que se debe saber

-Síndrome de intestino irritable con estreñimiento predominante

-Síndrome de intestino irritable con patrón mixto

-Pacientes que no encajan en ningún patrón de los anteriores

Se presenta con más frecuencia en mujeres y en personas menores de 45 años. No se conoce la causa, pero se sabe que este padecimiento no daña al intestino. Se cree que es causado por una mala regulación en el eje intestino - cerebro debido a factores estresantes, tanto ambientales como psicológicos y, en algunos casos físicos, como infecciones o inflamación.

No tiene un tratamiento específico pero lo primero que se recomienda a los pacientes es modificar la dieta, manejo de estrés, probióticos y medicamentos para controlar los síntomas.

A estos pacientes es importante explicarles la necesidad de cuidar su alimentación, ya que probablemente necesitarán realizar cambios drásticos en ella. Para comenzar a desinflamar las paredes del intestino es importante disminuir el consumo principalmente de azúcares y lácteos, aunque también hay que evitar alimentos grasosos, irritantes o muy condimentados, así como las bebidas con gas.

Se sabe que el estrés crónico puede inducir hiperalgesia visceral por medio del eje hipotálamo – hipófisis – adrenal y probablemente éste se sume al dolor que ya perciben los pacientes con este padecimiento.

Existen varias líneas de evidencia las cuales sugieren que el estrés y el dolor visceral están regulados por el sistema endocannabinoide a nivel del sistema nervioso central. Estudios clínicos generalmente demuestran que, en los sujetos expuestos a cargas de estrés, se reducen los niveles de anandamida a nivel central y aumentan los niveles de 2-AG (Morena, 2016). Estos cambios pueden contribuir a la respuesta al estrés.

Se han descubierto variaciones genéticas de los componentes endocannabinoides, las cuales pueden estar asociadas a la patogénesis de los desórdenes intestinales. Tal es el caso del polimorfismo en el gen de la FAAH (C385A), el cual está vinculado a la regulación de la motilidad del colon, sin embargo, no interfiere para la sensación del dolor de estos pacientes. Esta variación sólo se encuentra en aquellas personas con síndrome de intestino irritable con estreñimiento.

Al parecer, la activación de los receptores cannabinoides tiene cierto valor en la disminución del dolor en estos pacientes, probablemente sólo en los que presentan este síndrome con diarrea (Hasenoehrl, 2016).

Ciertos estudios han llegado a la conclusión que la activación del receptor CB1 puede ser útil en los pacientes que presenten el síndrome de intestino irritable con diarrea predominante, mientras que la inhibición de los mismos receptores disminuye el tiempo de tránsito intestinal, por lo que puede ser útil en los pacientes que presenten el síndrome de intestino irritable con constipación (Uranga, 2018)

Por lo tanto, algunos de los síntomas que presentan los pacientes afectados con este padecimiento pueden ser tratados con cannabis medicinal, como la inflamación y el dolor visceral abdominal (Quezada, 2019). Los cannabinoides también puede ayudar a disminuir los niveles de estrés, especialmente la ansiedad con la que cursan la gran mayoría de estos pacientes y lo más importante es que ayudan a mejorar la calidad de vida. Sin embargo, aún no existen ensayos clínicos con la evidencia suficiente para comprobar la eficacia del cannabis medicinal para este padecimiento.

Los cultivares que presentan más beneficios son los que contienen altas concentraciones de CBD, ya que es posible reducir los niveles de ansiedad, disminuir los espasmos intestinales, mejorando así la motilidad intestinal y reduciendo la inflamación de la mucosa.

Cabe mencionar que no es aconsejable el consumo de tabaco, por los efectos que presenta éste en el intestino, sin embargo, los cannabinoides tienen otras propiedades y existen vías de administración alternas, como vaporizado, aceites o cápsulas.

Puede ser necesario educar a los pacientes en caso de que decidan utilizar comestibles infundidos con cannabinoides, aunque aún no se encuentren regulados para su uso medicinal, a leer bien las etiquetas de estos productos, debido a que algunos de sus ingredientes pueden interferir con la dieta recomendada. Deberán evitar los que contienen azúcares, lácteos o irritantes. El jugo de cannabis o las tinturas de THCa se están estudiando como posibles opciones de tratamiento (Nallathambi, 2017).

En ocasiones los parches transdérmicos de THCa, CBDa o THC 1:1 CBD, pueden ser también buenas opciones de tratamiento, aunque este método de administración aún no esté comprobado científicamente.

Para los pacientes que presentan síndrome de intestino irritable con estreñimiento predominante, se recomienda un tratamiento a base de micro dosis, debido a que los cannabinoides pueden disminuir la motilidad intestinal.

10.4 Enfermedades musculoesqueléticas

Las enfermedades localizadas en los músculos, huesos, articulaciones, cartílago o tendones son consideradas como enfermedades del sistema musculoesquelético. La gran mayoría de estos padecimientos cursan con dolor crónico, el cual tiene una mala respuesta a los analgésicos comunes y son dolores difíciles de tratar. Está comprobado que todas estas estructuras anatómicas también presentan receptores cannabinoides, por este motivo los cannabinoides representan una nueva opción de tratamiento, no sólo por sus propiedades analgésicas sino también por la eficacia en los procesos inflamatorios, oxidativos y los efectos adversos tolerables que se pueden presentar al administrarlo.

Se debe tener presente que la ansiedad aumenta el dolor, sea cual sea el origen de éste, por lo que hay que evitar al inicio del tratamiento cultivares de flores de cannabis o de productos con altas concentraciones de THC, para disminuir el riesgo de que el paciente presente ansiedad debido a los productos recomendados y esto llegue a afectar la mejoría de los síntomas.

El tratamiento con cannabis medicinal se basa principalmente en la aplicación de productos tópicos en el área o articulación afectada o parches transdérmicos con un porcentaje similar de THC y CBD, colocado en la cara interna de las muñecas o de los tobillos para una absorción más rápida, aunque este tipo de productos aún se encuentran en investigación (MacCallum, 2018). Pueden estar indicadas otras formas de administración, como las flores vaporizadas de cultivares híbridos que contengan una concentración similar de THC y CBD, así como con el terpeno β-cariofileno y los aceites con altas concentraciones de CBD o respetando la proporción THC 1:1

Lo que se debe saber

CBD. Otros fitocannabinoides como THCa, CBDa, CBN, CBG han demostrado eficacia a nivel preclínico y de forma anecdótica.

A pesar de iniciar tratamiento con cannabis medicinal, los pacientes deben continuar con las medidas recomendadas para evitar continuar lastimando al sistema musculoesquelético. Es recomendable sugerirle al paciente practicar ejercicios de bajo impacto cuando estén indicados como yoga o natación y llevar una dieta baja en alimentos que causan inflamación.

10.4.1 Espasmos musculares

Los espasmos musculares son contracciones sostenidas e involuntarias en un músculo o grupos musculares. Las causas más comunes son deshidratación, desequilibrio electrolítico y fatiga extrema. Se presentan comúnmente en adultos mayores, personas con sobrepeso y deportistas. Ocurren frecuentemente en las piernas, pero se pueden presentar también en los brazos, la espalda, el cuello o cualquier otro músculo del cuerpo. Pueden llegar a ser extremadamente dolorosos.

Existen ciertos padecimientos, especialmente neuromusculares que pueden cursar con espasmos musculares como parte de la enfermedad. Tal es el caso de pacientes que han sufrido infarto cerebral, lesión medular crónica, esclerosis lateral amiotrófica, distrofia muscular, miastenia grave y atrofia muscular espinal, entre otros.

La espasticidad puede ser considerada incapacitante cuando afecta las actividades diarias del paciente, como alimentarse, bañarse, ir al baño, vestirse, etc. Con el tiempo puede causar dolor muscular, rigidez o espasmos, problemas para moverse, hablar, comer, dificultad para caminar o mantenerse de pie, e incluso episodios de incontinencia (Da Rovare, 2017).

Gracias a los estudios realizados principalmente en pacientes con esclerosis múltiple, se ha abierto la posibilidad de buscar tratamiento para disminuir el dolor de los pacientes que presentan alguno de los padecimientos arriba mencionados.

Dependiendo del tipo de espasmo que el paciente presente deberá ser la vía de administración recomendada. De forma anecdótica ciertos pacientes refieren que cuando cursan con espasmos musculares ocasionales, la aplicación tópica de alguna crema que contenga una concentración similar de ambos cannabinoides principales, ayuda a mejorar el dolor, así como la inflamación ocurrida debido al daño por la contracción prolongada.

En el caso del paciente con espasticidad crónica, se recomienda la administración por vía oral de aceites, cápsulas o aerosol oromucoso con una proporción THC 1:1 CBD para que el efecto permanezca alrededor de 6 a 8 horas. Es posible mencionar al paciente que incluso puede utilizar sales de baño infundidas con cannabis para una relajación corporal generalizada, recordando que no existe evidencia científica de este método de administración, sin embargo, puede ser de ayuda para ciertos pacientes.

Existen un gran número de cultivares de cannabis que puede ayudar a estos pacientes si es que el método de administración elegido es el vaporizado, principalmente cultivares con una mayor concentración de THC, este ayuda a mitigar el dolor, la inflamación y los espasmos. Hay que recordar que, si el paciente presenta problemas para dormir, los quimiotipos con una combinación de THC y terpenos, como el mirceno y el linalol son la mejor opción. En cambio, si lo que necesita es combatir los síntomas como el cansancio o la depresión, los cultivares con mayor porcentaje de CBD y con terpenos como el limoneno, le ayudarán a presentar un mejor estado de ánimo. Es importante realizar una buena anamnesis y comenzar con dosis mínimas para prevenir síntomas adversos en los pacientes.

10.4.2 Fracturas, osteoporosis

La regeneración ósea es un proceso complejo en donde el hueso es reemplazado, ya sea por una situación fisiológica, como el crecimiento, o patológica, como la curación de fracturas. Este complejo proceso consiste en dos etapas, formación y reabsorción del tejido óseo. La formación es llevada a cabo por los osteoblastos, mientras que la reabsorción la realizan los osteoclastos. Ambos remueven el tejido óseo necrótico y le dan la forma original a la nueva masa ósea recién formada (Apostu, 2019).

Tanto los receptores cannabinoides CB1 como los CB2 se encuentran en el tejido óseo y presentan diferentes efectos en el metabolismo de éste.

El receptor CB1 está presente principalmente en las terminales nerviosas simpáticas del esqueleto, regulando así la restricción tónica adrenérgica de la formación ósea. El receptor CB2 se encuentra expresado en los osteoblastos y los osteoclastos, estimula la formación de hueso e inhibe la reabsorción ósea (Bab, 2009). Estudios en animales demuestran que los receptores CB1 regulan el crecimiento óseo durante el desarrollo del esqueleto, sin embargo, la presencia de receptores CB2 es mayor en las células óseas, lo cual sugiere que los receptores CB1 representan una menor influencia en el metabolismo óseo comparado con los receptores CB2. El papel de los receptores CB2 es mantener el balance entre la reabsorción y la formación del hueso, los cuales se expresan más en la etapa de remodelación (Apostu, 2019).

Se cree que el CBD es suficientemente efectivo para aumentar la velocidad de curación de las fracturas (Kogan, 2015). Varios artículos han reportado que la activación de los receptores CB2 mejora la formación de hueso y limita la reabsorción de éste (Rossi, 2019).

Sin embargo, la información ha sido muy controversial debido a que también existen estudios los cuales mencionan que las personas con un alto consumo de cannabis llegan a presentar una densidad ósea menor, así como un índice de masa corporal reducido, un alto recambio óseo y un incremento en el riesgo de fracturas (Sophocleous, 2017). Es importante mencionar que en este estudio el consumo de cannabis es de tipo recreativo y las cantidades consumidas son extremadamente elevadas comparadas con los pacientes que son tratados con cannabis medicinal.

La osteoporosis postmenopáusica es otro padecimiento que se ha estudiado para recibir tratamiento con cannabinoides. Ésta es considerada la enfermedad metabólica ósea más común, sin embargo, factores secundarios, como medicamentos, sobrecarga de hierro y condiciones patológicas pueden aumentar significativamente el riesgo de pérdida de hueso y fragilidad del esqueleto. Un desequilibrio en la homeostasis ósea, con una actividad disminuida de osteoblastos y osteocitos; y una actividad aumentada de osteoclastos, es lo que generalmente caracteriza a la osteoporosis.

Se han realizado estudios en humanos que sugieren que el polimorfismo en el locus CNR2 del gen 1p36, el cual es el gen que codifica el CB2, está fuertemente asociado a una baja densidad ósea y a la osteoporosis. Estudios preclínicos demuestran que agonistas sintéticos específicos para CB2 recuperan la pérdida de hueso inducida por ooforectomía (Bab, 2009).

Lo que se debe saber

Se ha demostrado en estudios preclínicos que la estimulación de TRPV1 y de CB1 activa a los osteoclastos, mientras que los receptores CB2 representan la contraparte, inhibiendo a los osteoclastos para la mineralización ósea y remodelación del hueso (Rossi, 2019).

Los pacientes con osteoporosis presentan dolor, movilidad limitada y en algunos casos depresión debido a que no pueden continuar realizando sus labores cotidianas.

El cannabis medicinal podría llegar a ser de gran ayuda en estos pacientes para ayudarlos a controlar el dolor, así como los posibles problemas que presenten, como rigidez, inflamación y dificultad para dormir. Dependiendo del paciente y del problema a tratar será la vía de administración, así como la dosis recomendada. Sin embargo, aún se necesitan más estudios clínicos que respalden esta hipótesis.

Los fitocannabinoides presentan un gran potencial para la prevención y el tratamiento de enfermedades óseas, como la osteoporosis o problemas en la formación de hueso en diferentes intervenciones quirúrgicas. Sin embargo, se ha observado en algunos estudios con animales de laboratorio que la concentración de cannabinoides es importante, ya que si se administra más de lo necesario también se puede presentar un efecto bifásico, en este caso representado por un cambio en el balance de formación y reabsorción del tejido óseo (Kogan, 2015).

10.5 Padecimientos ginecológicos

Desde hace cientos de años se ha utilizado el cannabis como tratamiento para algunos padecimientos gineco-obstétricos. El primer uso de cannabis reportado como medicamento para dolencias del sistema reproductivo femenino fue en el año 2700 a.C. en China (Armour, 2019). En la actualidad, con más conocimientos basados en la investigación científica, se sabe que funciona para el tratamiento de los síntomas en diferentes padecimientos ginecológicos.

Existe evidencia que las hormonas sexuales influyen en el sistema endocannabinoide. Por ejemplo, se ha demostrado que el tono endocannabinoide varía durante el ciclo menstrual. Es posible que el estradiol, la hormona luteinizante y la hormona folículo estimulante jueguen un papel importante en la regulación de los niveles de anandamida, la cual se encuentra elevada durante la ovulación. Posterior a ésta, durante la fase lútea, en los linfocitos periféricos de mujeres que no consumen cannabis se detecta un aumento en los niveles de FAAH, la enzima encargada de degradar a la anandamida, y por consiguiente una disminución de ésta (Cooper, 2018).

Para la mayoría de los padecimientos ginecológicos se ha observado que los beneficios medicinales se obtienen frecuentemente con dosis que no producen psicoactividad (Russo, 2002). Se puede comenzar la titulación por vía oral con aceite y jeringa medidora que contenga una proporción de THC 1:20 CBD e ir aumentando poco a poco la proporción de THC, incluso hasta llegar a THC 1:1 CBD dependiendo de la paciente y el padecimiento a tratar. Es importante que dentro de la variedad de terpenos se encuentre presente el linalol por sus efectos relajantes y analgésicos, así como el β-cariofileno por ser un excelente analgésico, antiinflamatorio y antioxidante.

10.5.1 Endometriosis

La endometriosis se define como la presencia de tejido endometrial en otros sitios que no sean la cavidad uterina, como ovarios, peritoneo pélvico, septo rectovaginal, etc. (Dunselman, 2014). Es una condición que afecta del 10% al 15% de las mujeres en edad reproductiva. El cuadro clínico varía, lo que hace complicado el diagnóstico. Las pacientes usualmente presentan dolor difuso severo, sangrado intermenstrual, dismenorrea, dispareunia, disuria y disquecia. El dolor pélvico puede comenzar antes de que la menstruación inicie. Aún no se sabe a ciencia cierta qué es lo que provoca este padecimiento; sin embargo, existen factores de riesgo asociados con un mayor riesgo de presentarla, como menarca a edad temprana, duración corta del ciclo menstrual, talla alta, uso de alcohol y de cafeína (Parasar, 2017). Existen autores que la consideran una enfermedad autoinmune.

Algunos estudios describen la endometriosis como una deficiencia del sistema endocannabinoide, ya que las mujeres con endometriosis tienen niveles bajos de receptores CB1 en el tejido endometrial. Se ha demostrado recientemente que, para este padecimiento, el sistema endocannabinoide interactúa con mecanismos específicos asociados con el establecimiento del dolor, como la inflamación, la proliferación celular y la sobrevida celular. Estos mecanismos juegan un papel clave en el dolor asociado a la endometriosis, así como el establecimiento de la enfermedad, su mantenimiento y recurrencia (Bouaziz, 2017).

En un estudio donde se recabó información anecdótica en mujeres que presentan endometriosis y utilizan diferentes técnicas de auto manejo de la enfermedad, se demostró que el uso de cannabis, calor localizado, cambios en la dieta, aceite de CBD o de cáñamo y acupresión fueron los métodos más efectivos para disminuir el dolor. Siendo el cannabis el que presentó la puntuación más alta para alivio del dolor y la mayor reducción en el uso de otros medicamentos (Armour, 2019).

Los cannabinoides tienen el potencial para ayudar a las pacientes que presentan endometriosis, ya que se ha observado que el THC actúa en los receptores CB1 y CB2 inhibiendo la migración y sobrevida de las células vasculares endoteliales, como parte de su acción antiangiogénica (Bouaziz, 2017). Sumado a esto, el CBD presenta efectos antiinflamatorios y analgésicos, así como antiespasmódicos y ansiolíticos, debido a lo anterior es que el cannabis medicinal podría ser una opción para las pacientes que presentan este padecimiento.

En la mayoría de los casos, la forma de administración más recomendada para este padecimiento es en micro dosis, la cual es efectiva para tratar el dolor crónico que presentan las pacientes. De este modo, es más un tratamiento preventivo ante el dolor. La administración puede ser tres veces al día por medio de aceites sublinguales.

Las presentaciones más recomendadas son aquellas que contienen los mismos porcentajes de THC y CBD, con una relación 1:1, ya que de esta forma las propiedades analgésicas son mayores. Sin embargo, es recomendable iniciar el tratamiento con menor cantidad de THC para evitar efectos adversos, principalmente en aquellas pacientes que son nuevas al uso de cannabis o son sensibles al THC.

Lo que se debe saber

10.5.2 Menopausia

La menopausia es un proceso biológico natural que marca el final de los ciclos menstruales. Se diagnostica después de que transcurran doce meses sin presentar un período menstrual. Puede producirse entre los 40 y 50 años.

Durante la perimenopausia, las mujeres pueden presentar los siguientes síntomas:

- Menstruaciones irregulares
- Sequedad vaginal
- Sofocos
- Escalofríos
- Sudoraciones nocturnas
- Problemas para dormir
- Cambios de humor
- Aumento de peso y metabolismo lento
- Adelgazamiento del cabello y piel seca
- Pérdida de volumen de los senos

Tanto los síntomas físicos como emocionales pueden alterar el sueño, disminuir la energía o afectar la salud emocional. Ciertos cambios en el estilo de vida pueden ayudar a aminorar los síntomas de la menopausia, como hacer ejercicio regularmente; practicar yoga y meditación; tomar suficiente agua; alimentarse sanamente; evitar alimentos que pueden desencadenar los sofocos, como cafeína, alcohol y alimentos condimentados; suplementos para la salud ósea, etc.

A pesar de que no existen a la fecha ensayos clínicos para comprobar la eficacia del cannabis medicinal en los síntomas de las mujeres menopáusicas como tal, existe suficiente evidencia para creer que puede ayudar con muchos de estos síntomas, como los problemas de dormir, cambios en el estado de ánimo, depresión, ansiedad y disminución en la libido.

Un estudio en mujeres menopáusicas encontró que las participantes presentaban mayores expectativas para tratar con cannabis las molestias musculares y en articulaciones junto con los síntomas de irritabilidad, depresión, ansiedad y problemas para dormir (Slavin, 2016).

Como con cualquier otro padecimiento, se debe realizar una historia clínica completa a la paciente para asegurarse que los síntomas que presenta son debido a la menopausia y de esta manera descartar otro problema ginecológico.

Debido a que no todas las mujeres presentan los mismos síntomas, es necesario preguntarles cuáles son los más importantes para poder recomendarles acertadamente los productos y los cultivares de cannabis medicinal más efectivos para sus síntomas. Puede ser útil la utilización de aceite sublingual, cápsulas una vez titulada la paciente y vaporizado.

10.5.3 Síndrome premenstrual y dismenorrea

El síndrome premenstrual es un grupo de síntomas físicos y psicológicos que comienza una o dos semanas antes del periodo menstrual. En la mayoría de las mujeres estos síntomas desaparecen cuando comienza la menstruación. Del 20% al 50% de las mujeres en edad fértil presenta este síndrome. La mayoría de los síntomas son ocasionados por los cambios hormonales. Los síntomas más comunes son senos inflamados y adoloridos, acné, distensión abdominal, aumento de peso, dolor de cabeza, dolor en articulaciones, incremento de apetito, irritabilidad, cambios de humor, crisis de llanto o depresión, entre otros.

Lo que se debe saber

La dismenorrea o cólicos menstruales se caracteriza por dolores tipo calambres agudos e intermitentes en el vientre o abdomen bajo unos días antes, durante y en ocasiones después de la menstruación. El dolor suele ser más intenso dentro de las primeras 24 horas posteriores al inicio del periodo menstrual y desaparece en 2 o 3 días. En ocasiones el dolor se extiende a la espalda baja y a las piernas.

Existe la posibilidad que el cannabis medicinal sea una alternativa para tratar varios padecimientos ginecológicos, incluyendo dismenorrea y el síndrome premenstrual. Puede ser una alternativa más segura y eficaz de tratamiento no hormonal para los síntomas y ofrece menos efectos adversos en dosis suficientemente bajas para no producir efectos psicoactivos, que los medicamentos que existen en el mercado farmacéutico hasta el día de hoy (Slavin, 2017).

En mujeres que presentan síndrome premenstrual se ha estudiado la presencia de un fallo en el metabolismo de los ácidos grasos que impide la conversión del ácido linoleico (LA) a ácido gamma linolénico (GLA) y prostaglandinas. Se observó que una dosis diaria de 150 - 200 mg de GLA en un período de doce semanas, mejoró significativamente los síntomas relacionados con el síndrome premenstrual. Esta cantidad de GLA puede administrarse con una dosis diaria de 5 ml de aceite de semillas de cáñamo (Russo, 2002).

Se ha encontrado que el cannabis medicinal puede ayudar a aminorar diferentes síntomas del síndrome premenstrual, incluyendo problemas relacionados con dormir, irritabilidad, depresión y dolor articular (Slavin, 2017). Sin olvidar los efectos antiinflamatorios que también son de gran ayuda en este padecimiento.

Los cultivares o productos con mayor porcentaje de CBD son los que prometen más beneficios, ya que sus propiedades antiespasmódicas ayudan a las pacientes que presentan cólicos menstruales, así como con las náuseas, cefaleas, irritabilidad, fatiga, ansiedad y depresión que puedan llegar a presentar.

La presentación recomendada es en forma de aceite sublingual, ya que de esta manera se puede titular a la paciente y ajustar la mínima dosis necesaria para no producir efectos psicoactivos. Para las pacientes que presentan una agudización en los síntomas, se puede indicar el uso de un vaporizador.

10.6 Enfermedades psiquiátricas

En el terreno de la salud mental, la limitada evidencia se inclina hacia el uso de cannabinoides para el tratamiento de trastorno de ansiedad social (Bergamaschi, 2011), trastornos del sueño (Shannon, 2019), trastornos del ánimo asociados a dolor crónico (p.ej., fibromialgia) (Habib & Artul, 2018), trastorno de estrés postraumático (PTSD) (Roitman, 2014), psicosis en la enfermedad de Parkinson (Zuardi, 2009), esquizofrenia refractaria (McGuire, 2018) y el manejo de síntomas comportamentales en las demencias (Woodward, 2014). También, se ha generado evidencia muy limitada para algunas adicciones, por ejemplo, a la nicotina, alcohol, cannabis y opioides. Sin embargo, la evidencia sobre la eficacia y seguridad del CBD y THC en psiquiatría es aún escasa (Gobbi, 2019), por lo que es necesario continuar realizando ensayos clínicos de buena calidad.

Mucho de lo que se conoce hasta hoy, ha sido estudiado a nivel preclínico, por tanto, extrapolar esta información a los humanos es muy delicado y se debe ser cauteloso. Un ejemplo de esto son los hallazgos neuro protectores del CBD en las demencias, en particular, la enfermedad de Alzheimer. En ratones de laboratorio, se ha documentado que el CBD puede incrementar la fagocitosis de las proteínas anómalas (beta-amiloide) que se depositan en esta enfermedad (Cassano, 2017), apareciendo como una molécula prometedora para algunas enfermedades neurodegenerativas. Sin embargo, no existe ningún estudio realizado en humanos hasta la fecha, que evidencie el mismo desenlace y, por tanto, no podemos afirmar que sea un modificador de la enfermedad ni mucho menos que mejore o detenga el deterioro cognoscitivo.

Los productos medicinales con concentraciones de THC y CBD se han asociado a una mejora de varios síntomas de trastornos mentales, pero no con remisión de éstos (Hoch, 2019).

La dosificación o titulación de cannabinoides para el tratamiento de estos padecimientos es similar al de cualquier otra enfermedad, comenzar con poca cantidad e ir aumentando la dosis según lo requiera el paciente. De igual forma, es importante realizar una historia clínica, en relación con el antecedente de psicosis por THC y trastorno por consumo de cannabis e informarle al paciente el riesgo-beneficio que pudiera existir, así como los posibles efectos adversos, y conversar sobre las posibles expectativas del tratamiento. Hay que recordar siempre que el THC en menores de 25 años, es nocivo para la salud mental, ya que incrementa el riesgo de psicosis, déficit cognitivo y depresión (Gobbi, 2019; Moore, 2007)

10.6.1 Trastorno por consumo de opioides y otras sustancias

Actualmente el uso desmesurado de los opioides se ha convertido en la causa número uno de muerte accidental debido a sobredosis en los Estados Unidos de América. Los opioides son analgésicos extremadamente potentes, sin embargo, presentan una gran variedad de efectos adversos cuando son administrados a largo plazo, afectando a los órganos principales, y generando alto riesgo de dependencia. Pueden causar la muerte de los pacientes debido a una sobredosis accidental.

Los receptores CB1 y CB2 juegan un papel muy importante en el proceso del dolor. Ambos receptores, así como los endocannabinoides, se encuentran presentes en los circuitos del dolor aferentes primarios hacia el cerebro. Los receptores, tanto cannabinoides como opioides, presentan sistemas similares de transducción de señal y se expresan en varias regiones del cerebro que involucran la antinocicepción. Sumado a esto, los receptores opioides-μ y los receptores cannabinoides CB1 se localizan conjuntamente en la médula espinal en el primer contacto sináptico para neuronas aferentes nociceptivas primarias. Se ha observado, previamente en estudios preclínicos, que los receptores CB2 estimulan indirectamente a los receptores opioides localizados en circuitos aferentes. Es por todo esto que, sumado al efecto analgésico directo de los cannabinoides, es posible que éstos trabajen sinérgicamente para aumentar la analgesia de los opioides (Nielsen, 2017).

Se ha estudiado a nivel preclínico la importancia que tiene el sistema endocannabinoide en el trastorno por consumo de sustancias. Algunos estudios sugieren que el CBD es un agonista de los receptores serotoninérgicos 5-HT1A, regula la respuesta al estrés y comportamientos compulsivos, por lo tanto, puede ser una posible opción para el tratamiento de dependencia a sustancias (Khoury, 2017). Se ha observado que los fitocannabinoides presentan potencial como tratamiento coadyuvante o alternativo en algunos síndromes de abuso de sustancias, como pueden ser el del alcohol o el de los opioides. Por lo que respecta al CBD, éste ha demostrado tener habilidad para prevenir el daño cerebral inducido por el alcohol debido a sus propiedades neuro protectoras (Fraguas-Sánchez, 2018).

La forma más efectiva en la que se ha observado que el cannabis medicinal aporta un beneficio, tanto en la práctica clínica como reportado en algunos artículos científicos, es principalmente cuando se utiliza como coadyuvante de otras sustancias. De esta manera, los pacientes logran disminuir las dosis del medicamento o droga de abuso, siendo las más comunes opioides, benzodiacepinas y antidepresivos. Los motivos por los cuales los pacientes prefieren complementar los medicamentos de base con cannabis medicinal son principalmente por tener una menor cantidad de efectos adversos, la alta seguridad del cannabis medicinal y un mejor manejo de los síntomas (Lucas, 2017).

Con una sobredosis de opioides, benzodiacepinas e incluso alcohol, los riesgos de que el paciente llegue a presentar muerte accidental o provocada son muy altos. Es por esto por lo que se está estudiando la forma en que el cannabis medicinal puede beneficiar a estos pacientes.

Existe la posibilidad de comenzar a reemplazar los opioides con dosis bajas de cannabis medicinal para que el paciente pueda ir conociendo los efectos que tiene en su cuerpo, e ir aumentando la dosis poco a poco. Se recomiendan los aceites con una concentración THC 1:1 CBD, si el paciente ya ha tenido experiencia previa con cannabis; de no ser así, se puede comenzar con aceites que presentan mayor concentración de CBD. Es importante que continúe con los medicamentos que se está administrando; sin embargo, habrá que disminuir la dosis de éstos a la par, principalmente la de los opioides, ya que lo que se está buscando es que los cannabinoides ayuden a retirarlos paulatinamente; si los opioides se retiran abruptamente, se aumenta el riesgo de síndrome de abstinencia.

En un estudio se observó que el efecto sustitutivo del cannabis medicinal fue mucho más pronunciado para opioides, ansiolíticos, migrañas y agentes promotores del sueño, en relación con los antidepresivos (Piper, 2017).

Debido a la capacidad que presenta el cannabis de activar el sistema de recompensa, los productos con THC representan un riesgo a desarrollar el trastorno por consumo de cannabis, se menciona que la dependencia es mayormente psicológica que física; sin embargo, se sabe que el riesgo es muy bajo comparado al de muchas otras sustancias, incluyendo los opioides, benzodiacepinas, alcohol y nicotina (Grotenhermen, 2003). Los síntomas del síndrome de abstinencia no son severos comparados a los de otras sustancias; sin embargo, los pacientes pueden presentar irritabilidad, diarrea, insomnio, hiperhidrosis, alteraciones cardíacas, entre otros (Fraguas-Sánchez, 2018).

10.6.2 Trastornos de ansiedad

La ansiedad y el miedo son respuestas emocionales que ocurren en el ser humano cuando se ve expuesto ante una amenaza potencial o bajo riesgo inminente de peligro. Ambas son respuestas adaptativas que pueden salvar la vida; sin embargo, cuando se presentan en situaciones inapropiadas bajo condiciones benignas pueden transformarse en trastornos de ansiedad (Papagianni, 2019).

En el DSM-V *("Diagnostic and Statistical Manual of Mental Disorders"* por sus siglas en inglés, quinta edición) se clasifican los trastornos de ansiedad, los cuales incluyen: trastorno de pánico, fobias, trastorno de ansiedad generalizada, ansiedad por separación y ansiedad social. El trastorno obsesivo compulsivo y el trastorno por estrés post-traumático se relacionan también a estos padecimientos, compartiendo una gran cantidad de síntomas; sin embargo, en la actualidad se clasifican en el DSM-V en diferentes categorías denominadas *"Trastorno obsesivo compulsivo y trastornos relacionados"* y *"Trastornos relacionados con estresores y acontecimientos traumáticos"* (American Psychiatric Association, 2013)

Los síntomas más comunes que se presentan en la mayoría de estos desórdenes son miedo excesivo; aprehensión; problemas de concentración; problemas relacionados con sueño; taquicardia; palpitaciones y sudoración, por nombrar algunos. Los pacientes también presentan dificultades en distintas áreas de su vida. Su situación familiar, laboral e interpersonal se ve afectada y cambia drásticamente.

El tratamiento de elección actual es combinar la terapia psicológica y farmacológica; sin embargo, ambas presentan inconvenientes, principalmente por el tiempo que tarda en presentarse el beneficio.

Los cannabinoides han demostrado tener potencial para ayudar a los pacientes con trastornos de ansiedad, principalmente cuando se administra de forma aguda; sin embargo, aún se encuentra en estudio su eficacia clínica (Larsen, 2020).

Se sabe que el THC puede ser ansiogénico cuando se consume en grandes cantidades, altas concentraciones o cuando lo consumen por primera vez algunas personas, por lo que la administración de productos que contengan este fitocannabinoide no son las recomendadas para iniciar tratamiento en los pacientes con diagnóstico de trastornos de ansiedad.

Por otro lado, las propiedades ansiolíticas que presenta el CBD son muy importantes. Se le atribuyen estos beneficios debido a la modulación de las regiones límbicas y paralímbicas (Fraguas-Sánchez, 2018), así como un número de mecanismos farmacológicos, por ejemplo, en la regulación del comportamiento de tipo ansiedad y el proceso del miedo aprendido, ya que éstos son regulados por los receptores 5-HT1A, los canales TRPV1 y la señalización endocannabinoide por medio de la activación de receptores cannabinoides y otros receptores no cannabinoides (Papagianni, 2019).

Como en cualquier otro padecimiento, cuando se comienza la titulación con cannabinoides en estos pacientes, hay que realizarlo dependiendo de la historia previa con respecto al uso de cannabis de cada paciente si nunca ha consumido, si tiene algo de experiencia o si es un consumidor experimentado. Lo ideal es comenzar con cultivares o productos que presenten concentraciones mayores de CBD y de preferencia que contengan el terpeno linalol, debido a que éste ayuda a reducir la ansiedad (Nuutinen, 2018). De cualquier forma, siempre hay que comenzar con dosis muy bajas, ya que existen pacientes que pueden presentar mayor ansiedad si se comienza con dosis altas de CBD.

El tratamiento postulado para los trastornos de ansiedad y donde se ha observado mayor beneficio para los pacientes, es la combinación medicamentos de primera línea, acompañados de psicoterapia y, en caso de no obtener respuesta terapéutica, utilizar cannabinoides como coadyuvante.

10.6.2.1 Trastorno de ansiedad generalizada

La ansiedad es un mecanismo fisiológico adaptativo esencial para sobrevivir, se caracteriza por un estado de vigilancia y respuesta aumentadas produciendo comportamientos defensivos, para de esta manera prevenir o reducir el daño al organismo cuando se enfrentan situaciones o condiciones potencialmente peligrosas (Calapai, 2019).

La característica principal del trastorno de ansiedad generalizada es presentar preocupación crónica y persistente. Esta preocupación es excesiva, multitemática y difícil de controlar sobre diversos acontecimientos o actividades, como lo es el rendimiento laboral, las finanzas, la familia, la salud, el futuro, etc. y se puede acompañar de otros síntomas psicológicos y físicos inespecíficos.

Se estima que aproximadamente el 40% de estos pacientes presenta factores genéticos, aunque también se le atribuyen factores ambientales como aquellos eventos traumáticos que ocurren en la infancia. Se presenta más en mujeres, la edad de inicio es muy variable siendo más común en la edad adulta temprana y en las personas mayores. Se ha observado comorbilidad con otros trastornos por ansiedad, depresión y abuso de sustancias.

Es importante mencionar los factores neurobiológicos que se encuentran en estudio, ya que involucran alteraciones de neurotransmisores como la serotonina, la noradrenalina y el GABA (Cañete, 2018)

El diagnóstico para este trastorno se aplica a personas con ansiedad y preocupación excesivas respecto de varias situaciones o actividades, la mayor parte de los días y por un periodo de tiempo superior a los 6 meses.

Según el DSM-V, los criterios para el diagnóstico del trastorno de ansiedad generalizada son:

1. Los pacientes deben presentar dificultad para controlar las preocupaciones. La ansiedad y la preocupación deben asociarse con al menos 3 de los siguientes 6 síntomas físicos o emocionales (en los niños solo se requiere 1 síntoma):

- Inquietud o sensación de estar excitado o nervioso
- Se fatigan fácilmente
- Tienen dificultad para concentrarse o sensación de quedar con la mente en blanco
- Irritabilidad
- Tensión muscular
- Trastornos del sueño (dificultad para conciliar o mantener el sueño, sueño no reparador)

Lo que se debe saber

2. El diagnóstico requiere que los pacientes tengan malestar o incapacidad significativa y que no sea atribuible al uso o abuso de sustancias o a una condición médica general.

La mayoría de los pacientes que presentan este trastorno se ven beneficiados por un tratamiento psicoterapéutico con enfoque cognitivo-conductual, la cual comprende la reestructuración cognitiva que les ayudará a comprender que su preocupación es contraproducente y por medio de técnicas poder modificar los pensamientos distorsionados. Sin embargo, este tipo de tratamiento, así como el tratamiento farmacológico con antidepresivos, suele ser ineficaz en un 30% de los pacientes por lo que el CBD se presenta como una opción coadyuvante al tratamiento de primera línea.

La evidencia en estudios a nivel preclínico al igual que en humanos, apoya el potencial que este cannabinoide puede aportar como tratamiento integral para el trastorno de ansiedad generalizada, así como para optimizar la terapia cognitivo-conductual. Se ha observado que la acción ansiolítica del CBD parece depender del receptor CB1 y del receptor 5-HT1A en diferentes regiones cerebrales (Blessing, 2015), del incremento en el tono endocannabinoide y de la reducción en la actividad de la amígdala cerebral, la cual se sabe que está hiperactiva en este tipo de trastorno (Crippa, 2004). Es necesario realizar estudios adicionales, ya que los hallazgos clínicos son actualmente limitados.

10.6.2.2 Trastorno de ansiedad social

El trastorno de ansiedad social también se conoce como fobia social, es un tipo común de trastorno de ansiedad. Se caracteriza por una ansiedad excesiva en situaciones que involucran contacto interpersonal o exposición social. Las personas sienten un temor intenso y persistente de ser juzgado y observado por los demás. Algunos estudios reportan que el trastorno de ansiedad social tiene una mayor incidencia en mujeres que en hombres. Puede comenzar en la infancia temprana, alrededor de los 5 años, pero es más común en la etapa adolescente.

El tratamiento farmacológico de elección son medicamentos inhibidores selectivos de la recaptura de serotonina, las benzodiacepinas y la terapia cognitivo conductual. Lo más efectivo es la combinación del antidepresivo más terapia cognitivo conductual (Masataka, 2019).

Se ha encontrado que el sistema endocannabinoide es un modulador del estado de ánimo y la ansiedad. Datos recientes demuestran que los cannabinoides o sustancias que actúan en este sistema interactúan en ciertas regiones cerebrales, incluyendo la corteza prefrontal medial, el complejo amigdalino, el núcleo del lecho de la estría terminal y el hipocampo. Con respecto específicamente a los mecanismos de acción, los efectos ansiolíticos y antidepresivos pueden estar mediados en parte por los efectos serotoninérgicos del CBD a través de la activación del receptor 5-HT1A y agonismo del receptor CB1 por el THC a dosis bajas (a dosis altas el THC es ansiogénico, es decir produce ansiedad) (Sarris, 2020).

Como se comentó en el trastorno de ansiedad generalizada, existe evidencia científica que el CBD presenta propiedades ansiolíticas. Un estudio doble ciego comparó los efectos de una prueba simulada de hablar en público en pacientes sin tratamiento previo con ansiedad social versus individuos sanos. Cada grupo recibió una dosis única de 600 mg de CBD o el respectivo placebo, una hora y media antes de la prueba. Los resultados revelaron que en los individuos tratados previamente con CBD se redujo significativamente la ansiedad, el deterioro cognitivo y la incomodidad en el discurso del grupo con ansiedad social, y redujo significativamente el estado de hipervigilancia en su discurso anticipatorio comparado con el grupo placebo, los cuales presentaron mayores niveles de ansiedad, deterioro cognitivo, incomodidad y mayor alerta (Bergamaschi, 2011). En un estudio realizado con adolescentes en Japón se proporcionó evidencia que la administración repetida de CBD produjo efectos ansiolíticos en estos pacientes (Masataka, 2019).

A pesar de que los datos arriba mencionados tienen importancia clínica, la evidencia aún es débil y escasa por lo que es necesario continuar con las investigaciones para poder utilizar el CBD con más confianza y seguridad en personas con este padecimiento.

10.6.2.3 Trastorno por estrés postraumático (TEPT)

El trastorno por estrés postraumático es una condición de salud mental que algunas personas desarrollan tras experimentar o ver algún evento que ponga en peligro su vida. Lo que caracteriza a estos pacientes es tener el antecedente de haber vivido una experiencia potencialmente traumática, ya sea en carne propia o haber sido testigo de ella, por ejemplo, un accidente automovilístico, situación bélica, abuso sexual o situaciones de riesgo constantes, como son los casos del personal que trabaja como primer contacto en situaciones de emergencia, por ejemplo, los médicos, enfermeros, rescatistas, policías, bomberos, paramédicos, trabajadores sociales, etc.

En los criterios diagnósticos del DSM-V se incluyen cuatro grupos de síntomas y se debe de presentar al menos un síntoma de cada grupo durante un mes para ser diagnosticado con TEPT (American Psychiatric Association, 2013):

- Síntomas relacionados con revivir la experiencia traumática o recuerdos intrusivos, como pueden ser la presencia de pensamientos negativos recurrentes, pesadillas, sudoración

nocturna y recuerdos muy vívidos del suceso; todos estos acompañados por sentimientos y emociones reales.
- Síntomas relacionados a alteraciones físicas o emocionales como estados de hipervigilancia, ansiedad e irritabilidad constante en las actividades diarias, así como dificultad para concentrarse.
- Síntomas relacionados a alteraciones negativas en el estado de ánimo y el pensamiento, como vivir constantemente enojado y sumamente irritable. Llegan a presentar un estado de adormecimiento de emociones, los pacientes comienzan con un aplanamiento emocional, no les dan importancia a las cosas que usualmente les causaban alegría y gusto, empiezan a deprimirse y no le encuentran sentido a la vida.
- Síntomas evitativos, por lo que comienzan a aislarse y a no estar en situaciones o lugares donde haya una gran cantidad de personas, ya que esto les recuerda la experiencia traumática. Muchos de los pacientes incluso no quieren salir de su casa.

Un gran porcentaje presenta alto riesgo de suicidio y la gran mayoría de los pacientes cursan también con desorden de abuso de otras sustancias, como opioides, alcohol, tabaco, etc.

El trastorno por estrés postraumático es un padecimiento bastante complicado de tratar por la cantidad de síntomas que presentan los pacientes. El tratamiento farmacológico generalmente incluye el uso de varios psicofármacos y, por tanto, el riesgo de efectos adversos es mayor. Por el contrario, los efectos adversos que se llegan a presentar al comienzo del tratamiento con cannabinoides son aceptables para la mayoría de los pacientes y llegan a desaparecer rápidamente (Bitencourt, 2018).

El uso de cannabis medicinal, como coadyuvante, es una opción prometedora en estos pacientes, ya que ayuda a reducir algunos síntomas, la mayoría de éstos relacionados con la calidad del sueño, como el insomnio, pesadillas, sudoración nocturna, ansiedad, y disminuye el consumo de otras sustancias. Debido a esto, los pacientes logran realizar cambios positivos en las otras esferas de sus vidas que han sido afectadas, como la relación con sus familias, la relación laboral, en cuestión de salud, relaciones interpersonales, etc. (Krumm, 2016).

La administración de cannabis medicinal para estos pacientes se basa principalmente en aceites o cápsulas con una mayor concentración de CBD durante el día para no interferir en sus labores, ni exacerbar la ansiedad, sin embargo, por la noche pueden utilizar productos con un mayor porcentaje de THC previa titulación, especialmente si presentan problemas para dormir. Hay que recordar que el aumento de las dosis debe ser lenta y progresiva.

Algunos autores mencionan que la mayoría de los pacientes prefieren fumar cannabis como método de administración (Bitencourt, 2018) sin embargo, a pesar de que no existe evidencia científica de daño pulmonar en el caso de solamente fumar cannabis, es necesario recomendar el uso de un vaporizador u otra vía para su administración, así como siempre utilizar productos de grado farmacéutico.

10.6.3 Esquizofrenia

La esquizofrenia es un trastorno mental en el cual se pierde el contacto con la realidad, por la presencia de alucinaciones y/o ideas delirantes. Asociado a lo anterior, es muy frecuente que los pacientes manifiesten alteraciones cognitivas y emocionales. Los síntomas suelen aparecer entre los 16 y los 30 años; es más frecuente en hombres que en mujeres y se cree que la causa es multifactorial, incluyendo factores genéticos, ambientales y perturbaciones en la estructura, función o bioquímica del cerebro.

Los síntomas de la esquizofrenia se agrupan comúnmente en tres categorías:

• Síntomas positivos: Delirios y alucinaciones, siendo más comunes las auditivas. Estos síntomas son los más evidentes de un estado de psicosis.

• Síntomas negativos: Expresión emotiva disminuida y disminución en sus actividades por iniciativa propia y motivadas por un propósito, conocida como abulia.

• Síntomas desorganizados: Son las conductas consideradas erráticas que afectan el habla, la conducta motora y las reacciones emocionales.

Está clasificada en el DSM-V en una categoría diagnóstica nombrada *"Trastornos del espectro esquizofrénico y otros trastornos psicóticos"* y es necesario presentar un conjunto de criterios a considerar para identificar eficazmente el padecimiento (Valero, 2018).

El consumo crónico de marihuana, y en particular de THC en los adolescentes, genera alteraciones en el sistema endocannabinoide y en los sistemas dopaminérgicos, incrementando el riesgo de enfermedad psicótica. Incluso en este libro se recomienda que sea uno de los principales puntos a interrogar en la historia clínica del paciente, si ha presentado antecedente de episodios psicóticos con o sin consumo de THC y, además, la presencia de historia familiar de esta enfermedad es un factor de riesgo decisivo para iniciar o no tratamiento con cannabis medicinal. Esto es debido a que el THC presente en las flores secas, así como en los diferentes productos orales que existen en el mercado, pueden desencadenar episodios psicóticos en población vulnerable a la psicosis.

Lo que se debe saber

Varios estudios coinciden en que el sistema endocannabinoide puede estar relacionado en la fisiopatología de este desorden, ya que los pacientes con esquizofrenia presentan niveles aumentados de anandamida y modificaciones en la expresión de los receptores cannabinoides en varias regiones cerebrales (Khoury, 2017).

La regulación del sistema endocannabinoide con la administración de CBD ha mostrado resultados antiinflamatorios y cierto perfil antipsicótico, tanto en ensayos clínicos preliminares en personas con enfermedad psicótica o con alto riesgo de desarrollar la misma, como en participantes sanos. En estos ensayos se ha encontrado que las personas con enfermedad psicótica presentan un aumento en los niveles de anandamida en el líquido cefalorraquídeo (LCR) y en la sangre, y un aumento en la expresión del receptor CB1 en las células inmunes periféricas, comparado con sujetos sanos. Estos hallazgos sugieren que la presencia de anandamida en el LCR podría representar un marcador de diagnóstico de esquizofrenia y que la función del sistema endocannabinoide es la de protección a nivel cerebral en los pacientes que presentan este padecimiento (Minichino, 2019).

En caso de que se decida administrar un producto con cannabis medicinal, es importante que sea un producto con una alta concentración de CBD, ya que este cannabinoide es el que ha demostrado producir efectos antipsicóticos en estudios preclínicos y en sujetos sanos con psicosis inducida (McGuire, 2018), siempre como coadyuvante y en condiciones refractarias.

Al parecer, los medicamentos antipsicóticos provocan una regulación negativa de los niveles de anandamida en sangre (Minichino, 2019). Por este motivo se ha visto beneficio cuando se administra conjuntamente el medicamento antipsicótico más los cannabinoides (Hoch, 2019) y en algunas investigaciones se ha visto una tendencia a la mejoría de los síntomas negativos de la enfermedad (apatía, indiferencia, pobre motivación, etc.) (Leweke, 2012).

Actualmente existen diferentes estudios que demostraron una reducción de la sintomatología de la esquizofrenia a lo largo del tiempo para al menos algunas medidas de la Escala para el Síndrome Positivo y Negativo (PANSS), pero difieren en cuanto al impacto de la terapia con CBD en la enfermedad (White, 2019).

A pesar de que cada día existe más evidencia clínica de las propiedades antipsicóticas del CBD en pacientes con esquizofrenia y otras psicosis, es importante continuar realizando ensayos clínicos bien elaborados para poder adquirir la evidencia necesaria con respecto a su seguridad y eficacia para este padecimiento.

10.6.4 Síndrome de Gilles de la Tourette

El síndrome de Gilles de la Tourette, también conocido como síndrome de Tourette, es un trastorno neurológico que se manifiesta en la infancia o en la adolescencia antes de los 18 años, es más común en niños que en niñas y se puede presentar en todos los grupos étnicos. Se caracteriza por presentar movimientos semivoluntarios estereotipados denominados tics que pueden ser motores y vocales, habitualmente comienza con un tic facial, como parpadeo constante, muecas, etc.

Para que una persona reciba el diagnóstico del síndrome de Tourette, debe cumplir los siguientes criterios diagnósticos según el DSM-V (American Psychiatric Association, 2013):

- Tener dos o más tics motores (por ejemplo, parpadear y encogerse de hombros) y al menos un tic vocal (por ejemplo, tararear, aclararse la garganta o gritar una palabra o una frase), aunque es posible que no todos ocurran al mismo tiempo.

- Haber tenido tics durante al menos un año. Los tics pueden ocurrir muchas veces al día (por lo general en ataques), casi todos los días o de vez en cuando.

- Tener tics que hayan comenzado antes de los 18 años.

- Tener síntomas que no se deban al consumo de medicamentos u otras drogas ni a otra afección (por ejemplo, convulsiones, enfermedad de Huntington o encefalitis post viral).

Actualmente las opciones de tratamiento farmacológicas son limitadas y se asocian a efectos adversos en forma frecuente, por lo que los tratamientos con cannabinoides son una opción prometedora para estos pacientes.

Recordemos que los receptores CB1 están localizados abundantemente en áreas del sistema nervioso central incluyendo los núcleos basales, que desde el punto de vista teórico desempeñan un rol protagónico en la génesis de los tics y el síndrome de Tourette. El sistema endocannabinoide puede regular las vías directa e indirecta y tener un efecto inhibitorio en el sistema dopaminérgico del núcleo estriado, que probablemente sea hiperactivo en los pacientes que presentan este síndrome. Se cree que los cannabinoides ayudan a mejorar los tics a través de su acción en estos receptores (Artukoglu, 2019).

Existen estudios clínicos que demuestran que la administración de THC por vía oral, disminuye la presencia de tics en pacientes con un síndrome de Tourette severo (Fraguas-Sánchez, 2018) y está reportado de forma anecdótica que varios usuarios de cannabis que presentan este síndrome han encontrado mejoría.

Siempre que se inicie tratamiento hay que comenzar con dosis bajas e ir aumentando paulatinamente. También se recomienda la administración de cultivares de cannabis o aceites con una proporción THC 1:1 CBD.

Aún no existe la cantidad de estudios suficientes con los datos clínicos necesarios para comprobar que el cannabis medicinal es un tratamiento efectivo para mejorar los tics en estos pacientes. Es importante seguir estudiando los posibles beneficios que esta planta puede aportar para el tratamiento de este síndrome y conocer qué otros fitocannabinoides pueden funcionar, ya que la edad de comienzo en estos pacientes es antes de la adolescencia. No se recomienda el uso de productos con THC en los pacientes de este grupo de edad debido a que puede interferir con un desarrollo cerebral saludable, principalmente en lo relacionado con la memoria.

10.6.5 Trastornos del sueño

El sueño es una necesidad básica del organismo, una función biológica que nos permite restablecer las funciones físicas y psicológicas esenciales para un rendimiento pleno. La falta de sueño afecta a las personas que lo padecen de forma negativa en diferentes áreas de la vida, pueden presentar deterioro social, ocupacional e incluso poner en riesgo su vida y la de los demás, en el caso de manejar vehículos automotores o maquinaria pesada.

Los trastornos del sueño son problemas relacionados con dormir. Se agrupan en cuatro categorías, ya que existen más de cien trastornos diferentes.

- Problemas para conciliar el sueño y mantenerse dormido, como el insomnio.

Lo que se debe saber

- Problemas para permanecer despierto, como la narcolepsia.

- Problemas para mantener un horario regular de sueño, como los trastornos del ritmo sueño-vigilia.

- Comportamientos inusuales durante el sueño, como la enfermedad de Willis-Ekbom, conocida también como síndrome de piernas inquietas, los terrores nocturnos, etc.

Es común que las personas mayores experimenten problemas crónicos para dormir más frecuentemente que los adultos jóvenes. Pueden presentar insomnio, despertarse más temprano de lo habitual, tener pesadillas, dormir más siestas, etc. El sueño en este rango de edad es más ligero, fragmentado y con despertares continuos, debido en gran parte por ciertos cambios fisiológicos en el ciclo circadiano (Praharaj, 2018).

Se recomienda brindar educación respecto a la higiene del sueño, a todos los pacientes que sufren cualquiera de estos trastornos, ya que en varias ocasiones realizar estos sencillos pasos ayudará a mejorar la calidad de éste y así se evitará la administración de fármacos.

Los 10 mandamientos de la higiene del sueño para adultos, creados por la World Sleep Society (Granados, 2018) son:

1. Establecer un horario regular para ir a dormir y despertar.

2. Si se tiene la costumbre de tomar siestas, no exceder los 45 minutos de sueño diurno.

3. Evitar la ingestión excesiva de alcohol 4 horas antes de acostarse, y no fumar.

4. Evitar la cafeína 6 horas antes de acostarse. Esto incluye café, té y muchos refrescos, así como chocolate.

5. Evitar los alimentos pesados, picantes o azucarados 4 horas antes de acostarse. Un refrigerio ligero antes de acostarse es aceptable.

6. Hacer ejercicio regularmente, pero no justo antes de acostarse.

7. Usar ropa de cama cómoda y acogedora.

8. Encontrar una configuración de temperatura de sueño cómoda y mantener la habitación bien ventilada.

9. Bloquear todo el ruido que cause distracción y eliminar la mayor cantidad de luz posible.

10. Reservar su cama para dormir y el sexo, evitando su uso para el trabajo o la recreación general.

Con respecto al cannabis medicinal se ha observado en la práctica clínica que los productos que contengan una mayor cantidad de CBN, THC y el terpeno mirceno son los más indicados. Sin embargo, continúan haciendo falta ensayos clínicos específicos para determinar el beneficio del cannabis medicinal en los trastornos de sueño.

Existe una evidencia moderada según el reporte de la Academia Nacional de Ciencias, Ingeniería y Medicina (NASEM) de que los cannabinoides, en especial combinaciones con igual cantidad de THC y CBD son efectivos para mejorar el sueño a corto plazo en pacientes con trastornos como apnea obstructiva del sueño, fibromialgia, dolor crónico y esclerosis múltiple (Abrams, 2018).

El método de administración recomendado depende del tipo de problema para dormir que presente el paciente. Para comenzar a dormir, o conciliar el sueño, lo indicado es utilizar un vaporizador o aceite sublingual debido a su rápido efecto; sin embargo, la duración de este no será muy prolongado. Si lo que se busca es un efecto más duradero, las cápsulas son lo ideal para el tratamiento del despertar a medianoche, es decir, el mantenimiento del sueño, ya que el efecto durará alrededor de 6 a 8 horas. Siempre es importante mencionarles a los pacientes, en especial a los adultos mayores, que cuando utilicen productos con un mayor porcentaje de THC deberán comenzar con dosis muy bajas e ir aumentando según sea necesario, de esta manera evitarán efectos adversos.

Existe un gran número de ensayos clínicos donde se ha visto beneficio en la administración de cannabis medicinal en el tratamiento de las dificultades o trastornos del sueño asociados a: dolor crónico (dolor oncológico, dolor no oncológico, neuropatía diabética, neuropatía periférica), anorexia-caquexia asociada a VIH, esclerosis múltiple, esclerosis lateral amiotrófica, lesión de la médula espinal, artritis reumatoide, fibromialgia, enfermedad inflamatoria intestinal, disfunción vesical asociada a esclerosis múltiple, trastorno por estrés postraumático, alteraciones quimio sensoriales y anorexia-caquexia asociada con cáncer avanzado. En la mayoría de estos estudios, el efecto sobre el sueño se midió como un resultado secundario (Health Canada, 2018).

El uso exclusivo del CBD para el tratamiento del insomnio, está asociado a su efecto ansiolítico. Un estudio demostró que dosis cercanas a los 75 mg/día de CBD podían mejorar la calidad del sueño en sujetos con trastorno de ansiedad asociado. Lo anterior, nos revela que, el CBD por sí sólo, no tiene un efecto hipnótico, pero sí puede mejorar el sueño al reducir los niveles de ansiedad en aquellos que padecen esta sintomatología (Shannon, 2019).

10.6.6 Trastorno depresivo mayor

Los factores genéticos, personales y ambientales juegan un papel significativo en el desarrollo del trastorno depresivo mayor. Éste puede presentarse a cualquier edad, aunque es más común que se desarrolle en la adolescencia y entre los 20 y 30 años, siendo más alto el riesgo en mujeres.

Este padecimiento forma parte de los trastornos del estado de ánimo en la clasificación del DSM-V. Es importante no confundirlo con un estado de tristeza temporal que comúnmente algunas personas llaman depresión. Existen criterios que deben tenerse en cuenta para su correcto diagnóstico (American Psychiatric Association, 2014).

Para poder determinar la presencia de un trastorno de depresión mayor, cinco (o más) de los siguientes síntomas deben aparecer al mismo tiempo durante dos semanas, representando un cambio en el modo de funcionar que tenía la persona, pérdida de interés en las cosas, pérdida de motivación o de placer:

•	Debe apreciarse un estado de ánimo deprimido gran parte del día, en casi todos los días.

•	Se aprecia una disminución del interés por las actividades que solían generar dicha emoción, durante casi todo el día, la mayor parte de los días.

•	Se produce una pérdida o aumento de peso.

•	Alteraciones en los hábitos del sueño, como insomnio o hipersomnia, casi todos los días.

•	Uno mismo y su entorno observan una mayor agitación o disminución psicomotora, casi todos los días.

•	La persona se siente fatigada, con falta de energía, o ambos, casi todos los días.

Lo que se debe saber

- Aparecen sentimientos de culpabilidad y de inutilidad excesivos.

- Dificultad para mantener la concentración o para tomar decisiones.

- Aparecen pensamientos relacionados a la muerte de forma recurrente, que pueden ser ideaciones suicidas sin un plan determinado por llevarlo a cabo, intentos de suicidio o meditaciones previas para llevar a cabo el suicidio.

También se deben cumplir los siguientes criterios:

1. La aparición de los síntomas genera un elevado malestar que ocasiona un deterioro en las diferentes áreas en las que se encuentra la persona, como laboral o social.

2. Los síntomas no pueden estar relacionados al consumo de una sustancia, a un efecto fisiológico o a una enfermedad médica.

3. El episodio depresivo no concuerda mejor con un diagnóstico del trastorno esquizoafectivo, esquizofrenia, esquizofreniforme, un trastorno delirante o cualquier otro trastorno no especificado de entre los trastornos psicóticos.

4. Nunca se ha dado un episodio maníaco o hipomaníaco.

El sistema endocannabinoide juega un papel importante en la regulación del estado de ánimo, por eso se cree que el cannabis medicinal puede tener potencial para reducir la sintomatología depresiva, principalmente cuando está asociada a dolor crónico. Es importante mencionar que, el consumo crónico de THC en adolescentes, se ha asociado a un incremento en el riesgo de padecer episodios depresivos, comparado con población no consumidora. También el riesgo de suicidio es mayor en aquellos con consumo pesado o trastorno por consumo de cannabis (Borges, 2016).

A pesar de lo anterior, es común que los usuarios de cannabis reporten el uso de éste como una ayuda para mejorar su depresión; sin embargo, no existen datos de ensayos clínicos controlados que demuestren el uso de cannabis o cannabis medicinal para el tratamiento del trastorno depresivo mayor (Borodovskya, 2018). Se han realizado diferentes estudios y se ha encontrado que el 82% de los pacientes con depresión reportaron que el cannabis medicinal resultó en *"mucho alivio o un alivio casi completo"* de la sintomatología depresiva (Kosiba, 2019).

La investigación que existe en humanos aún no es suficiente. En la mayoría de los ensayos clínicos que se han realizado para estudiar el efecto del cannabis medicinal en otros padecimientos importantes, como esclerosis múltiple o SIDA/VIH, se han valorado los síntomas depresivos como un resultado secundario. En estos ensayos los pacientes mencionan haber tenido una mejoría en su estado de ánimo; sin embargo, los síntomas depresivos no fueron el elemento primario a valorar, por lo tanto, estos estudios no presentan la validez para comprobar que el cannabis medicinal funciona como tratamiento para el trastorno depresivo mayor (Borodovskya, 2018).

Según estudios preclínicos realizados en distintas especies y variedades de roedores, se llega a la conclusión que el CBD induce efectos del tipo antidepresivo; el tratamiento es efectivo incluso para mejorar los síntomas tanto con la administración aguda como crónica de éste (Silote, 2019). Pero son necesarios ensayos clínicos controlados para poder estudiar el verdadero efecto del CBD contra el trastorno depresivo mayor.

Lo que es un hecho, y no hay que descartar debido a la falta de investigación científica, son los reportes de pacientes que de forma anecdótica refieren presentar una mejoría en el estado de ánimo cuando utilizan cannabis medicinal para tratar diferentes síntomas de las enfermedades que padecen, teniendo en cuenta que puede ser una excelente opción terapéutica coadyuvante cuando se suma al tratamiento médico de base. Mientras tanto, su utilización como tratamiento para el trastorno depresivo mayor continúa en investigación y, a la fecha, no está avalado por ninguna sociedad psiquiátrica del mundo.

10.6.7 Trastorno por consumo de cannabis

A pesar de los beneficios que ha presentado el cannabis a través de los años y que a la fecha se tiene más conocimiento de sus aplicaciones medicinales, sigue siendo considerado la sustancia de mayor consumo en los Estados Unidos de América.

Los reportes indican que los adolescentes, los estudiantes universitarios y los adultos jóvenes utilizan el cannabis como sustancia recreativa para pertenecer a un grupo social, experimentar o simplemente por disfrutarlo. Algunos otros lo utilizan para relajarse, manejar las cargas de estrés, depresión, ansiedad, y trastorno por estrés post-traumático (Patel, 2019).

En la más reciente edición del DSM-V, el abuso y la dependencia al cannabis fueron combinadas en un nuevo término, trastorno por consumo de cannabis.

Aún no se sabe con certeza el mecanismo fisiopatológico responsable de este trastorno, ya que no existe evidencia suficiente, hasta el día de hoy, que soporte que el sistema estriado dopaminérgico o los receptores de dopamina se encuentren involucrados como se presentan en el abuso de otras sustancias como el alcohol y los opioides (Kamp, 2019).

Debido al potencial de abuso del cannabis es importante que se investigue en la historia clínica previo a iniciar tratamiento con cannabinoides, si el paciente ha presentado abuso de sustancias, cómo se encuentra su salud mental, si presenta estresores ambientales y antecedentes familiares de abuso de sustancias y/o desórdenes mentales. A pesar de presentar un menor riesgo de abuso comparado al de los opioides, benzodiacepinas y alcohol, el cannabis continúa siendo una sustancia con el potencial para causar daños a la salud y al funcionamiento social y laboral (Patel, 2019). Sin embargo, es importante aclarar que el uso medicinal suele ser muy diferente al uso recreativo, comenzando con la diferencia que existe entre los productos de uso recreativo y las preparaciones de grado farmacéutico, las vías de administración, las dosis indicadas, el periodo de titulación y lo más importante, la finalidad con la que se administran los cannabinoides.

Se ha observado a través del tiempo que, los factores de riesgo más importantes para cambiar de un uso de cannabis a un trastorno por uso de cannabis son (Feingold, 2020):

- Los hombres presentan mayor riesgo que las mujeres
- Una edad de inicio temprana, antes de los veinte años
- Presentar trastornos mentales como: alteraciones del estado de ánimo, ansiedad y trastornos de la personalidad
- Diagnóstico concomitante de trastorno por consumo de alcohol, trastorno por consumo de tabaco o de otra sustancia
- Historia de tres o más eventos adversos traumáticos en la infancia

El trastorno por consumo de cannabis se define en el DSM-V como un patrón problemático del uso de cannabis que conduce a un desajuste o angustia clínicamente significativo y es manifestado por lo menos por dos de los siguientes puntos en un periodo de doce meses:

1. El cannabis es consumido a menudo en grandes cantidades o durante un periodo más largo de lo previsto.

Lo que se debe saber

2. Existe un deseo persistente o esfuerzos fallidos para reducir o controlar el consumo de cannabis

3. Se dedica una gran cantidad de tiempo a las actividades necesarias para obtener el cannabis, usar el cannabis o recuperarse de sus efectos.

4. Antojo, un fuerte deseo, o deseo de usar cannabis.

5. El consumo recurrente de cannabis provoca incumplimiento de las obligaciones en el trabajo, la escuela o el hogar.

6. Consumo continuo de cannabis a pesar de tener problemas sociales o interpersonales persistentes o recurrentes causados o exacerbados por los efectos del cannabis.

7. Las actividades sociales, ocupacionales o recreativas importantes son abandonadas o reducidas debido al consumo de cannabis.

8. Uso recurrente de cannabis en situaciones físicamente peligrosas.

9. El consumo de cannabis continúa a pesar del conocimiento de tener un problema físico o psicológico persistente o recurrente que probablemente haya sido causado o exacerbado por el consumo de cannabis.

10. Tolerancia, tal como se define por: (1) La necesidad de un aumento notable en el cannabis para lograr la intoxicación o el efecto deseado o (2) un efecto notablemente disminuido con el uso continuo de la misma cantidad de la sustancia

11. Abstinencia manifestada por: (1) El síndrome de abstinencia característico del cannabis o (2) el cannabis es consumido para aliviar o evitar los síntomas de abstinencia.

Presenta las siguientes especificaciones:

En remisión temprana - Después de que se cumplieron previamente los criterios completos para el trastorno por consumo de cannabis, ninguno de los criterios para el trastorno por consumo de cannabis se ha cumplido durante al menos tres meses, pero menos de doce meses (con la excepción del antojo).

En remisión sostenida - Después de que se cumplieron previamente los criterios completos para el trastorno por consumo de cannabis, ninguno de los criterios para el trastorno por consumo de cannabis se ha presentado en cualquier momento durante 12 meses o más (con excepción del antojo).

La severidad del trastorno se clasifica como leve, moderada o severa dependiendo si dos o tres, cuatro o cinco, o más de seis de los criterios arriba mencionados están presentes (Patel, 2019).

La prueba de identificación del trastorno por consumo de cannabis - revisada [CUDIT-R por sus siglas en inglés] es un breve instrumento de detección que comprende ocho preguntas, su puntuación va de cero a 32 puntos y evalúa patrones de consumo, abuso de cannabis, síntomas de dependencia y características psicológicas. Fue diseñado para identificar el uso problemático o dañino del cannabis en los últimos 6 meses, (Adamson, 2010), el cual en comparación con otros criterios de diagnóstico del DSM-IV, demostró una alta especificidad (90%) y sensibilidad (91%). Sin embargo, se aconseja que, debido a los cambios en los criterios diagnósticos y de clasificación, medidas destinadas a evaluar el riesgo de problemas o el consumo nocivo de cannabis, debe validarse de acuerdo con la nueva edición del DSM-V (Schultz, 2019).

A continuación, las preguntas que comprenden el CUDIT-R (Bonn-Miller, 2016):

¿Ha consumido cannabis en los últimos 6 meses? SÍ / NO

Lo que se debe saber

En caso afirmativo, por favor responda las siguientes preguntas acerca de su consumo de cannabis. Encierre en un círculo la respuesta más correcta para usted con relación a su consumo de cannabis en los últimos 6 meses:

1. ¿Qué tan seguido consume cannabis?

Nunca	Mensualmente o menos	2 - 4 veces al mes	2 - 3 veces a la semana	4 o más veces a la semana
0	1	2	3	4

2. ¿Cuántas horas estuvo intoxicado en un día típico en que había estado consumiendo cannabis?

Menos de 1	1 o 2	3 o 4	5 o 6	7 o más
0	1	2	3	4

3. ¿Con qué frecuencia durante los últimos 6 meses descubrió que no podía dejar de consumir cannabis una vez que empezó?

Nunca	Menos de un mes	Mensual	Semanal	Diario o casi diario
0	1	2	3	4

4. ¿Con qué frecuencia durante los últimos 6 meses no hizo lo que generalmente se esperaba de usted por usar cannabis?

Nunca	Menos de un mes	Mensual	Semanal	Diario o casi diario
0	1	2	3	4

5. ¿Con qué frecuencia en los últimos 6 meses ha dedicado su tiempo a obtener, usar o recuperarse del cannabis?

Nunca	Menos de un mes	Mensual	Semanal	Diario o casi diario
0	1	2	3	4

6. ¿Con qué frecuencia en los últimos 6 meses ha tenido un problema con su memoria o concentración después de haber usado cannabis?

Nunca	Menos de un mes	Mensual	Semanal	Diario o casi diario
0	1	2	3	4

Lo que se debe saber

7. ¿Con qué frecuencia usa cannabis en situaciones que podrían ser físicamente peligrosas, como manejar vehículos, operar maquinaria o cuidar niños?

Nunca	Menos de un mes	Mensual	Semanal	Diario o casi diario
0	1	2	3	4

8. ¿Alguna vez has pensado en reducir o dejar de consumir cannabis?

Nunca	Sí, pero no en los últimos 6 meses	Sí, durante los últimos 6 meses
0	2	4

Cabe aclarar que esta prueba es una herramienta de utilidad clínica para el diagnóstico del trastorno por consumo de cannabis en los últimos 6 meses. Un puntaje de 8 o más indica un uso de cannabis riesgoso, mientras que una suma de 12 o más puntos indica un posible trastorno por consumo de cannabis, en estos casos se debe dirigir al paciente con un especialista en el tema para realizar más pruebas e interrogatorios y de esta manera poder brindarle el tratamiento necesario (Adamson, 2010).

Es importante estar familiarizados con este trastorno, ya que es posible que una cantidad significativa de pacientes sean candidatos para el uso de cannabis medicinal para tratar síntomas específicos y deberán estar atentos a los puntos arriba mencionados para evitar a medida de lo posible presentar este trastorno.

10.7 Enfermedades neurológicas

En la actualidad, es sabido que el sistema endocannabinoide se encuentra ampliamente distribuido en el sistema nervioso central y está involucrado en el control y equilibrio de un gran número de procesos neurofisiológicos.

Desde 1838, William O´Shaughnessy importante médico irlandés, introdujo el cannabis a la medicina occidental, describiendo un notable éxito en el tratamiento de la epilepsia.

Hace ya varios años se ha estudiado el potencial neuro protector del cannabis, encontrando que es útil para padecimientos neurodegenerativos gracias a las propiedades antiinflamatorias, antioxidantes y anti excitotóxicas de los fitocannabinoides. Éstos no solamente ayudan a controlar los síntomas, sino que también ayudan a retrasar el progreso neurodegenerativo. No solamente desde el punto de vista neuro protector sino también se ha observado que asiste en la regeneración neural (Maurya, 2018).

Es importante recordar que no es necesario que el paciente sienta los efectos adversos del cannabis para pensar que la dosis es correcta. En la mayoría de los casos, la presencia de efectos displacenteros significa que se está administrando mayor cantidad de la necesaria para ese paciente en particular y habrá que regresar a la dosis anterior.

A pesar de la gran cantidad de investigación que se ha realizado alrededor del cannabis, aún se sabe muy poco de cómo funciona en nuestro cuerpo y de qué maneras nos puede ayudar para los trastornos neurológicos. A continuación, se mencionan algunos de los padecimientos más estudiados.

10.7.1 Cefaleas

Los dolores de cabeza o cefaleas constituyen el motivo de consulta neurológica más frecuente a nivel mundial y el segundo motivo de incapacidad superado únicamente por el dolor lumbar. Existe una clasificación extensa dividiéndose en cefaleas primarias y cefaleas secundarias. Las cefaleas primarias son en sí mismas una patología, ejemplos de ello la migraña; la cefalea tensional y la cefalea en racimos o en brotes. Las cefaleas secundarias son provocadas por causas subyacentes, como puede ser el caso de deshidratación, gripe, consumo excesivo de analgésicos, tumores cerebrales, sinusitis, síndrome de abstinencia, etc. Puede afectar a cualquier persona independientemente de su edad, raza y género.

Existen reportes históricos y publicaciones clínicas desde 1839 hasta 1937 que indican que el cannabis era utilizado como tratamiento profiláctico o preventivo, así como tratamiento abortivo (agudo) de las cefaleas. Para la profilaxis se utilizaba tintura, dos a tres veces al día durante semanas e incluso meses. Para el tratamiento agudo se indicaban mayores dosis y la vía de administración recomendada era inhalada para obtener un efecto más rápido (Lochte, 2017).

Con respecto a la migraña, el Dr. Ethan Russo ha postulado la hipótesis de que existen ciertos padecimientos debido a una deficiencia de endocannabinoides. En pacientes con migraña, los niveles séricos de anandamida, o de anandamida y 2-AG, están significativamente disminuidos, lo que podría deberse a un aumento en su destrucción. Debido a esto se comprende entonces el alivio que pueden aportar ciertos fitocannabinoides a los pacientes que sufren de ella (Russo, 2016).

El THC es la clave para reducir las migrañas, pero es muy importante que los productos recomendados también contengan CBD y preferentemente el terpeno linalol, ya que funciona sinérgicamente con los cannabinoides para ayudar a relajarse (Baron, 2018). En ocasiones, es necesario utilizar diferentes métodos de administración para conseguir un efecto terapéutico rápido desde el primer aviso del dolor, en especial de tipo migraña, así como la administración de una cápsula para una duración prolongada del mismo. La utilización de tópicos aplicados en la base del cráneo o en ambas sienes también suele ayudar a la pronta mejoría. En el caso de los pacientes con historia de migrañas crónicas, la administración de micro dosis, incluso en los días que no presenten dolor son de gran utilidad para prevenir la aparición de éstas.

El cannabis medicinal también es de gran ayuda para los pacientes con migraña crónica, no solamente por los efectos que tienen los cannabinoides en el dolor de cabeza como tal, sino en los síntomas acompañantes o facilitadores de la cefalea, como por ejemplo, náusea y vómito. (Okusanya, 2022)

Es necesario mencionar que el dolor de cabeza es un efecto adverso que mencionan algunos de los pacientes que consumen cannabis o están bajo tratamiento con cannabis medicinal (Health Canada, 2018). Aún es necesario contar con ensayos clínicos para determinar desde la evidencia científica la eficacia del cannabis medicinal en este padecimiento; sin embargo, es potencialmente un tratamiento prometedor para los pacientes que sufren de cefaleas primarias.

10.7.2 Enfermedades neurodegenerativas

Las enfermedades neurodegenerativas se caracterizan por una pérdida progresiva de la estructura o de la función de las neuronas localizadas en circuitos y áreas cerebrales específicas.

El mayor factor de riesgo es el envejecimiento, en el cual se presentan varios fenómenos que incluyen acumulación anormal de proteínas en el tejido cerebral (por ejemplo, proteína tau o alfa sinucleína), disfunción lisosomal, excitotoxicidad, estrés oxidativo y neuro inflamación, los cuales también son biomarcadores de este grupo de enfermedades (Kovacs, 2014).

Los cannabinoides han demostrado ser una opción prometedora por sus múltiples beneficios, como la actividad antioxidante, neuro protectora, antiinflamatoria, disminución de las citocinas proinflamatorias (TNF-α, IL-1β), reducción de la neuro inflamación, reducción de la excitotoxicidad y del daño celular oxidativo, por nombrar algunas. Los resultados hasta el día de hoy han sido obtenidos solamente a nivel preclínico (Giacoppo, 2014).

10.7.2.1 Enfermedad de Alzheimer

La enfermedad de Alzheimer es la forma más común de demencia en adultos mayores, tiene un comienzo lento y progresivo, con disminución de las funciones cognitivas, pérdida de la memoria y otras funciones mentales.

Se cree que la fisiopatología de esta enfermedad se debe a los depósitos en forma de placas de la proteína β-amiloide en regiones cerebrales específicas y acumulación intracelular de ovillos neurofibrilares hiperfosforilados de la proteína τ (tau), los cuales provocan una respuesta neuro inflamatoria localizada, comunicación interneuronal deficiente y muerte neuronal (Aymerich, 2018).

Al inicio de la enfermedad los pacientes manifiestan cambios en el comportamiento y del estado de ánimo. Incluso años antes de manifestar los síntomas cognitivos, pueden comenzar con ansiedad, depresión y cambios en el comportamiento social. Conforme avanza la enfermedad, presentan confusión, pérdida de la memoria a corto plazo, desorientación, dificultad para comunicarse, cambios en su personalidad, y en algunos casos, síntomas psicóticos.

Datos preclínicos sugieren que el sistema endocannabinoide sirve como un protector para la excitotoxicidad, el estrés oxidativo y la inflamación, todos ellos precursores de la enfermedad de Alzheimer (Health Canada, 2018).

Los medicamentos que actualmente se les administran a estos pacientes son exclusivamente sintomáticos, ya que hoy en día no existe un tratamiento curativo o que detenga el progreso de esta enfermedad. El tratamiento con cannabis medicinal para la enfermedad de Alzheimer parece ser prometedor, sin efectos adversos severos. Se basa en productos que contengan los dos cannabinoides principales: THC y CBD, ya que el objetivo es disminuir la inflamación, así como evitar la acumulación de las placas β-amiloides. En estudios preclínicos se observó que el THC inhibe la agregación de las placas β-amiloides inducida por la acetilcolinesterasa, mientras que el CBD reduce la producción in vivo de moléculas proinflamatorias gliales en el hipocampo después de la neuro inflamación inducida por el β-amiloide (Chiurchiù, 2018).

Como en otras patologías, se recomienda comenzar la titulación con dosis bajas de THC. Recordemos que estos pacientes son adultos mayores que pueden presentar mareos, dificultad para caminar o problemas de equilibrio, por lo cual es importante prevenir caídas o desencadenar ansiedad con altas concentraciones de este cannabinoide. Sin embargo, en diferentes estudios con pacientes se observaron resultados favorables, comenzando con dosis de 2.5 mg de THC al día, observando un aumento en el índice de masa corporal con una disminución en la calificación de la escala de agitación Cohen-Mansfield Agitation Inventory [CMAI por sus siglas en inglés, la cual evalúa la conducta de agitación en pacientes con déficit cognitivo], mejorando las puntuaciones de afecto negativo y de agitación física no agresiva. Otro estudio similar reportó beneficios en la actividad motora nocturna, el apetito, la agitación e irritabilidad, sin presentar efectos adversos (Russo, 2018).

Se recomienda ajustar la dosis según la respuesta que cada paciente presente al tratamiento. Incluso otros fitocannabinoides, como el CBD y THCa, también han demostrado eficacia, dependiendo del síntoma principal que se quiera tratar. Los productos que pueden ser eficaces para estos pacientes son aceites y cápsulas administrados por el personal que se encuentre a cargo de ellos.

Lo poco que se conoce hasta hoy es que el cannabis medicinal probablemente no sea un tratamiento curativo para la enfermedad de Alzheimer; sin embargo, promete ser una herramienta para mejorar la calidad de vida de estos pacientes, así como de sus familiares o cuidadores.

10.7.2.2 Esclerosis lateral amiotrófica

La esclerosis lateral amiotrófica es una enfermedad neurodegenerativa que progresa rápidamente. Su fisiopatología se basa en la pérdida de neuronas motoras de la corteza cerebral, tallo cerebral y médula espinal. Esta enfermedad neurológica es conocida también como la enfermedad de la neurona motora, enfermedad de Charcot o enfermedad de Lou Gehrig. Afecta principalmente a adultos entre los 40 y 70 años y se presenta comúnmente en hombres, aunque también existen casos en mujeres.

Aún no se entiende por completo la patogénesis de esta enfermedad; sin embargo, están implicados un número de mecanismos, incluyendo la acumulación de neurofilamentos

Lo que se debe saber

que conduce a inclusiones celulares a través del procesamiento defectuoso de proteínas, rotura del transporte axonal, excitotoxicidad mediada por neurotransmisores, estrés oxidativo, disfunción mitocondrial, e incluso neuro inflamación con una extensa activación microglial. Muchos de estos mecanismos pueden manipularse mediante la acción farmacológica de los agonistas de los receptores cannabinoides o por la manipulación de los niveles de cannabinoides endógenos según estudios preclínicos en roedores. (Pryce, 2015).

En el paciente, la muerte de las neuronas se traduce en una parálisis progresiva, la cual comienza como debilidad muscular y espasticidad. Eventualmente se desarrolla parálisis, interfiriendo con la habilidad de deglución, del habla, y termina con un fallo respiratorio y muerte en los primeros 3 a 5 años después de haber sido diagnosticada.

Lamentablemente, aún no existe un tratamiento efectivo para contrarrestar esta enfermedad, por lo que es necesario tener un equipo multidisciplinario para el cuidado, y mejorar la calidad de vida de estos pacientes, quienes en su gran mayoría busca mejoría en terapias alternativas.

Basado en los resultados positivos del tratamiento de la espasticidad en pacientes con esclerosis múltiple, se cree que el cannabis medicinal puede ser una herramienta más para mejorar el estado general de estos pacientes; sin embargo, aún no existen ensayos clínicos para comprobarlo.

La principal fuente de evidencia es la investigación experimental con animales de laboratorio, en donde se postuló que el aumento de los niveles de endocannabinoides es un mecanismo neuro protector endógeno en respuesta al proceso neurodegenerativo. Algunos resultados muestran que los cannabinoides presentan un efecto neuro protector, pero sugieren que los efectos benéficos podrían estar mediados por mecanismos que no corresponden a los receptores CB1, sino por la activación de los receptores CB2, lo cual supuestamente suprimen los procesos de neuro inflamación. Esto ocurre presuntamente en células activadas del sistema inmune como la microglía. La administración de un agonista selectivo del receptor CB2 al inicio de los signos neurológicos aumentó el intervalo de supervivencia después del inicio de la enfermedad en un 56%. Estos datos experimentales apuntan al rol potencial del sistema endocannabinoide como una vía terapéutica prometedora para el tratamiento de la esclerosis lateral amiotrófica; sin embargo, aún se necesita realizar más investigación al respecto (Pryce, 2015).

La evidencia clínica que se tiene se limita al reporte anecdótico de los pacientes que han intentado mejorar su condición con el consumo auto recetado de cannabis en forma natural, los cuales reportaron efectividad moderada para reducir los síntomas, como pérdida de apetito, depresión, dolor, espasticidad y sialorrea (Amtmann, 2004).

La dosis de cannabis medicinal debe ser ajustada a un nivel confortable para estos pacientes, quienes presentan efectos fisiológicos benéficos cuando se administran cannabinoides en su forma natural. La mayoría de los pacientes con esclerosis lateral amiotrófica comúnmente encuentran el dronabinol (THC sintético) demasiado sedante, lo asocian con demasiados efectos psicoactivos y no lo consideran un sustituto apropiado del cannabis en su forma natural (Bedlack, 2015).

Dependiendo del síntoma principal que se quiera tratar, se debe escoger concentración de cannabinoides. De este modo, si el paciente presenta dolor y espasticidad, se puede recomendar un cultivar con mayor concentración de THC. En cambio, si lo que necesita es presentar menor ansiedad, un cultivar con mayor concentración de CBD será ideal, según los reportes anecdóticos de ciertos pacientes.

10.7.3 Epilepsia

La epilepsia es uno de los desórdenes más comunes del sistema nervioso central. Se caracteriza por una actividad neuronal anormal y convulsiones recurrentes. Esta condición afecta también el sistema cognitivo, También puede causar déficit cognitivo, depresión, ansiedad y afectar significativamente la calidad de vida de estos pacientes. Las crisis epilépticas se clasifican según su inicio ya sea en focal, generalizado y desconocido. La mayoría de los pacientes con epilepsia responden adecuadamente a los fármacos antiepilépticos, sin embargo, cerca de un tercio de las personas con esta enfermedad no mejoran con el uso de dos o más fármacos anticrisis. Esta condición se conoce como epilepsia refractaria y se ha convertido en un reto terapéutico para neurólogos y epileptólogos. La administración de productos con cannabinoides representa un gran beneficio en el tratamiento de diferentes tipos de epilepsia refractaria, tanto en pacientes pediátricos como en adultos.

Debido a la abundante localización de receptores cannabinoides en el sistema nervioso central, se han llevado a cabo investigaciones preclínicas para estudiar cuáles son los mecanismos de acción de los fitocannabinoides. Se sabe que el THC activa los receptores CB1, actuando en la bomba de iones de calcio en las neuronas presinápticas, disminuyendo potencialmente las crisis convulsivas de tipo grand mal, o generalizadas. Sin embargo, también se ha observado, que en ocasiones grandes dosis de THC presenta un efecto pro-convulsivo en roedores de laboratorio.

El mecanismo de acción del CBD aún no se conoce por completo, se cree que modifica diferentes mecanismos, como los canales iónicos y los receptores acoplados a proteína G (Ali, 2019). La capacidad del CBD de reducir las convulsiones se ha asociado por lo menos a algunos de los siguientes mecanismos: estimulación de los receptores 5-HT1A; inhibición de la liberación del glutamato; inhibición de la recaptura de noradrenalina, dopamina y adenosina; estimulación de los receptores de glicina; y estimulación y desensibilización de los receptores transitorios TRPA1, TRPV1 y TRPV2 (Ružić Zečević, 2018).

A pesar de que aún no se sabe bien cuál es el mecanismo de acción del CBD para este padecimiento, se ha demostrado en diferentes estudios a nivel clínico que la administración conjunta de CBD con los medicamentos antiepilépticos disminuye la frecuencia de las convulsiones en un gran porcentaje de los pacientes (Fraguas-Sánchez, 2018). Su utilización ha sido de gran ayuda, principalmente en las encefalopatías epilépticas y del desarrollo, las cuales engloban una serie de síndromes en los cuales los pacientes presentan discapacidad intelectual y epilepsia. El síndrome de Lennox-Gastaut y el síndrome de Dravet son claros ejemplos de epilepsia refractaria, ambos clasificados de gran severidad y caracterizados por un pobre pronóstico neurológico. Debido a los diferentes sitios de acción de los cannabinoides, además de disminución en la frecuencia de crisis epilépticas, el CBD también ha mostrado mejoría en el comportamiento, estado de ánimo, patrón de sueño estado de alerta y habilidades motoras de estos pacientes (Hussain, 2015).

Debido a que la mayoría de los pacientes con Síndrome de Lennox Gastaut y de Dravet se diagnostican durante la infancia, un gran número de ensayos clínicos se han limitado a usar productos con CBD puro. Las dosis publicadas en la literatura oscilan entre 5 y 20 mg/kg/día de CBD, sin embargo, se recomienda el inicio con dosis bajas e incrementarlas progresivamente según la respuesta del paciente. Actualmente se están llevando a cabo varios estudios clínicos con diferentes fitocannabinoides para comprobar su eficacia en epilepsia refractaria. Tal es el caso del THCa, THCv y CBDv (Ružić Zečević, 2018).

Es importante mencionar que el tratamiento deberá ser con cannabis medicinal que presente alta concentración de CBD, no con CBD extraído del cáñamo, ya que éste no va a contener todo el perfil de fitocannabinoides y terpenos para realizar el efecto sinérgico necesario.

Es recomendable pedirle al paciente estudios de laboratorio frecuentes para revisar los niveles séricos de los fármacos anticonvulsivos, especialmente de ácido valproico y clobazam, ya que los cannabinoides compiten con algunos medicamentos anticonvulsivos, modificando sus niveles séricos y acelerando la aparición de algunos efectos no deseados.

10.7.4 Esclerosis Múltiple

La esclerosis múltiple es una enfermedad desmielinizante del sistema nervioso central cuyos órganos principalmente afectados, son el cerebro, la médula espinal y el nervio óptico.

Se presenta con mayor frecuencia en mujeres entre 20 y 50 años, con síntomas variables dependiendo de la topografía de las lesiones. Los síntomas incluyen: alteraciones cognoscitivas en diferentes dominios, síntomas oculares como disminución de agudeza visual, o alteraciones en los movimientos oculares, síntomas del habla y la deglución, síntomas relacionados con la función motora como debilidad espasticidad, temblores, ataxia y alteraciones en la marcha; así como también problemas para controlar los esfínteres, estreñimiento, urgencia intensa de orinar, etc.

El tratamiento está basado principalmente en terapia inmunomoduladora para mitigar el daño al tejido nervioso y en terapia sintomática atendiendo a las necesidades de cada paciente. Debido a esto, se prescriben una gran cantidad de medicamentos que en muchas ocasiones terminan causando más daño debido a su toxicidad (Nielsen, 2018). Existen múltiples opciones terapéuticas con evidencia clínica, tanto en el ámbito modificador de la enfermedad, como en el manejo sintomático, dentro de estas últimas se encuentra el cannabis medicinal. Los cannabinoides se encuentran aprobados en varios países para el manejo de la espasticidad y el dolor asociado en esclerosis múltiple tanto en aerosol bucal como en extracto oral. Estudios como el MUSAC han arrojado la evidencia suficiente para esa recomendación que hace parte de las guías de la academia americana de neurología en lo que respecta a terapias complementarias en esclerosis múltiple

Los cannabinoides han demostrado que pueden tener un efecto de mejoría sobre los espasmos y el dolor muscular, disminuyen el tono muscular y pueden mejorar, dado lo anterior, la movilidad en algunos pacientes, consiguiendo así una mejor calidad de vida (Nielsen, 2018).

Actualmente existe un medicamento ampliamente aceptado por la comunidad médica para el tratamiento de los pacientes que cursan con dolor crónico debido a esclerosis múltiple. Fue desarrollado por un laboratorio británico y es conocido como nabiximols (nabiximoles), en presentación de aerosol sublingual, a base de extractos de cannabis y con un contenido de cantidades similares de THC y CBD (2.7 mg y 2.5 mg por µL). (CADTH, 2016)

Anecdóticamente, los productos tópicos que contengan tanto THC como CBD pueden ser de utilidad, ya que ayudan a producir relajación localmente sin riesgo de los efectos psicoactivos. De acuerdo con la experiencia de algunos pacientes, las sales de baño infundidas con cannabis pueden facilitar la relajación generalizada, cabe mencionar que no existen estudios clínicos al respecto.

Es importante distinguir cuál es el síntoma principal que está afectando más al paciente, ya que cada paciente es diferente. Habrá personas para quienes el dolor sea lo más significativo, mientras que para otras posiblemente sea la movilidad o el poder dormir. Dependiendo de esto será la concentración de cannabinoides utilizada. Para síntomas como espasmos musculares, se puede comenzar con preparaciones de aceites oromucosos que contengan CBD, e ir aumentando el porcentaje de THC según cada paciente, mientras que para mejorar la calidad del sueño o disminuir los dolores, habrá que buscar presentaciones con mayor porcentaje de THC o combinación THC:CBD (Nielsen, 2018). Hay que recordar que los terpenos también juegan un papel muy importante debido a la sinergia con los cannabinoides.

10.7.5 Lesión cerebral traumática, encefalopatía traumática crónica

En las lesiones cerebrales traumáticas, el mecanismo del golpe inicial produce una disrupción mecánica inmediata del tejido cerebral. Esta lesión primaria consiste en una contusión, ruptura de vasos sanguíneos y edema cerebral, muerte celular necrótica localizada, así como daño axonal difuso, lo cual puede resultar en degeneración de la materia blanca cerebral. La necrosis y la muerte celular apoptótica en las áreas de la contusión y la penumbra alrededor del área golpeada son mecanismos secundarios del daño, los cuales comienzan a los pocos minutos de haber sucedido el trauma y continúan por días e incluso meses (Schurman, 2017).

Los efectos cerebrales deletéreos inducidos por una lesión cerebral traumática incluyen una combinación de daños primarios y secundarios debido a la toxicidad del glutamato, el estrés oxidativo, el desequilibrio iónico y metabólico, la inflamación y la isquemia.

Los efectos neuro protectores y antioxidantes de los cannabinoides son particularmente relevantes en su habilidad para contrarrestar la excitotoxicidad del glutamato, lo cual lleva a la muerte neuronal después de una lesión cerebral traumática (Russo, 2018).

Los individuos con antecedentes de lesión cerebral traumática o lesión de la médula espinal comúnmente experimentan síntomas crónicos que incluyen dolor, insomnio, espasticidad y desórdenes del estado de ánimo que afectan su calidad de vida (Hawley, 2018).

Los cannabinoides presentan un gran potencial terapéutico en la lesión cerebral traumática; sin embargo, en estudios preclínicos y clínicos se ha encontrado evidencia que presenta el THC como neuro protector cuando se administra antes de un trauma. Por otra parte, el CBD presenta propiedades antiinflamatorias a pesar de que no se une a los receptores CB1 y CB2. Éste activa los receptores acoplados a proteína G (GPR55), inhibe el transportador de nucleótido 1, inhibe los canales de sodio y produce un aumento en las concentraciones de adenosina extracelulares que consecuentemente disminuirán las células inflamatorias a través del receptor de adenosina A2A. Este fitocannabinoide presenta un futuro prometedor, por lo que es necesario continuar realizando investigación de la respuesta neuro inflamatoria en la lesión cerebral traumática

(Schurman, 2017). En ratones y ratas de laboratorio con lesión cerebral traumática provocada y tratados con cannabinoides sintéticos, pudo observarse un incremento en recuperación neuroconductual, al igual que inhibición en la producción del factor de necrosis tumoral α, aumento de la sinaptogénesis y recuperación parcial del tracto espino cortical (Magid, 2018).

El término encefalopatía traumática crónica se utilizaba para describir los déficits neurológicos de los ex-boxeadores debido al trauma repetitivo por golpes en la cabeza. Actualmente el término se utiliza para definir un diagnóstico neuropatológico asociado con lesiones repetitivas en la cabeza. El hallazgo que la define consiste en la acumulación de la proteína τ (Tau) hiperfosforilada en las neuronas y astrocitos distribuidos en la perivasculatura de las profundidades de los surcos corticales (Buckland, 2019).

Se ha descrito también la presencia de ovillos neurofibrilares en las capas corticales superficiales y en el hipocampo, así como depósitos de β-amiloide y α-sinucleína en las autopsias de las personas que lo padecieron. Actualmente se ha visto este tipo de daño no sólo en los boxeadores sino también en los jugadores de fútbol americano y otros deportes de contacto. Los síntomas premonitorios incluyen demencia, cambios en la personalidad, ira y problemas de atención; sin embargo, estos pacientes presentan también cefalea, náusea, insomnio, mareos, agitación, abuso de sustancias y síntomas psicóticos, los cuales anecdóticamente han sido tratados exitosamente con ciertos cultivares de cannabis combinando THC y CBD (Russo, 2018).

El CBD ha demostrado presentar propiedades antiinflamatorias y antioxidantes, por lo que es el cannabinoide de elección para este grupo de pacientes. Cabe mencionar que es preferible utilizar productos extraídos de la planta de cannabis y no el compuesto aislado. Los productos más recomendables son los que contengan una concentración mayor de este cannabinoide.

10.7.6 Trastorno del espectro autista

El trastorno del espectro autista es considerado como un trastorno del neurodesarrollo. Se puede presentar en cualquier grupo racial, étnico y socioeconómico, y es hasta 4.5 veces más frecuente en niños que en niñas. Lamentablemente no se conoce la causa, pero se cree que influyen múltiples factores, tanto genéticos, como ambientales y biológicos. Algunos de éstos son la edad de los padres, el ambiente materno-fetal (situaciones de estrés), eventos perinatales (sufrimiento fetal), exposiciones de la madre durante el embarazo a ciertos medicamentos (ácido valproico, inhibidores selectivos de la recaptura de serotonina), uso de tabaco y alcohol, mala nutrición materna, así como niveles bajos de vitamina D, hierro, zinc y cobre, ya que éstos son muy importantes para el correcto desarrollo del sistema nervioso del feto. También se ha descrito la relación de esta condición con la administración de algunas vacunas, y la exposición a algunos productos tóxicos (pesticidas, metales pesados), etc. (Bölte, 2019).

En el DSM-V está clasificado el trastorno del espectro autista, el cual incluye al trastorno autista, trastorno generalizado del desarrollo no especificado, trastorno desintegrativo infantil y síndrome de Asperger.

Los síntomas centrales son una deficiencia persistente en comunicación social; patrones de conducta, de intereses o de actividades restringidos y repetitivos; y discapacidad intelectual. Se acompaña en muchas ocasiones por otros signos y síntomas, como hiperactividad, cefaleas crónicas, irritabilidad, agresión hacia ellos mismos y hacia los demás, epilepsia, problemas de sueño, enfermedad inflamatoria intestinal, ansiedad, depresión, entre otros. Aún no existe un tratamiento efectivo para los síntomas centrales de estos trastornos (Poleg, 2019). En este grupo de enfermedades se ve afectada toda la familia y no solamente la persona que lo padece, ya que en la mayoría de los casos estas familias tienden a aislarse socialmente.

Es muy importante que el diagnóstico se realice lo más temprano posible, de esta manera se puede llegar a mejorar considerablemente el desarrollo del niño. Lo ideal es un diagnóstico antes de los 18 meses de nacimiento, por lo que es de gran importancia que los padres conversen con el pediatra si tienen dudas.

A pesar de las controversias legales y éticas acerca de la administración de cannabis medicinal a menores de edad, en la actualidad existe una gran cantidad de pacientes a los que se les administran cannabinoides como tratamiento de estos trastornos y se ha observado una gran mejoría a nivel clínico. Sin embargo, existe una gran falta de conocimiento respecto al perfil de seguridad, así como a los síntomas específicos que mejoran comúnmente con el tratamiento de cannabis medicinal (Bar-Lev Schleider, 2019), por lo que es necesario continuar realizando más estudios clínicos.

El CBD ha sido de gran utilidad en estos pacientes gracias a sus propiedades anticonvulsivas, sedantes, antipsicóticas, antiinflamatorias, neuro protectoras y antioxidantes. Su utilidad también podría tener relación en su interacción con diversos sistemas de señalización no cannabinoide como el receptor TRPV2, el cual juega un papel importante en la regulación de la secreción de oxitocina y vasopresina; inhibe la degradación enzimática y la recaptura de anandamida, por lo que los niveles de ésta permanecen elevados; ejerce una actividad agonista en los receptores 5-HT1a (Poleg, 2019). Todo esto influye tanto en la fisiopatología del trastorno debido a los bajos niveles de anandamida que se han observado en niños con trastorno del espectro autista, como en el adecuado desarrollo de las funciones sociales de estos pacientes (Aran, 2019).

El tratamiento con cannabis medicinal para pacientes con diagnóstico de autismo se basa principalmente en productos con un alto porcentaje de CBD, ya que no solamente ayudan a controlar los síntomas centrales, sino que también ayudan a mejorar los dolores crónicos, la enfermedad intestinal inflamatoria, problemas para dormir, irritabilidad, agresividad, ansiedad, epilepsia y protege al cerebro de futuros daños. No es un tratamiento curativo, pero ayuda al control de los síntomas y mejora exponencialmente la calidad de vida tanto del paciente como de la familia y sus seres queridos.

Se debe tener presente que en la práctica clínica se ha observado que los pacientes pueden manifestar estimulación del sistema nervioso cuando se administran dosis bajas de CBD, algo que se debe evitar. Por el contrario, las dosis altas presentan un efecto sedativo. Existen casos de pacientes en los que los síntomas mejoran considerablemente, también pueden existir pacientes a los que no les funcione o incluso en algunos casos los síntomas lleguen a empeorar. Es importante hacerles saber de antemano a los padres, como es el caso con cualquier medicamento, que nada es cien por ciento efectivo. Habrá que comenzar con dosis mínimas e ir aumentando según sea la respuesta.

Cabe mencionar que muchos de estos pacientes se encuentran medicados también con fármacos antipsicóticos, antiepilépticos, hipnóticos, sedantes y antidepresivos, cuyas dosis podrán ajustarse con el tiempo, con posibles reducciones en las dosis según la evolución de cada paciente.

Los productos más recomendados, debido a que un gran número de pacientes se encuentran en edad pediátrica son los aceites con una alta concentración de CBD o con una relación THC 1:20 CBD y comenzar con 0.05 ml vía sublingual cada 8 horas e ir aumentando la dosis conforme se vaya observando mejoría (Bar-Lev Schleider, 2019).

Se ha mencionado anecdóticamente que los fitocannabinoides ácidos (THCa y CBDa) pueden ayudar a mejorar la atención, el habla, los trastornos del sueño, aumentar el apetito, disminuir la ansiedad y la agresividad. Éstos son administrados conjuntamente en el caso de no observar mejoría solamente con el aceite de CBD para favorecer el efecto sinérgico. Los terpenos que podrían favorecer a estos pacientes son el linalol, pineno, limoneno, mirceno y β-cariofileno principalmente, sin embargo, aún no existen estudios clínicos que respalden esto.

10.7.7 Trastornos del movimiento

Los trastornos del movimiento se clasifican en dos grandes grupos, aquellos que se caracterizan por movimientos lentos llamados hipocinéticos como la enfermedad de Parkinson y parkinsonismos secundarios y aquellos en los que predomina un exceso de movimientos como temblor, tics, distonías, corea, mioclonías, etc. y que son llamados hipercinéticos.

Tanto estudios preclínicos como clínicos han mostrado los efectos benéficos del CBD en el tratamiento de los trastornos del movimiento, debido a sus propiedades antiinflamatorias y antioxidantes, ya que estos dos componentes se encuentran ligados a la patogénesis de varios de estos trastornos (Peres, 2018).

10.7.7.1 Distonías

Las distonías son un tipo de trastorno de alteración extrapiramidal caracterizada por contracciones musculares sostenidas o intermitentes que provocan movimientos y posturas anormales acompañadas frecuentemente de dolor e incapacidad para realizar ciertas funciones. Estos pacientes presentan también algunos signos y síntomas psiquiátricos y sensoriales. Pueden ser primarias como algunas distonías genéticas o como síntoma de alguna otra condición subyacente como enfermedad de Huntington o exposicional (Koppel, 2015).

El tratamiento se basa en tratar los síntomas, principalmente se aplica toxina botulínica intramuscular en el sitio afectado, terapia con anticolinérgicos, con dopaminérgicos y en algunos casos seleccionados, estimulación cerebral profunda.

Se han realizado diferentes estudios y existen reportes de casos en la literatura médica de pacientes a los cuales los tratamientos actuales no son suficientes y presentan mejoría tanto en los síntomas motores como en el dolor al incorporar cannabinoides (Saft, 2018; Koppel, 2015), se cree que esto es debido a la gran cantidad de receptores cannabinoides localizados en el los núcleos basales, sistema involucrado en la fisiopatología de la distonía, así como receptores cannabinoides localizados en las vías del dolor tanto ascendentes como descendentes (Mascia, 2019).

Como en cualquier paciente candidato al uso de cannabinoides es importante comenzar con una historia clínica completa y posteriormente una correcta titulación para llegar a la dosis adecuada de cannabinoides, respecto al síntoma que se desee tratar para esto se deberá comenzar el tratamiento con aceite oromucoso con un porcentaje mayor de CBD e ir valorando la respuesta del paciente.

Lo que se debe saber

A pesar de la poca cantidad de reportes que existen en la literatura médica, es necesario continuar estudiando los cannabinoides en este tipo de trastorno, ya que puede ayudar al tratamiento de ciertos síntomas y mejorar la calidad de vida en estos pacientes.

10.7.7.2 Enfermedad de Parkinson

La enfermedad de Parkinson es considerada una enfermedad crónica neurodegenerativa del sistema nervioso central que presenta síntomas motores y no motores.

Se cree que tanto factores genéticos como ambientales son los responsables de este padecimiento, en el cual se presenta una pérdida progresiva de las neuronas dopaminérgicas localizadas en la sustancia nigra, así como la presencia de inclusiones intracelulares llamadas cuerpos de Lewy, que están formados por agregados insolubles de proteína α-sinucleína anormalmente plegada (Martínez-Fernández, 2016). Al parecer, son varios los mecanismos responsables de la degeneración selectiva de las neuronas dopaminérgicas, incluyendo el estrés oxidativo, la disfunción mitocondrial, la excitotoxicidad, así como la neuro inflamación. Recientemente se ha encontrado que también juega un papel muy importante el sistema autoinmune, ya que se han identificado autoanticuerpos dirigidos hacia antígenos asociados con la enfermedad de Parkinson (Chiurchiù, 2018). Se ha estudiado que en estos pacientes los receptores CB2 se encuentran elevados en las células de la microglía, reclutadas y activadas en los sitios donde se han formado las lesiones en la sustancia nigra (Maurya, 2018).

La evidencia de la utilidad del cannabis medicinal en Parkinson ha tenido un crecimiento importante. Se tienen conocimientos que los productos con alta concentración de CBD son de ayuda para disminuir algunos de los síntomas que presentan estos pacientes incluyendo ansiedad, trastorno de sueño REM (rapid eye movement, por sus siglas en inglés), y síntomas del espectro psicótico. Dosis altas alrededor de 20 mg/kg/día han mostrado mejoría en escalas motora. Debido a sus propiedades neuro protectoras, así como antioxidantes e inmunorreguladoras se presume un rol en la evolución de la enfermedad aún en investigación. Se pueden utilizar ciertos productos con bajo contenido de THC, el cual también presenta propiedades neuro protectoras mediante la restauración dependiente del PPARγ del material mitocondrial (Maurya, 2018). Éste también puede ayudar con la rigidez, pero deberá administrarse con cautela, ya que algunos pacientes pueden llegar a presentar cierto grado de excitabilidad, por lo que síntomas como temblor se puede exacerbar transitoriamente.

Las presentaciones en aceites facilitan la titulación correcta, una vez obtenida la dosis óptima para el paciente se puede pasar a cápsulas. Para un efecto más rápido se pueden vaporizar flores de cannabis que presenten mayor concentración de CBD. Los parches transdérmicos pueden ser una opción para conseguir una liberación continua y prolongada de cannabinoides, aunque aún no existen estudios científicos que lo comprueben.

Sin lugar a duda, el cannabis medicinal mejora la calidad de vida de estos pacientes, gracias a las propiedades ansiolíticas, antidepresivas y antipsicóticas del CBD, la evidencia para síntomas recientes está en desarrollo con resultados preliminares prometedores (Peres, 2018).

10.8 Dolor crónico

El dolor crónico afecta a cerca de 2 mil millones de personas en todo el mundo y se asocia con un deterioro de la función física y emocional, una participación reducida en actividades sociales y vocacionales, y la percepción de una menor calidad de vida (Bhaskar, 2021).

El dolor es definido por la Asociación Internacional para el Estudio del Dolor (International Association for the Study of Pain, IASP por sus siglas en inglés) como una experiencia sensorial y emocional desagradable asociada o similar a la asociada con daño tisular real o potencial (Raja, 2020).

Es una de las manifestaciones más importantes de alerta para el cuerpo humano y sigue siendo la indicación más ampliamente aceptada para el uso de cannabis medicinal.

El dolor crónico primario se define como dolor en una o más regiones anatómicas presente diario o casi diario y que afecte la calidad de vida del individuo durante más de tres meses (Treede, 2019). Debido a esto es que, en el caso de dolor crónico, éste ya no representa el síntoma de un problema o de una enfermedad, más bien debe ser considerado y tratado como el padecimiento que está afectando al paciente.

El dolor crónico secundario es una entidad donde el dolor es un síntoma ligado a otras enfermedades.

En mayo del 2019 la OMS lanzó la nueva clasificación del dolor crónico incorporada a la Clasificación Internacional de Enfermedades abreviada como CIE-11, la cual divide al dolor crónico en siete grupos:

1. Dolor crónico primario

2. Dolor crónico por cáncer u oncológico

3. Dolor crónico postquirúrgico o post-traumático

4. Dolor crónico neuropático

5. Dolor orofacial y cefalea

6. Dolor visceral crónico

7. Dolor crónico musculoesquelético

Existen diferentes estudios donde se dice que la administración de fitocannabinoides mejora la sintomatología del dolor crónico, pudiendo ser éste causado por diferentes factores, como dolor neuropático, dolor oncológico, y dolor nociplástico. (Zaami, 2018; Fitzcharles, 2021).

A la fecha, no se ha registrado en ensayos clínicos, aunque sí en investigaciones preclínicas, la eficacia de los cannabinoides en la disminución del dolor agudo inducido por un mecanismo pronociceptivo activado por el sistema endocannabinoide en la médula espinal. Su utilidad se limita exclusivamente al tratamiento del dolor crónico y la espasticidad dolorosa (Maurya, 2019).

Los receptores endocannabinoides se encuentran localizados en los tres niveles del procesamiento del dolor, como se observa en la figura 29.

-En la periferia se localizan receptores CB1 tanto en las terminaciones nerviosas sensoriales periféricas, así como en los ganglios de las raíces dorsales, los cuales también presentan receptores CB2.

-En la médula espinal los receptores CB1 se localizan alrededor del canal central medular, en el funículo dorsolateral y en la asta dorsal superficial. Los CB2 se encuentran en las células gliales altamente restringidas a la región lumbar de la médula espinal.

Lo que se debe saber

-A nivel supraespinal los receptores CB1 se encuentran ampliamente distribuidos en zonas del cerebro involucradas en el procesamiento, percepción y modulación del dolor, como son: tálamo, amígdala, sustancia gris periacueductal, núcleo parabraquial y el bulbo rostral ventromedial. También están presentes en el núcleo caudado, putamen, ganglios basales, hipotálamo y cerebelo. Los receptores CB2 se localizan en algunas neuronas del tallo cerebral y en las células gliales del cerebelo y la corteza.

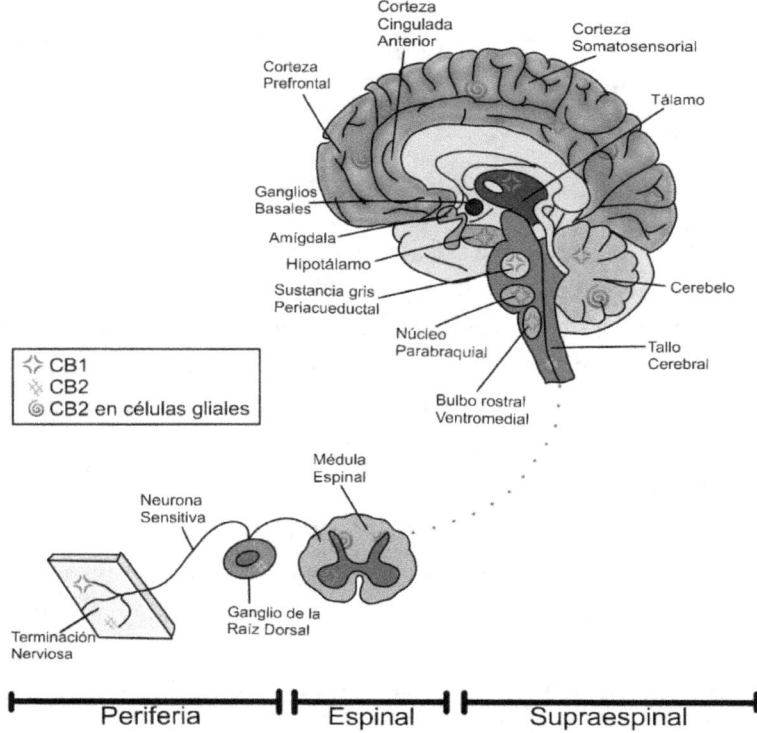

Figura 29. Distribución de receptores cannabinoides a lo largo de las vías del dolor [ac]

La distribución de los receptores CB1 y CB2 en regiones involucradas en la transducción, transmisión, percepción y modulación del dolor proporciona la base anatómica para explicar la capacidad de los cannabinoides para disminuir el dolor (Starowicz, 2017).

Es importante recordar que el tratamiento con cannabinoides debe ser individualizado según la historia clínica de cada paciente y aún no existe una dosis estandarizada que haya demostrado eficacia en todos los pacientes por lo que es importante una adecuada titulación. La elección del cannabinoide en el dolor crónico depende de la sintomatología del paciente y de los antecedentes.

10.8.1 Dolor oncológico

El dolor de tipo oncológico se define por dolor a causa del cáncer mismo, es decir por el tumor primario o las metástasis, o por su tratamiento, ya sea quimioterapia o radioterapia (Treede, 2019). Es producido por varias causas, como inflamación, lesión neural manifestada como neuropatía periférica o invasión mecánica de hueso u otras estructuras sensibles al dolor. Se caracteriza por ser un dolor severo, persistente y frecuentemente resistente al tratamiento con opioides (Shin, 2019).

El cannabis medicinal debe ser considerado como parte de la terapia en pacientes con dolor de origen oncológico que no presentan suficiente efecto analgésico por parte de los opioides (Perrot, 2018). Se ha demostrado en modelos animales un efecto sinérgico en el tratamiento combinado de opioides y cannabinoides, especialmente cuando se utilizan menores cantidades de opioides junto con THC (Urits, 2019). Actualmente se está utilizando clínicamente un aerosol bucal que contiene THC y CBD en el tratamiento del cáncer si el tratamiento con opioides no es eficaz. Los estudios han demostrado que es eficaz para un uso prolongado y no produce resistencia a los medicamentos (Bathula, 2023).

Donde varios estudios coinciden es que el cannabis medicinal es de gran ayuda para mejorar la calidad del sueño en los pacientes que presentan dolor crónico debido al cáncer (Urits, 2019).

Los cannabinoides son de utilidad para los pacientes con cáncer que presenten síntomas con un impacto severo en la calidad de vida y funcionalidad, estos están relacionados con trastornos del sueño, cambios emocionales estrictos (ansiedad, depresión), náuseas, vómito, fatiga, disminución o pérdida del apetito (Síndrome de anorexia - caquexia) y/o dolor por lo cual el consumo de opioides potentes puede elevarse, generando efectos secundarios severos. Los investigadores han llegado a la conclusión de que el cannabis parece ser una opción la cual mostró signos tempranos de eficacia analgésica, bien tolerada, y segura en pacientes con enfermedades malignas avanzadas e incurables, así como para otros síntomas asociados con el cáncer (Bathula, 2023).

Dependiendo del estadio de la enfermedad, localización y condición clínica, el paciente requiere un tratamiento multimodal orientado al tipo de cáncer y el mecanismo de dolor y por supuesto uso de coadyuvantes como antiinflamatorios no esteroides (AINES), ansiolíticos, anti neuropáticos, medidas no farmacológicas como intervencionismo en dolor, terapias psicológicas y aún al no presentar respuesta, se encuentra la opción terapéutica segura del cannabis medicinal, que se puede usar simultáneamente con los otros tratamientos teniendo en cuenta la condición clínica y los síntomas claros que se buscan controlar (Abrams, 2019).

10.8.1.1 Dolor neuropático oncológico

El dolor neuropático oncológico más frecuente es la neuropatía periférica post-quimioterapia, esta se manifiesta con dolor principalmente en las manos y los pies. Las deficiencias son mayormente sensitivas, como pérdida de la sensibilidad, hiperalgesia y alodinia, y no tanto motoras. Este daño es causado por los agentes quimioterapéuticos de los grupos platinos, alcaloides de la vinca y taxanos. Sin embargo, a pesar de haber terminado el tratamiento quimioterapéutico, un 30 - 40% de los pacientes persisten con el dolor durante 6 meses o más (Blanton, 2019). Se ha estudiado en animales de laboratorio que los cannabinoides no solamente ayudan en el tratamiento de la neuropatía inducida por estos agentes quimioterapéuticos, sino que también ayudan a prevenir el daño que estos llegan a ocasionar, por lo que es importante considerar en un futuro el uso de cannabinoides como un tratamiento preventivo en aquellos pacientes que vayan a recibir este tipo de tratamientos (Abrams, 2019).

Actualmente se está llevando a cabo una gran cantidad de estudios a nivel preclínico para comprobar el beneficio terapéutico del cannabis medicinal en los pacientes que presentan dolor inducido por quimioterapia.

Los pacientes reportan de manera anecdótica una reducción del dolor causado por la neuropatía periférica incluso con la aplicación de productos tópicos como cremas o lociones que contengan igual proporción de THC y CBD. Los productos que se utilizan para comenzar a dosificar a los pacientes son los aceites aplicados en la oromucosa debido a la facilidad de su administración y rápida absorción, con una proporción THC - CBD 1:1 en caso de que los pacientes ya tengan experiencia previa con cannabis, de lo contrario siempre es recomendable iniciar el tratamiento utilizando mayor cantidad de CBD para permitir que el paciente comience a reconocer los efectos del THC en su cuerpo. En el caso de cápsulas hay que recordar que el paciente deberá haber pasado por un proceso de titulación para conocer su dosis óptima, la vía digestiva tarda más tiempo en presentar el efecto, sin embargo, una vez conseguido puede durar hasta 8 horas. Para síntomas agudos una respuesta rápida se puede obtener por la vía inhalatoria, la utilización de un vaporizador es la más indicada.

10.8.2 Dolor crónico no oncológico

El dolor según su definición y estructura también se puede clasificar de la siguiente manera:

1. Por su cronología (dolor agudo vs crónico)

2. Por su causa (dolor oncológico vs no oncológico)

3. Y por su mecanismo (dolor nociceptivo vs neuropático y/o nociceptivo - neuropático. Nueva clasificación dolor nociplástico).

Por su cronología está determinado por el tiempo de duración como lo dice la IASP, donde al dolor crónico lo define como aquel dolor persistente o recurrente que dura más de tres meses, pero también se ha identificado que el dolor crónico se puede definir por la respuesta prolongada del tiempo esperado de recuperación.

En cuanto a la clasificación de causa y mecanismo, estas dos pueden coexistir, es así como ya analizamos la causa del dolor dada por dolor oncológico y ahora analizaremos el dolor no oncológico, pero a su vez dentro de esta se encuentra dolor nociceptivo, dolor neuropático y dolor nociplástico (Steingrímsdóttir, 2017).

10.8.2.1 Dolor nociceptivo

El dolor nociceptivo hace referencia al daño real o potencial en un tejido no neural, o descrito en términos de dicho daño, que es secundario a la activación de los nociceptores; entendiéndose como nociceptor a las terminaciones nerviosas que detectan daño tisular. Se clasifica en somático y visceral.

El dolor nociceptivo somático se origina con la estimulación nociva sostenida o recurrente por cualquier tejido que constituye la estructura del cuerpo, como: huesos, músculos, articulaciones, ligamentos y tendones de la columna, tronco y extremidades inclusive de estructuras no viscerales del cuerpo (IASP). Ocurre en ciertos estados de enfermedad como la osteoartrosis, tendinitis, bursitis, artritis gotosa, a nivel muscular, entre otras.

El dolor visceral proviene de estructuras más profundas en las principales cavidades del cuerpo como corazón, riñones, pulmones, hígado, aparato digestivo, útero, entre otros.

Se cree que la activación de los receptores cannabinoides tiene efectos antinociceptivos para controlar la percepción del dolor en humanos, especialmente los receptores CB2, los cuales al activarse pueden suprimir el estímulo doloroso a través de diferentes mecanismos. Todos los estudios neuroquímicos, conductuales y electrofisiológicos demostraron la modulación de la nocicepción inflamatoria a través de la activación de estos receptores (Anthony, 2020).

En general, los efectos antinociceptivos evaluados en múltiples estudios indican que el sistema endocannabinoide, que actúa en paralelo con el sistema opioide podría desempeñar un papel predominante en la resolución de los estados de dolor crónico, incluido el aspecto afectivo y cognitivo del dolor. La liberación de citocinas inflamatorias y la carga crónica del uso excesivo de antiinflamatorios no esteroideos pueden dirigirse hacia a los receptores cannabinoides. Esto disminuye los efectos secundarios tanto de las medidas de tratamiento convencionales como de la producción de antinocicepción dependiente de la dosis mediante la modulación de los receptores de cannabinoides (Grenald, 2016).

10.8.2.2 Dolor neuropático

El dolor neuropático según la IASP, en su última definición del 2007, considera *"el dolor que se origina como consecuencia directa de una lesión o enfermedad que afecta al sistema somatosensorial"* (Treede, 2008). El dolor neuropático puede ser de origen periférico o central.

El dolor neuropático de origen periférico, como su nombre lo indica se produce por lesiones de nervio periférico, plexos nerviosos o en las raíces medulares dorsales. Dentro de esta clasificación se presentan los siguientes cuadros clínicos: neuralgia postherpética, radiculopatías, neuropatía diabética, neuralgia del trigémino, dolor fantasma, daño nervioso postraumático, síndrome doloroso regional complejo y neuropatía por VIH.

El dolor neuropático de origen central se suele generar por lesiones en la médula espinal y/o cerebro. Dentro de esta clasificación se presentan los siguientes cuadros clínicos: post accidente cerebrovascular (ACV), esclerosis múltiple, siringomielia, lesión medular y mielitis.

Este tipo de dolor se considera como un dolor muy difícil de tratar, extremadamente doloroso llegando a ser incapacitante y también son lesiones que tardan más tiempo en sanar.

Como en cualquier enfermedad, lo más importante es retirar o controlar la causa dependiendo de la etiología, ya sea dejando de administrar el medicamento; tratando la infección; eliminando la toxina; controlando la diabetes, etc. Sin embargo, sabemos que llegar a este objetivo no es fácil y puede llevar mucho tiempo.

Si el paciente se encuentra en la fase aguda de la enfermedad, lo más seguro es que sean necesarias diferentes presentaciones o cambio de quimiotipos y dosis altas de cannabinoides, de acuerdo a la titulación personalizada para disminuir a niveles tolerables este tipo de dolor y los síntomas asociados, el cual suele expresarse como una sensación de quemadura, ardor, punzadas, cosquilleo, piquetes de agujas, corriente eléctrica y adormecimiento de la zona, según la característica del dolor neuropático. En muchas ocasiones se exacerba con ciertas actividades o con cambios de clima, llegando a ser extremadamente molesto e incómodo para estos pacientes, ya que se encuentra presente todo el tiempo. Debido a esto es necesario considerar junto con el tratamiento a base de cannabis medicinal, la intervención farmacológica con otros medicamentos para el tratamiento eficaz del dolor, analgesia multimodal con tratamiento coadyuvante (Starowicz, 2017).

La vía inhalada es de gran ayuda para percibir los efectos más rápidamente. Es necesario aclararle al paciente que, si la vía de administración es oral, el inicio de acción del fármaco es de 60-90 minutos, con una duración de efecto entre 8 a 12 horas o más, es preciso comenzar con una dosis baja de cannabinoides e ir aumentando poco a poco. Se ha demostrado que el THC puede actuar sobre las cualidades activas del dolor crónico al reducir la conectividad funcional límbica sensorial entre la amígdala y la corteza somatosensorial primaria (Mouhamed, 2018). Los quimiotipos de cannabis medicinal para el dolor crónico neuropático deben presentar un mayor contenido de THC además de cantidades importantes de los terpenos mirceno, α-pineno, limoneno, linalool y β-cariofileno.

Según reportes anecdóticos, los productos tópicos también son de ayuda para estos pacientes, en especial los que contienen THCv (Tetrahidrocannabivarina). Estos productos pueden aplicarse localmente en el área afectada.

Se deben incluir quimiotipos con alto porcentaje de THC para estos pacientes, previa historia clínica y valoración riesgo-beneficio, sin embargo, hay que tener cuidado ya que en ocasiones demasiado THC puede provocar estados de hiperalgesia debido al efecto bifásico que en ocasiones se presenta con el cannabis.

10.8.2.3 Dolor nociplástico

El dolor nociplástico fue aceptado en el 2017 por la IASP, como el dolor que surge de la nocicepción alterada a pesar de que no hay evidencia clara de daño tisular real o potencial que cause la activación de nociceptores periféricos o evidencia de enfermedad o lesión del sistema somatosensorial que cause dolor. Dentro de esta clasificación se encuentran los siguientes cuadros clínicos: fibromialgia con dolor generalizado, cefaleas crónicas y dolor facial, así como dolor crónico musculoesquelético y muchos otros trastornos de dolor visceral (Fitzcharles, 2021).

Aunque existen revisiones sistemáticas con resultados inconsistentes en dolor nociplástico como la fibromialgia, en ensayos controlados aleatorizados con cannabinoide sintético oral se ha identificado disminución de los síntomas asociados como el insomnio, ansiedad y disminución del riesgo de daño asociado con analgésicos. Sin embargo, se deben seguir apoyando las investigaciones en este tema.

10.8.3 Recomendaciones sobre dosificación y administración de cannabis medicinal para tratar el dolor crónico

En el año 2020 se realizó un consenso en donde el cannabis medicinal puede considerarse para el tratamiento del dolor neuropático, el dolor inflamatorio, el dolor nociplástico y el dolor mixto (Sihota, 2020).

En los últimos años se han desarrollado protocolos centrándose en la seguridad y en lo que los médicos experimentados observan que son dosis efectivas en su práctica diaria. Para cada protocolo, se recomienda un tipo de cannabinoide inicial, seguido de un protocolo de titulación hasta una dosis máxima diaria recomendada. Durante la fase de titulación, la dosis diaria total de CBD y/o THC se puede dividir entre dos a cuatro administraciones.

En caso necesario, el médico puede considerar mover a un paciente entre protocolos para individualizar el plan de tratamiento. Existen tres protocolos recomendados de dosificación y administración oral basadas en las necesidades del paciente: Rutinario, Conservador y Rápido (Bhaskar, 2021).

- Rutinario: Es el protocolo recomendado para la mayoría de los pacientes donde se comienza con una variedad predominante en CBD, lo que se busca es priorizar la seguridad, ya que el CBD es altamente tolerable, no induce euforia y tiene un bajo riesgo de efectos adversos, posteriormente y según la respuesta del paciente se puede iniciar tratamiento con THC.

Se debe comenzar con 5 mg dos veces al día de una cepa predominantemente de CBD y aumentar la dosis a 10 mg/día (5 mg de CBD dos veces al día) cada 2 a 3 días hasta 40 mg de CBD por día. Si la dosis predominante de CBD de 40 mg/día no

Lo que se debe saber

alcanza los objetivos del tratamiento, los médicos pueden considerar iniciar con 2.5 mg de THC por día y ajustar la dosis en 2.5 mg de THC cada 2 a 7 días hasta 40 mg/día mientras se mantiene la misma dosis predominante de CBD. La frecuencia de titulación de THC de 2 a 7 días es un rango amplio para promover la adaptación a las necesidades del paciente. En caso de superar los 40 mg/día de THC, se recomienda consultar a un experto.

- Conservador: Se recomienda utilizar este protocolo para pacientes que pueden ser más sensibles a los efectos de los medicamentos, pacientes clínicamente frágiles, aquellos con comorbilidades complejas, polifarmacia y/o trastornos de salud mental.

Comenzar con una dosis de 5 mg una vez al día de una cepa predominantemente de CBD y aumentarla de 5 a 10 mg cada 2 a 3 días hasta 40 mg de CBD por día. Si no se han cumplido los objetivos del tratamiento con una dosis predominante de CBD de 40 mg/día, se debe considerar iniciar con 1 mg de THC y ajustar la dosis de 1 mg una vez por semana hasta 40 mg/día de THC manteniendo la misma dosis de CBD. Es posible que el paciente necesite una dosis más alta de THC y sea necesario pasarlo al protocolo rutinario. Se recomienda consultar a un experto si el médico y el paciente están considerando exceder los 40 mg de THC.

- Rápido: El protocolo de tratamiento rápido puede considerarse para pacientes que requieren tratamiento urgente del dolor intenso, paliativo y para aquellos con un consumo previo significativo de cannabis. Para los pacientes en cuidados paliativos, se recomienda precaución al elegir el protocolo de cannabis medicinal, ya que estos pacientes pueden tener una mayor fragilidad y un mayor riesgo de delirio terminal, lo que los haría aptos también para el protocolo conservador.

Se debe comenzar con un producto equilibrado de THC:CBD de 2.5 a 5 mg de cada cannabinoide una o dos veces al día y aumentar la dosis cada 2 a 3 días en 2.5 a 5 mg/día de cada cannabinoide hasta que se cumplan los objetivos del paciente, o 40 mg de THC. Si elige iniciar dos veces al día con un producto equilibrado, sería más apropiado considerar las dosis más bajas al principio. La recomendación de consultar a un experto con 40 mg de THC también está presente en el protocolo rápido.

10.9 Cáncer

El potencial terapéutico de los cannabinoides en oncología no sólo se debe a las acciones que presentan en los cuidados paliativos para estos pacientes. Durante los últimos años se ha realizado una gran cantidad de estudios preclínicos en los que se presenta evidencia científica que tanto el THC como otros cannabinoides tienen efectos antitumorales en modelos animales con cáncer (Velasco, 2012).

Munson et.al. y Carchman et.al. a mediados de 1970, observaron por primera vez una reducción en el crecimiento celular de adenocarcinoma de pulmón, tanto in vivo como in vitro después de administrar THC, señalando así las propiedades antiproliferativas de éste (Rossi, 2019).

Es importante mencionar que también existen algunos estudios donde se ha visto que, bajo ciertas circunstancias, el tratamiento con cannabinoides puede aumentar la proliferación de células cancerosas in vitro y puede interferir con el papel del sistema inmune para suprimir el tumor (Velasco, 2016). Sin embargo, todavía hay mucho por aprender, ya que los resultados en líneas celulares y en animales no siempre corresponden al mismo resultado en humanos y viceversa. Algunos de los posibles mecanismos de acción antitumoral de los cannabinoides identificados en observaciones preclínicas con células cancerígenas se muestran en la figura 30 y son:

- La respuesta al estrés del retículo endoplásmico provoca el bloqueo del crecimiento tumoral por medio de inducción de muerte de células cancerígenas, conocida como apoptosis e inhibe la proliferación de estas células.

- Inhibición de la angiogénesis tumoral en células cancerígenas por medio de una disminución del factor de crecimiento endotelial vascular.

- Disminución de la metaloproteinasa de matriz 2 (MMP2), previniendo metástasis al inhibir la adhesión de las células cancerígenas, así como la migración y la invasión (Velasco, 2012).

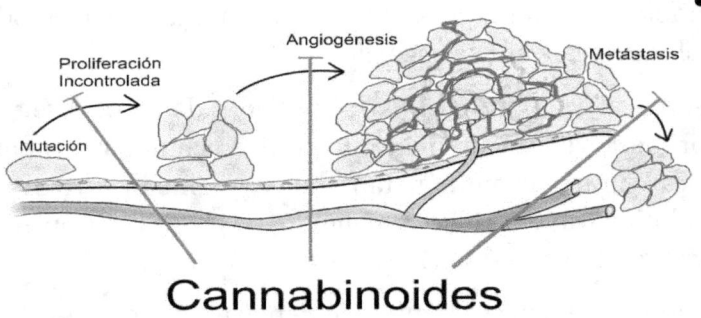

Figura 30. Mecanismos antitumorales del cannabis [ad]

De forma interesante, se ha observado que estos mecanismos sólo se presentan en células cancerígenas sin afectar a las células sanas (Carracedo, 2006), contrario a lo que sucede con los medicamentos que actualmente se utilizan, los cuales atacan a todas las células sin excepción, motivo por el cual los pacientes presentan efectos adversos tan agresivos.

Según el tipo de neoplasia en un paciente, se decidirá el cannabinoide con mayor beneficio. No es recomendable utilizar cannabinoides sintéticos o aislados para tratar cáncer, ya que se ha observado que la gran mayoría de los pacientes presenta demasiados efectos no deseados, y está comprobado que tanto los fitocannabinoides, así como los terpenos y flavonoides, presentan una acción sinérgica cuando son consumidos como un todo. Lo que hasta el día de hoy se ha demostrado que es el tratamiento ideal, basado en los resultados de estudios realizados en diferentes líneas celulares, son los productos que contengan tanto cannabinoides como terpenos extraídos de la planta y en la mayoría de las ocasiones que sean cultivares con un porcentaje mayor de THC, ya que éste ha demostrado mayor eficacia en el tratamiento de neoplasias malignas. Diferentes cannabinoides, como el CBD, CBC, CBDa, THCa, CBNa, también presentan propiedades contra neoplasias malignas, sin embargo, éstas no han sido suficientemente estudiadas y aún no se saben los mecanismos y cómo es que funcionan; pero se sabe que no son tan potentes como el THC (Baram, 2019).

Es importante continuar realizando ensayos clínicos para poder llegar a conclusiones acertadas, ya que es complejo el modo cómo actúan ciertos fitocannabinoides dependiendo del órgano o tejido afectado.

Se sabe que la cantidad de estudios que evalúan la efectividad de los cannabinoides en humanos es limitada, sin embargo, estos estudios demuestran que los cannabinoides pueden ser agentes antineoplásicos seguros y efectivos (Ladin, 2016).

La siguiente información se ha recopilado de forma anecdótica gracias al personal de salud y pacientes que han decidido tratar el cáncer con cannabis medicinal. Se recomienda administrar dos tipos de cultivares, uno con mayor porcentaje de THC y otro rico en CBD, ya que se ha observado que de esta forma mejoran los resultados.

Como sucede comúnmente con el cannabis medicinal, no existe una correlación entre el peso del paciente y la dosis de cannabinoides recomendada, sin embargo, se ha observado que la edad sí representa un factor relevante. Los pacientes más jóvenes parecen necesitar dosis mayores, sin embargo, de igual forma se debe empezar con dosis bajas e ir aumentando paulatinamente. Siempre hay que tener presente que el tratamiento con cannabis medicinal debe ser personalizado.

Es importante preguntarle al paciente sus expectativas acerca del tratamiento con cannabinoides. Existe la posibilidad de que solamente desee disminuir los efectos secundarios provocados por la quimioterapia. Sin embargo, si lo que desea es intentar tratarse solamente con cannabinoides para combatir el cáncer, se aconseja ampliamente que el tratamiento se encuentre bajo la supervisión de un equipo oncológico integral. En el caso de que el padecimiento entre en remisión, el paciente tendrá que continuar con dosis de mantenimiento con cannabis medicinal, hacer cambios en su dieta y es recomendable insistir que debe acudir a psicoterapia.

Por lo pronto se sabe que el cannabis medicinal, aparte de tener una acción antineoplásica directa, sirve como tratamiento coadyuvante para disminuir muchos de los síntomas que pueden llegar a presentar estos pacientes debido a los efectos adversos causados por el tratamiento farmacéutico a base de quimioterapéuticos. Los cannabinoides ayudan a disminuir el dolor, el vómito y náuseas, la inflamación, depresión, ansiedad, insomnio y también pueden estimular el apetito. Es por esto por lo que se le puede ofrecer al paciente una sola sustancia, la cual no provoca reacciones adversas importantes, a diferencia de los medicamentos que se utilizan para tratar cada uno de estos síntomas.

Las vías de administración más recomendadas para estos pacientes son la vía oral por medio de aceites y cápsulas debido a la duración de su efecto. También se pueden utilizar parches transdérmicos o supositorios. Si es necesario percibir el efecto con mayor rapidez, se puede utilizar flor seca por medio de un vaporizador.

Existen ciertos tipos de neoplasias, en las cuales se ha observado que el tratamiento con fármacos quimioterapéuticos administrado junto con una combinación de THC y CBD actúan de un modo sinérgico, por lo que es importante una terapia combinada (Maurya, 2018).

No es recomendable utilizar solamente cannabis medicinal para la prevención o tratamiento de ningún tipo de cáncer.

10.9.1 Tumores cerebrales

Los tumores cerebrales que afectan con mayor frecuencia al ser humano son los gliomas. De este tipo de tumores el glioblastoma es el más agresivo, alcanzando cerca del 95% de mortalidad a 5 años después del diagnóstico inicial y presentando una evolución más rápida. Los glioblastomas primarios ocurren más frecuentemente en hombres alrededor de los 62 años, mientras que los glioblastomas secundarios son más comunes en mujeres alrededor de los 45 años (Dumitru, 2018).

A nivel molecular se ha encontrado que existe la participación de al menos seis vías diferentes de acción antitumoral contra los gliomas (Velasco, 2012). Los glioblastomas son el tipo de cáncer de cerebro más estudiado hasta el día de hoy con respecto al tratamiento con cannabinoides.

Los receptores tipo CB1 se encuentran altamente expresados en los glioblastomas e incluso en gliomas de bajo grado en pacientes pediátricos, en donde niveles elevados se relacionan con una involución del tumor, como resultado de la generación de apoptosis y la detención del ciclo celular, inducida por la activación de estos receptores. Los receptores CB2 también están altamente expresados en glioblastomas y astrocitomas y se relacionan al grado de malignidad tumoral. Los cannabinoides CBD y THC administrados solos o combinados, han demostrado un efecto antiproliferativo en varias líneas celulares de gliomas, induciendo apoptosis con la participación de los receptores CB2 (Fraguas-Sánchez, 2018).

Se ha estudiado en modelos in vivo el efecto de los cannabinoides en la fisiopatología de los glioblastomas. Éstos pueden reducir significativamente el volumen del tumor gracias a tres mecanismos diferentes: apoptosis y autofagia; inhibición de la proliferación celular y anti-angiogénesis. Sumado a esto, también se han estudiado los efectos anti-invasivos tanto in vitro como in vivo del CBD y del THC, encontrando gran potencial para la prevención de las metástasis de este tipo de tumores. Los efectos de este par de cannabinoides pueden ser mejorados con la combinación de diferentes cannabinoides, así como con el uso concomitante de agentes quimioterapéuticos (Dumitru, 2018).

Algunos autores mencionan que preparaciones de cannabis medicinal con concentraciones iguales de THC y CBD, o la combinación de THC, CBD, THCa e incluso CBDa, con terpenos citotóxicos como el limoneno podrían ser altamente útiles en el tratamiento contra el cáncer (Russo, 2018).

Es importante que se continúe estudiando el beneficio que los cannabinoides pueden brindarles a los pacientes. Es necesario continuar con los estudios a nivel preclínico, así como con una mayor cantidad de ensayos clínicos para poder tener la evidencia científica y el conocimiento óptimo para poder ofrecer este tipo de tratamiento como una alternativa menos agresiva.

Lo que se debe saber

10.9.2 Cáncer de colon y recto

El cáncer de colon y recto puede ocurrir tanto en hombres como en mujeres y se presenta con más frecuencia en personas mayores de 50 años. Los principales síntomas que presentan estos pacientes incluyen constipación o diarrea persistente, sangre en heces, fatiga y pérdida de peso sin motivo aparente.

En muchas ocasiones se habla del cáncer de colon junto con el cáncer de recto, por lo que es conocido también como cáncer colo-rectal. Muchos de ellos comienzan como pólipos en la mucosa del colon, aunque es importante aclarar que no todos los pólipos se convierten en lesiones malignas.

Existen principalmente dos tipos de pólipos, y dependiendo del tipo es la correlación que tienen de convertirse o no en lesiones malignas.

- Pólipos inflamatorios e hiperplásicos: son los que se presentan más frecuentemente y la mayoría de las veces estas lesiones no son pre-cancerígenas.

- Pólipos adenomatosos: en algunos casos estas lesiones pueden cambiar y convertirse en cáncer, por lo que se consideran lesiones pre-cancerígenas.

Lo ideal, como en todos los tipos de cáncer, es la detección temprana, por lo que si se es mayor de 50 años o se presenta historia familiar de cáncer colo-rectal, es importante acudir a revisiones médicas anuales.

La evidencia preclínica ha demostrado que los cannabinoides ejercen efectos antiproliferativos en las células cancerígenas por medio de apoptosis, a través de la activación de los receptores CB1 y CB2, o a través de mecanismos independientes del receptor (Hasenoehrl, 2016; Nallathambi, 2018). También existe evidencia preclínica que sugiere que el fitocannabinoide

CBG específicamente, inhibe el crecimiento de las células del cáncer colo-rectal, principalmente por medio del mecanismo pro-apoptótico e impide el desarrollo y crecimiento de la carcinogénesis del colon in vivo (Borrelli, 2014). Debido a estos resultados tan prometedores, es que se deben seguir realizando estudios para comprobar la eficacia del CBG como un agente terapéutico contra el cáncer colo-rectal, tanto para la prevención como para el tratamiento curativo; así como continuar realizando más investigación para entender claramente la compleja función de los receptores cannabinoides y su correlación con este padecimiento.

10.9.3 Tumores óseos

Los cánceres primarios más frecuentes que afectan al hueso son el condrosarcoma y el osteosarcoma.

El osteosarcoma es el tumor de hueso más común en niños y adolescentes. Su localización más frecuente es en la diáfisis de los huesos tubulares largos. Se caracteriza por dolor, limitación del movimiento y una alta tasa de metástasis, las cuales en su mayoría ocurren en pulmón.

En 2017 se demostró que los receptores CB2 y TRPV1 pueden interferir en el crecimiento tumoral y la invasión en varias líneas celulares de osteosarcoma cuando fueron estimuladas con agonistas selectivos de ambos receptores. Esto demuestra una fuerte evidencia del potencial que puede ser el sistema endocannabinoide/endovaniloide como blanco terapéutico para el osteosarcoma (Punzo, 2017). Hay que recordar que todavía falta mucha investigación clínica, sin embargo, es un comienzo prometedor para los pacientes que presenten este tipo de cáncer.

Es importante que dentro de la terapia que se les otorga a estos pacientes incluir un régimen dietético adecuado, particularmente elevado en ácidos grasos esenciales omega-3 (ώ-3), como el ácido docosahexaenoico (DHA), ya que se convierte enzimáticamente en docosahexaenoiletanolamida (DHEA) y suprime la proliferación celular, migración e incluso el proceso angiogénico en los modelos murinos de osteosarcoma (Rossi, 2019).

10.9.4 Cáncer de mama

El cáncer de mama se presenta con una variedad de subtipos de cáncer, por lo que el tratamiento médico no es igual para cada uno de ellos.

Existe el subtipo hormono dependiente (receptor de estrógenos ER+ o receptor de progesterona PR+), para los cuales el tratamiento médico se basa en apagar o retirar la fuente endógena de estrógenos. Es por eso por lo que a estas pacientes se les realiza un procedimiento quirúrgico para retirar los ovarios o se les administra tamoxifeno, el cual es un modulador selectivo del receptor de estrógenos. El subtipo HER2+ se caracteriza por expresar altos niveles de esta proteína, el oncogén HER2+, por lo que el tratamiento médico es administrar medicamentos que van dirigidos a atacar a las mismas, como el trastuzumab o el lapatinib. El último subtipo es llamado triple negativo, ya que no presenta receptores específicos como los anteriores. Lamentablemente este subtipo es el más agresivo y debido a que no presenta marcadores específicos, no existe un tratamiento dirigido a atacar su origen, por lo que el tratamiento solamente se basa en medicamentos quimioterapéuticos clásicos, como el cisplatino.

Existen estudios preclínicos tanto in vitro como en animales de laboratorio, los cuales demuestran que el extracto de la planta de cannabis puede disminuir el crecimiento de células cancerígenas en estos tres diferentes tipos de cáncer de mamá, siendo mucho más significativo que la disminución del crecimiento celular expuesto solamente a la molécula de THC. Dicho en otras palabras, todos los subtipos de cáncer de mama son sensibles a la acción antiproliferativa de los fitocannabinoides, donde un extracto con mayor concentración de THC es más potente que sólo el THC aislado para matar las células de cáncer de mama in vitro y en animales. También se observó que las células sanas permanecen intactas y no sufren deterioro ni muerte por el extracto de cannabis, a diferencia de lo que sucede con los medicamentos quimioterapéuticos que se utilizan actualmente, los cuales atacan a todas las células sin excepción (Blasco-Benito, 2018).

Hacen falta futuros estudios clínicos, ya que no siempre las células aisladas o los animales reaccionan igual que cuando se exponen al ser humano a las mismas condiciones; sin embargo, es un gran paso y un importante llamado a continuar realizando más investigación al respecto.

10.9.5 Cáncer de piel

El cáncer de piel es uno de los tipos de cáncer más impactantes de la última década y se ha convertido en la quinta forma más común de cáncer. De acuerdo con las estadísticas presentadas por la Sociedad Americana del Cáncer, se estima que los nuevos casos de melanoma representarán el 6% de todos los cánceres en hombres y el 4% en mujeres para el año 2023. Asimismo, se proyecta que el número de casos nuevos seguirá aumentando durante los próximos 20 años (Hasan, 2023).

Las células cancerosas que se originan a partir de mutaciones en los melanocitos se denominan melanoma maligno. Por otro lado, el cáncer de piel no melanoma, que se desarrolla a partir de las células de la epidermis, es el tipo de cáncer de piel más frecuente a nivel mundial. Este tipo de cáncer se clasifica en carcinoma de células escamosa y carcinoma de células basales, dependiendo del tipo de células afectadas (Hasan, 2023). El melanoma y el carcinoma de células escamosas son tipos de cáncer de piel de alto riesgo con potencial para hacer metástasis y, en última instancia, provocar la muerte. Por otro lado, el carcinoma de células basales generalmente permanece localizado, aunque tiene la capacidad de infiltrarse y causar daño al tejido circundante (Chuchu, 2018).

El manejo de los pacientes con melanoma continúa siendo un desafío en la actualidad. A pesar de los avances en las estrategias terapéuticas, que incluyen desde la inmunoterapia hasta las terapias dirigidas, las cuales han mejorado las tasas de supervivencia, el melanoma sigue siendo un tumor agresivo con opciones limitadas de tratamiento (Galeano, 2023).

En estudios actuales con modelos animales, se ha demostrado que los cannabinoides tienen efectos significativos sobre el melanoma, principalmente a través de la activación de mecanismos que inducen la muerte celular y la detención del ciclo celular. El tratamiento con una combinación de THC y CBD ha mostrado una mayor reducción en el crecimiento tumoral, junto con un aumento en los procesos de autofagia y apoptosis, lo que sugiere un potencial terapéutico en el manejo de este tipo de cáncer (Galeano, 2023)

Otro estudio demuestra que las células de melanoma han demostrado una mayor sensibilidad a un compuesto el cual consiste en 60% CBD llamado PHEC-66, lo que resultó en una reducción significativa de la viabilidad celular. Este hallazgo sugiere que el extracto podría inhibir potencialmente el crecimiento de las células de melanoma a concentraciones que no afectan de manera significativa a otras células cutáneas no transformadas, lo que lo convierte en una opción prometedora para el tratamiento selectivo del melanoma (Bachari, 2023).

Estos hallazgos son de gran importancia para nuevos tratamientos contra el cáncer de piel, principalmente melanoma maligno.

10.10 Cuidados Paliativos

Según la OMS, *"Los cuidados paliativos constituyen un planteamiento que mejora la calidad de vida de los pacientes (adultos y niños) y sus allegados cuando afrontan problemas inherentes a una enfermedad potencialmente mortal. Previenen y alivian el sufrimiento a través de la identificación temprana, la evaluación y el tratamiento correctos del dolor y otros problemas, sean estos de orden físico, psicosocial o espiritual."*

Una amplia gama de enfermedades requiere cuidados paliativos. La mayoría de los adultos que los necesitan padecen enfermedades crónicas, tales como enfermedades cardiovasculares (38,5%), cáncer (34%), enfermedades respiratorias crónicas (10,3%), SIDA (5,7%) y diabetes (4,6%). Muchas otras afecciones pueden requerir asistencia paliativa, por ejemplo, insuficiencia renal, enfermedades hepáticas crónicas, esclerosis múltiple, enfermedad de Parkinson, artritis reumatoide, enfermedades neurológicas, demencia, anomalías congénitas y tuberculosis resistente a los medicamentos (OMS, 2018).

Los cannabinoides pueden ser de ayuda para la mayoría de los pacientes que presentan alguna de estas enfermedades. Haciendo hincapié en el beneficio que pueden obtener al tratar también las consecuencias que manifiestan los pacientes debido a los síntomas que acompañan a estas enfermedades, como es el dolor crónico de tipo neuropático u oncológico, náusea, vómito, anorexia, fatiga, insomnio, ansiedad, depresión, por nombrar algunos.

Los cuidados paliativos afirman la vida y consideran la muerte como un proceso natural: ni la aceleran ni la retrasan. Se administran para mantener la mejor calidad de vida posible hasta la muerte (Carta de Praga, 2012). Es por esto por lo que para algunos pacientes los efectos psicoactivos del cannabis, como pueden ser euforia, relajación, afectación de la memoria, percepción aumentada de los sentidos, introspección, etc., son potencialmente benéficos, ya que ayudan a reducir el trauma psicológico que presentan cuando se les da el diagnóstico de una enfermedad terminal (Cyr, 2018).

Es importante platicar tanto con el paciente como con la familia para tener claros los objetivos clínicos, ya que, así como el cannabis medicinal puede funcionar para aliviar o aminorar una gran cantidad de síntomas, también puede ayudar a disminuir las dosis de ciertos medicamentos que está tomando el paciente, principalmente analgésicos potentes como los opioides.

Las vías de administración más recomendadas en estos pacientes dependen principalmente de los síntomas que se quieran tratar. Como se ha mencionado a lo largo de este escrito, si lo que se busca es un alivio rápido, la vía más indicada será la inhalada, de preferencia con un vaporizador. Si el paciente necesita que el efecto dure el mayor tiempo posible, un aceite ingerido en cápsulas será lo más indicado. Hay que recordar que en ocasiones los pacientes refieren que los tópicos también son de ayuda.

Para comenzar se puede administrar una dosis de tan sólo 2 mg de THC o menos, acompañada de CBD durante 2 o 3 días e ir aumentando conforme a la respuesta del paciente. Con esta cantidad de THC se han comprobado beneficios terapéuticos evitando así los efectos psicoactivos. Por lo que respecta a la dosificación de productos con alto contenido de CBD, se recomienda comenzar con 5 – 20 mg por vía oral y dividir la dosis en dos o tres tomas (Cyr, 2018).

Capítulo 11. CÓMO ENCONTRAR LA DOSIS ÓPTIMA

Muchas personas van a intentar tratar el padecimiento que presentan con cannabis, ya sea por novedad o desesperación, sin embargo, como profesionales de la salud hay que hablar claramente con ellos y explicarles que el cannabis medicinal no es para todos y no sirve para cualquier enfermedad.

El tratamiento con cannabis debe ser personalizado. Con esto se busca hacer hincapié a los médicos para que eduquen a sus pacientes antes de medicarlos. Es muy importante que el paciente entienda claramente, confíe, se sienta seguro y guiado de la mano de un profesional de la salud.

Se debe realizar una buena historia clínica comenzando con un buen interrogatorio, ya que existen ciertos factores de riesgo los cuales son muy importante conocer acerca de la historia del paciente, en caso de ser candidato al tratamiento con cannabinoides. Si ha tenido experiencia previa con consumo de cannabis; historia familiar de esquizofrenia, psicosis, abuso de sustancias psicoactivas o trastorno afectivo bipolar; enfermedades cardíacas y los medicamentos que se está administrando. Esto con el fin de saber con qué dosis, qué proporción THC:CBD y qué cultivares de cannabis medicinal son los más adecuados para comenzar el tratamiento, ya que, en cualquiera de los casos anteriores, el tratamiento deberá comenzar con un porcentaje mayor de CBD y con muy poco porcentaje de THC, debido a que estos pacientes pueden ser mucho más sensibles a los efectos psicoactivos de éste.

En el caso de esquizofrenia existen estudios que comprueban un aumento en los síntomas positivos (delirios, alucinaciones, discurso desorganizado, comportamiento catatónico) y una disminución de los negativos (expresión emotiva disminuida) con el uso del cannabis medicinal (Suryadevara, 2017).

En algunos pacientes con trastorno afectivo bipolar se ha encontrado que el uso de cannabis puede inducir síntomas maníacos (Leweke, 2008). Aunque también se menciona en algunos artículos que puede estar indicado para algunos pacientes que presentan este desorden.

Si presenta factores de riesgo, se debe realizar un análisis riesgo-beneficio, como en el caso de cualquier otro medicamento o tratamiento médico (Gordon, 2016).

En pacientes con uso previo de cannabis y que no presenten ninguno de los factores de riesgo arriba mencionados, dependiendo del padecimiento, se sugiere comenzar con presentaciones que contengan una mayor concentración de THC pero que la concentración de CBD siga siendo superior. Muchas veces, aunque el paciente haya tenido experiencia previa con cannabis, hay que recordar que el efecto medicinal de este no es con dosis elevadas de THC.

Una regla general aplicable para todos los pacientes es comenzar con dosis muy bajas de fitocannabinoides e ir aumentando poco a poco según sea la respuesta. Para esto se debe tener una excelente comunicación y confianza en la relación médico-paciente. En los adultos mayores hay que ir con más cautela, ya que, en un gran número de ellos, las funciones hepática, renal y cardíaca ya no se encuentran en óptimas condiciones, y la mayoría de ellos incluso pueden estar polimedicados, por lo que al aumentar la dosis hay que hacerlo con menor cantidad de mg de THC.

Como regla general se puede comenzar con una dosis de THC de tan solo 2.5 mg administrados a la hora de dormir durante dos días, si es bien tolerado continuar aumentando 1.25 - 2.5 mg cada dos a siete días conforme a la respuesta del paciente. En caso de jóvenes, adultos mayores o pacientes con sensibilidad al THC se debe comenzar con dosis de 1.25 mg. Dosis mayores a 20-30 mg por día pueden aumentar los efectos adversos o provocar tolerancia sin mejorar la eficacia (MacCallum, 2018)

Para la dosificación de productos con alto porcentaje de CBD, se recomienda comenzar con 5 - 20 mg/día divididos en dos o tres tomas durante dos días y de igual manera ir aumentando la dosis 2.5 - 5 mg cada dos días (siempre con el mismo método de administración que sea el que se haya elegido y con el mismo producto). En el caso del CBD debido a que produce una menor cantidad de efectos adversos no existe un máximo establecido, solamente para casos de psicosis (800 mg) y para trastornos convulsivos (2500 mg o 25-50 mg/kg) (MacCallum, 2018).

En resumen, habrá que aumentar la dosis cada dos días hasta que el paciente perciba el beneficio terapéutico o se presenten efectos adversos, en este caso se debe regresar a la dosis anterior.

El paciente o usuario de cannabis medicinal, debe ir tomando notas y tener un diario para saber qué dosis, qué productos y qué efectos son los que va sintiendo. En el momento que pase de la dosis óptima y comiencen con efectos displacenteros, adversos o a ya no sentir efecto alguno significa que ya pasó de su dosis óptima y debe regresar a la dosis anterior.

Hay que tener presente que en el paciente que utiliza productos con alto porcentaje de THC (mayores a 5 gramos al día), puede sugerir un uso indebido o tolerancia. En estos casos lo que se debe hacer es suspender la administración preferentemente por un periodo mayor a 48 horas (MacCallum, 2018). Posterior a este tiempo, comenzar de nuevo con una dosis menor a la dosis óptima anterior, como si empezara el proceso de dosificación de nuevo, solo que esta vez será más rápido debido a que ya conoce cómo responde su cuerpo. En el momento en que comience a percibir los beneficios, deberá continuar con esa dosis y ya no seguir aumentando, esa será su nueva dosis óptima.

Esto les servirá a los pacientes para disminuir su dosis de cannabinoides sin importar cuál sea la vía de administración y así bajarán los costos del tratamiento.

En padecimientos crónicos se ha observado de manera anecdótica que las dosis mínimas, también conocidas como micro dosis, distribuidas durante el día, son la mejor opción para el tratamiento con resultados óptimos.

11.1 Efecto bifásico

El cannabis tiene como característica presentar un efecto bifásico y es muy importante entender lo que esto significa para comprender la insistencia de comenzar con dosis muy bajas e ir aumentando poco a poco.

El tratamiento con fitocannabinoides no es como la mayoría de los productos farmacéuticos o medicamentos a los que se está acostumbrado, los cuales un gran porcentaje de estos, mientras mayor dosis sea administrada, es mejor o mayor el efecto terapéutico. En el caso de los cannabinoides, la mayoría de las veces administrar una dosis menor es mejor que si se administra de más, ya que se puede percibir el efecto opuesto a lo que se está buscando. Un ejemplo es si se administra un producto con un porcentaje elevado de THC para disminuir el dolor, en caso de que se consuma más de la dosis óptima, el paciente presentará hiperalgesia, algo parecido a lo que sucede con los opioides. Al parecer, esto es debido a que el margen terapéutico es muy estrecho, por lo que la diferencia entre la dosis óptima para conseguir el efecto esperado versus la dosis que crea un efecto adverso es muy sutil.

Lo que se debe saber

Este efecto ha sido más estudiado en los casos de ansiedad donde se observa como una consecuencia de la regulación cannabinoide del equilibrio GABA/Glutamato (Aparisi Rey, 2012).

Lo ideal es encontrar la dosis mínima necesaria para sentir los efectos terapéuticos de los cannabinoides. Es por eso la insistencia de empezar con muy poca dosis e irla aumentando paulatinamente. En especial se deberá hacer hincapié a los pacientes y educarlos acerca de este posible efecto si no siguen las dosis recomendadas.

11.2 Retos comunes

A los profesionales de la salud, una de las cosas que más preocupa es el bienestar de los pacientes, es por eso por lo que a continuación se mencionan algunos de los principales temores, así como resistencias que presenta el gremio médico cuando inicia tratamiento con cannabis medicinal en los pacientes.

• Al ser una planta aún es considerada como medicina alternativa por diferentes colegios de medicina, así como algunas asociaciones médicas. Se argumenta que no existe suficiente evidencia para usos clínicos o, aunque el efecto benéfico sea superior al efecto placebo, existen medicamentos que son mejores. Por lo tanto, en caso de llegar a utilizarla, sería como segunda línea o último recurso de tratamiento.

• El hecho de no tener un control sobre el producto. A pesar de que día a día se están fabricando productos a base de cannabis más estandarizados y con altos estándares farmacéuticos y de grado medicinal, se teme que las dosis no sean siempre las mismas debido a la procedencia de origen natural del cannabis.

• Cuestionamientos acerca del control de calidad. Es muy importante tener conocimiento acerca del origen y la composición de los productos con cannabis que se van a recomendar. Debido a la cantidad de propiedades que presenta esta planta, muchas personas están abusando de las necesidades de los pacientes creando productos con compuestos dañinos para la salud o con muy bajos estándares de calidad. Por eso es de suma importancia solamente recomendar y consumir productos provenientes de fabricantes con excelente reputación,

Lo que se debe saber

que presenten certificados y que sigan los estándares de calidad. No se recomiendan productos como el de la figura 31.

-

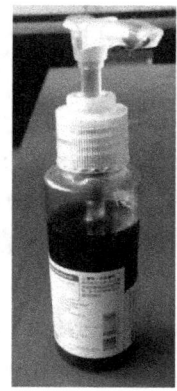

Figura 31. Tintura casera sin especificaciones [ae]

- Cierta incertidumbre para encontrar la dosis óptima de cada paciente, lo cual puede ser un poco frustrante tanto para el paciente como para el profesional de la salud, se cree que posiblemente debido a factores genéticos, uno de cada tres pacientes no responde a los cannabinoides. Hay que tener presente que si es un padecimiento para el cual el cannabis ha demostrado eficacia, es cuestión de paciencia encontrar la dosis perfecta. Desafortunadamente la medicina moderna no funciona igual para todos los pacientes, lo que se tiene hasta hoy es la mejor evidencia y esta seguirá cambiando constantemente.

- Temor por intoxicar al paciente y que tenga una mala experiencia. Siempre hay que tener presente que cualquier tratamiento debe de iniciarse con dosis muy bajas e ir aumentando paulatinamente. Esto es algo que el paciente tiene que entender desde la primera consulta, cuando el cannabis es administrado con fines medicinales, es raro que el paciente presente efectos adversos severos debido a que la concentración de THC es mínima. Hay que recordar que una cantidad importante de los pacientes que están buscando una mejoría con cannabis medicinal han sido medicados con fármacos potentes y más peligrosos y tóxicos que el cannabis.

- Los riesgos medicolegales que puedan existir, dependiendo las regulaciones de cada país o estado en donde se localicen, así como el apoyo económico de las aseguradoras al no estar aún preparadas para cubrir este gasto de los pacientes.

El reto más importante al que se está expuesto es el estigma que existe sobre esta planta, aunque hay investigaciones científicas y está comprobado que no es letal, muchos médicos y pacientes aún están temerosos de su utilización, ya que por muchos años fue asociada a conductas no aprobadas por la sociedad.

Lo que se debe saber

11.3 Paciencia y flexibilidad

Como paciente, en muchas ocasiones puede llegar a ser muy frustrante presentar un padecimiento y no lograr encontrar alivio rápido en las soluciones que ofrecen los profesionales de la salud, más aún cuando se trata de padecimientos crónicos que cursan con dolor. Al igual para el profesional de la salud que lo que desea es ayudar al paciente a terminar con el sufrimiento lo antes posible y que pueda continuar con sus actividades diarias, como lo hacía cuando se encontraba sano.

Con el cannabis medicinal no es la excepción, se debe tener mucha paciencia. Hay que recordar que para alcanzar la dosis óptima se debe comenzar con dosis muy muy bajas e ir aumentando poco a poco. Está comprobado que de esta forma será más fácil controlar o minimizar los posibles efectos adversos en el caso que se presenten, y no sobrepasar la dosis necesaria, o llegar a presentar un efecto bifásico. Se sabe que para percibir los efectos benéficos puede ser tan pronto como en la primera dosis o en ocasiones tardar hasta un mes, dependiendo de los cannabinoides que sean administrados, el paciente y la enfermedad con la que curse. No todos los quimiotipos de cannabis sirven para los mismos padecimientos, es importante estudiarlos y recomendar los correctos, del mismo modo que es importante hacerle saber esto al paciente para no crear falsas expectativas. La mayoría de los pacientes comienzan a percibir mejoría alrededor de 3 a 5 días. Es muy importante realizar un adecuado seguimiento de los pacientes para ver cómo van evolucionando.

Desgraciadamente, el alto costo de estos productos puede llegar a ser un problema para los pacientes, ya que debido al tiempo que se necesita para llegar a la dosis óptima, algunos pacientes prefieren abandonar el tratamiento. En ocasiones es necesario esperar hasta tres meses para evaluar si ha sido benéfico el tratamiento, de no ser así se pueden explorar otras opciones con otros productos de cannabis medicinal, vías de administración y dosis.

Se debe ser flexible para llegar a encontrar la dosis óptima y el alivio esperado, ya que puede ser necesario que se pruebe con diferentes quimiotipos o productos, así como con diferentes vías de administración. Ejemplo, si el paciente padece insomnio, probablemente no se haya considerado la posibilidad de utilizar una cápsula, y el profesional de la salud se sienta más cómodo solamente recomendando un quimiotipo con mayor concentración de THC de flor de cannabis medicinal vaporizado, pero el efecto del cannabis inhalado solamente durará un par de horas. En este ejemplo será aconsejable combinar un producto que permanezca durante más tiempo en el organismo, como es el caso de una cápsula, ya que su efecto llega a alcanzar hasta 8 horas de duración. Por lo tanto, es recomendable comenzar con una cápsula con mayor concentración de THC, previa titulación del paciente, la cual tardará un par de horas en hacer efecto, y mientras tanto utilizar el vaporizador para conseguir el efecto enseguida. Con esta combinación de vías de administración, el paciente logrará dormir y descansar toda la noche.

11.4 Diario de tratamiento

Como profesionales de la salud es de suma importancia enseñar a los pacientes lo útil que puede ser el llevar un diario acerca de la administración del cannabis medicinal y los síntomas que se estén tratando.

Solo ellos pueden ir guiando a los médicos para ayudarles a llegar a su dosis óptima lo antes posible. Deben ser muy disciplinados y no solo confiar en su memoria, sino ayudarse de un diario en el cual anoten todo aquello alrededor de la administración de cannabis medicinal. Hay que ser claros y explicar que hasta lo que consideren más insignificante, en ocasiones puede llegar a interactuar con el padecimiento y su tratamiento, como las sensaciones, emociones y eventos importantes que estén viviendo en ese momento.

Esto es de ayuda principalmente para llevar un control de los productos que le han funcionado y cuáles no, saber cuántas dosis al día son necesarias, la frecuencia entre dosis, la potencia de los cannabinoides, las vías de administración y si se utiliza más de una forma de consumo, hasta llegar a encontrar su dosis óptima.

Es importante recordarles que deben llevarlo cuando acudan a consulta, de esta forma se podrá saber cómo están reaccionando y así realizar las recomendaciones necesarias, ajustar dosis, cambiar vías de administración, etc. para de esta manera poder ayudar a encontrar un bienestar más rápido y efectivo.

Existen diferentes productos en el mercado en los que se pueden apoyar para llevar un control preciso, como aplicaciones para el teléfono celular o crear su propio archivo en la computadora. También existen diarios que ya tienen impreso lo que se debe anotar o pueden simplemente escribirlo en un cuaderno.

En el anexo B se muestra un ejemplo de lo que es considerado más importante que debe de contener.

Capítulo 12. TRATANDO AL PACIENTE, NO A LA ENFERMEDAD

Algo de lo que se tiene que estar conscientes como profesionales de la salud es que el cannabis medicinal es un tipo de tratamiento coadyuvante personalizado. La selección del cannabinoide depende de los síntomas a tratar y de los antecedentes de cada persona, por lo que como profesional de la salud se debe explicar al paciente cuál será el curso del tratamiento elegido.

Las personas que buscan ayuda con los cannabinoides lo que desean es acabar con los síntomas que presentan y el sufrimiento que están cursando, por lo que es importante darles a conocer que a pesar de que exista una gran mejoría en éstos, la mayoría de las enfermedades para las que el cannabis medicinal ha demostrado eficacia bajo la luz de la evidencia, ha sido solamente a nivel sintomático. Existen pocos reportes en la literatura de que en algunos casos puede llegar a ser curativo, la mayoría de estos casos han sido cuando el paciente realiza conjuntamente un profundo ejercicio personal, haciendo cambios radicales en su estilo de vida, por ejemplo: acudir a psicoterapia, administración de suplementos alimenticios, dieta libre de lácteos, azúcar y gluten, técnicas de relajación, meditación, ejercicio, etc. (Travers, 2021)

Dentro de los nuevos modelos de atención en salud, se ha considerado como base fundamental brindar un tratamiento integral, es por esta razón que se debe tratar a la persona como un todo, dando manejo no solamente a los síntomas que caracterizan la enfermedad. Debido a las propiedades terapéuticas del cannabis, es probable que se comience a ver mejoría no solo en el síntoma primario que se quiera tratar, sino también con síntomas asociados.

A pesar de que existen datos e investigaciones acerca de las diferentes concentraciones de THC y CBD o quimiotipos que les han funcionado mejor a un número considerable de pacientes, se recomienda que sea solamente utilizado como referencia para partir de una base común. Cuando el paciente cumple los criterios para iniciar tratamiento con cannabis medicinal, debe empezar con dosis muy bajas e ir aumentando la dosis poco a poco, hasta alcanzar la dosis terapéutica. Hay que recordar que no a todos los pacientes les funcionarán de la misma manera los productos recomendados. No existe una regla para dosificarlos según la edad, el sexo, el peso o la estatura del paciente, excepto en pacientes pediátricos cuando presentan síntomas asociados al síndrome de Dravet conocido también como epilepsia refractaria, síndrome de Lennox Gastaut y Esclerosis Tuberosa donde el cannabis medicinal se administra en mg/kg, (Arzimanoglou, 2020) de esta manera como profesional de la salud es clave tener una buena comunicación con el paciente hasta encontrar dosis terapéuticas según la respuesta de cada individuo.

Otra herramienta muy importante son los cambios en el estilo de vida. Sin embargo, en muchas ocasiones éstos son los que resultan más difíciles de llevar a cabo. Hay que explicarle al paciente la importancia y lo necesario que es realizar éstos conforme a su edad y enfermedades según lo permitan.

Lo que se debe saber

12.1 Fortalecer el sistema endocannabinoide

Para mantenerse sano existen mecanismos naturales diferentes a los cannabinoides, los cuales son muy importante conocerlos, estar conscientes de ellos y si es necesario modificar el estilo de vida, así como la dieta para poder adquirirlos de esta manera. Mientras más consciente se esté de ellos, será más fácil incorporarlos al día a día. De esta forma se estará realizando un tratamiento preventivo para evitar un gran número de enfermedades, no solo en los pacientes sino también en nuestros seres queridos, así como en nosotros mismos.

El manejo efectivo de las enfermedades crónicas requiere una evaluación cuidadosa de los problemas de estilo de vida relacionados con el sueño, la nutrición, el ejercicio, e incluso el manejo del estrés. El regular estos hábitos pueden reducir significativamente la frecuencia de la exacerbación de enfermedades crónicas, e incluso se ha identificado que el adherir estas otras herramientas terapéuticas inducen la producción de endocannabinoides en el cerebro para generar calidad de vida relacionada con la salud.

12.1.1 Alimentación

En por lo menos una docena de estudios científicos se ha comprobado que una dieta rica en grasas no saludables y azúcares altera los niveles de anandamida, 2-AG, sus enzimas metabólicas y el receptor CB1, tanto en animales como en humanos (McPartland, 2014). Por lo que la recomendación más importante para los pacientes es empezar con una dieta libre de azúcares, gluten, lácteos e incluso aceites vegetales como el omega 6 (ω-6) en exceso, debido a la inflamación que producen estos productos en todas las células del cuerpo. Reduciendo la inflamación, se llega a notar mejoría en una amplia variedad de enfermedades crónicas. Se sabe que esto no va a ser fácil de lograr por la mayoría de los pacientes, sin embargo, es recomendable aconsejarlos a que lo comiencen a hacer poco a poco, ir retirando algunos alimentos paulatinamente, ya que de lo contrario les será extremadamente difícil de realizar y es muy probable que abandonen el tratamiento e incluso cambien de médico.

Actualmente al sistema endocannabinoide se le considera el regulador neurofisiológico más importante debido a la localización de sus receptores pre-sinápticos a nivel central, los cuales controlan la liberación de los neurotransmisores excitatorios e inhibitorios. Se ha estudiado que una dieta rica en ácidos grasos esenciales omega-3 (ω-3) ayuda a mejorar la transmisión de la señal de los endocannabinoides y la salud cerebral, mientras que la falta de estos ácidos grasos está relacionada con trastornos psiquiátricos, así como con diferentes enfermedades (Rezende, 2017).

Durante la evolución del hombre, se había mantenido una relación de ácidos grasos ω-6 1:1 ω-3. Sin embargo, en la dieta occidental actual la relación es de ω-6 16:1 ω-3. Esto se traduce en un aumento en el desarrollo de múltiples enfermedades, incluyendo cáncer, enfermedades autoinmunes, aumento del riesgo cardiovascular e inflamación crónica (Simopoulos, 2002).

Los ácidos grasos ω-3 son: el ácido alfa-linolénico (ALA), el cual es el precursor metabólico del ácido docosahexaenoico (DHA) y del ácido eicosapentaenoico (EPA). Los ácidos grasos Omega-6 (ω-6) son el ácido gammalinolénico (GLA) y el ácido araquidónico (AA). Desafortunadamente nuestro cuerpo no puede sintetizar estos ácidos, por lo que es necesario adquirirlos de manera exógena, es por ello por lo que se le conocen también como ácidos grasos esenciales.

Los ω-6 son ácidos grasos poliinsaturados que se encuentran principalmente en las grasas y los aceites vegetales, siendo el aceite de cártamo el que más ω-6 contiene, seguido por los aceites de girasol, soja, maíz, canola, cacahuate y palma. Muchos productos que se consumen diariamente en grandes cantidades incluyen este tipo de aceites en su elaboración como son margarinas, galletas y los alimentos fritos.

Algunas de las funciones de los ácidos grasos son realizadas en los receptores localizados en las paredes de las membranas celulares a lo largo de todo nuestro cuerpo. Son el punto de inicio para sintetizar las sustancias que regulan la coagulación, contracción y relajación de las paredes de los vasos sanguíneos y la inflamación. También se unen a los receptores de membranas que regulan la función genética y se han realizado estudios donde se muestra su función en la salud del sistema musculoesquelético (Watkins, 2010).

Es necesario conocer la importancia de una dieta balanceada y a su vez rica en ácidos grasos esenciales, en especial el ω-3. Estos ayudan a mejorar la transmisión de la señal de los endocannabinoides y desarrollo de funciones cerebrales, motivo por el cual es muy importante consumir productos que los contengan. Se ha estudiado que también ayudan a aminorar los trastornos de ansiedad e incluso presentan un efecto protector contra ellos (Sandhu, 2017).

Las dietas ricas en ácidos grasos esenciales ω-3 y en complejo B son básicas para mantener un cerebro saludable. Debido a que solo se pueden obtener de manera exógena es importante saber en cuáles alimentos se encuentran en un mayor porcentaje e incorporarlos a la dieta. Actualmente existen una gran variedad de alimentos que están fortificados con ácidos grasos, tal es el caso de algunas marcas de bebidas de soja, leche, huevos, jugos, yogur. En el caso del complejo B también existen alimentos fortificados, así como suplementos de los cuales se hablará más adelante.

El ALA es más común en productos vegetales. Sus principales fuentes son las nueces principalmente la nuez de Castilla y, especialmente los aceites vegetales de chía, linaza, colza, cártamo, soja, onagra y lino, al igual que en sus semillas. (Harris, 2007)

El DHA y el EPA están presentes en productos del mar, como el salmón, sardinas, anchoas, arenque, caballa, merluza, ostras, caviar, aceite de hígado de bacalao, algas y aceite de krill.

El complejo B está compuesto por tiamina (vitamina B1), riboflavina (vitamina B2), niacina (vitamina B3), ácido pantoténico (vitamina B5), piridoxina (vitamina B6), biotina (vitamina B7), folato (vitamina B9) y cobalaminas (vitamina B12). Debido a lo extenso del complejo B, se encuentran naturalmente en una amplia gama de alimentos, tanto de origen animal como vegetal.

El balance entre los ácidos grasos esenciales omega-3 y omega-6 es uno de los factores más importantes y fáciles de realizar para mantener un sistema endocannabinoide sano. (Watson, 2019)

Otra recomendación para mantener funcionando correctamente el sistema endocannabinoide y nervioso es consumir productos que no se encuentren genéticamente modificados (Non-GMO, *"Genetically Modified Organism"* GMO por sus siglas en inglés, son productos modificados genéticamente en el laboratorio utilizando ingeniería genética o tecnología transgénica), ya que éstos contienen altos niveles del herbicida llamado glifosato, y aunque no existe evidencia científica de que afecta al ser

Lo que se debe saber

humano como tal, se sabe que los compuestos organofosforados desarrollan su toxicidad a través de la fosforilación de la enzima acetilcolinesterasa en las terminaciones nerviosas (Fernández, 2010). En la tabla 9 se encuentra un listado de los alimentos más comunes con cantidades importantes de ácidos grasos omega-3 y complejo B.

ALA	DHA y EPA	Complejo B
Aceite de chía	Aceite de hígado de bacalao	Almejas
Aceite de canola	Aceite de krill	Carne de res
Aceite de linaza	Algas	Granos
Aceite de soja	Anchoas	Hortalizas verdes
Semillas de chía	Arenques	Legumbres
Semillas de linaza	Caballa	Nueces
Soja	Caviar	Pescado
	Merluza	Pollo
	Ostras	Salmón
	Salmón	Semillas
	Sardinas	Vísceras

TABLA 9: Alimentos con ácidos grasos $\acute{\omega}$-3 y complejo B

Lo que se debe saber

12.1.2 Suplementos

Es bien sabido que uno de los factores más importantes para estar sanos es consumir una dieta balanceada. Desafortunadamente con el ritmo de vida que la gran mayoría de las personas tiene hoy en día, muchas de ellas no se dan el tiempo ni la dedicación necesaria para alimentarse correctamente. Por este motivo, en muchas ocasiones lo ideal es ayudarlas a aportar algunos de los nutrientes con suplementos en caso necesario.

Es recomendado comunicarles a los pacientes la importancia de un suplemento de buena calidad, deben fijarse en los ingredientes que contienen ya que en muchas ocasiones son agregados ingredientes que no aportan beneficios para el paciente y de preferencia que presenten sellos que comprueben que han sido verificados por laboratorios independientes (White, 2020). El tiempo para comenzar a notar los cambios es inespecífico y puede variar entre un paciente y otro. Aquí se mencionan los suplementos más importantes que presentan un beneficio para el buen funcionamiento del sistema endocannabinoide.

A pesar de que la alimentación es la principal fuente de ingesta para los ácidos grasos como se mencionó anteriormente, en ocasiones es tan alta la necesidad de éstos que se deben apoyar con suplementos, como cápsulas con aceite de pescado, aceite de hígado de bacalao, aceite de krill, etc.

La vitamina E se encuentra presente en una gran variedad de aceites vegetales, nueces, semillas y vegetales verdes. Desafortunadamente, muchos de estos alimentos también son ricos en ácidos grasos ω-6, los cuales, a pesar de ser necesarios en la dieta, en la actualidad se consume un exceso de éstos. Una buena opción es incluir un suplemento de vitamina E en cápsulas. Esta vitamina ayuda a modular la transmisión sináptica según estudios en animales de laboratorio (McPartland, 2014). Es muy importante no consumir más de los requerimientos diarios recomendados. Para adultos fluctúa entre 15 y 19 mg/día, pero la ingesta dietaria promedio de vitamina E en ellos es de menos de 10 mg diarios. Para obtener los beneficios terapéuticos reportados para la vitamina E, es necesaria una suplementación de 200 a 800 mg al día.

El magnesio es un mineral esencial que tiene muchas funciones importantes en el cuerpo y es necesario para más de 300 enzimas. La ingesta inadecuada de magnesio se ha relacionado con muchas enfermedades inflamatorias crónicas o metabólicas como la hipertensión, el síndrome metabólico, la diabetes tipo 2, la osteoporosis, las enfermedades cardiovasculares e incluso con algunos tipos de cáncer. (Fact Sheet Magnesium. NIH, 2021). Se encuentra en grandes cantidades en las semillas de girasol, vegetales de hoja verde, maíz blanco, algunas nueces como almendras, pistachos y cacahuates, quinoa y salvado de trigo, entre otros. Un suplemento que presenta muy buena absorción es el citrato de magnesio, el cual se demostró en un estudio que un nivel elevado de estrés crónico se encontraba asociado a individuos con una baja cantidad de magnesio, los cuales podrían mejorarse con un aumento en la toma de magnesio (Nielsen, 2010).

La vitamina D ayuda al cuerpo a absorber el calcio. Es importante para el sistema muscular, nervioso e inmunitario. Son pocos los alimentos que contienen vitamina D de forma natural. La carne de pescados grasos (como la trucha, el salmón, el atún y la caballa) y los aceites de hígado de pescado se encuentran entre las mejores fuentes, por esta razón es vital consumirla en la dieta. (Fact Sheet Vitamin D. NIH, 2022). Es necesario exponer la piel al sol diariamente, ya que es la mejor fuente para adquirir esta vitamina, sin embargo, debido al envejecimiento prematuro y al alto porcentaje de cáncer de piel que existe hoy en día, una manera más segura es consumirla como un suplemento. Existen datos sugestivos en animales de laboratorio que los receptores CB2 podrían volverse disfuncionales, por ejemplo, desacoplados de su vía de señalización, durante la deficiencia de esta vitamina (Guida, 2020).

El folato se puede encontrar en frutas frescas, vegetales de hoja verde, legumbres, nueces, entre otros. Hay que recordar que es una de las vitaminas del complejo B, específicamente la B9. Si se consumen suficientes cantidades de estos alimentos, se estarán cubriendo los porcentajes necesarios para el consumo diario. El organismo necesita folato para producir ADN y otros tipos de material genético, así como para la división celular en el organismo (Fact Sheet Folate. NIH, 2022).

Tanto los probióticos como los prebióticos son importantes para mantener un intestino saludable. Esto es muy importante debido al eje intestino - cerebro del cual cada día hay más evidencia científica del importante papel que existe en la regulación del comportamiento, así como de las funciones cerebrales.

Estudios de laboratorio han comprobado que el consumo de probióticos induce al receptor endocannabinoide CB2. Los probióticos son microorganismos endosimbióticos, los cuales al consumirlos proveen un beneficio a su huésped, en este caso el humano. Los más conocidos son las especies Lactobacillus acidophilus y Bifidobacterium que se encuentran en productos fermentados como el yogur, la kombucha, o el kimchi [Un plato de la gastronomía coreana que utiliza la técnica de la fermentación con nabo, pepino, col china, sal, salsa con ajo, jengibre o chiles]. Existe evidencia preclínica de que disminuyen el dolor en distensión colónica (Rousseaux, 2007). Estos probióticos también se pueden administrar en forma de cápsulas, de preferencia que estén recubiertos con capa entérica para que puedan llegar directo al intestino y no ser eliminados por los ácidos gástricos.

Desgraciadamente, los cambios que como especie humana se han realizado en la dieta occidental han desarrollado una gran cantidad de enfermedades crónicas, como obesidad, síndrome de intestino irritable, enfermedades autoinmunes, alergias, cáncer, depresión y desórdenes neurodegenerativos (Sandhu, 2017). El cannabis medicinal puede ayudar a mejorar algunos de estos padecimientos debido a que el CBD y THCa, así como los probióticos, ayudan a controlar el PPARγ, el cual es agonista del receptor CB2, y el TNF-α, el cual es importante en inflamación y enfermedades autoinmunes (He, 2017).

Para facilitar un intestino saludable, la dieta paleo (en caso de no ser vegetariano o vegano) es una opción y donde se han observado mejores resultados. Como ya se mencionó, también ayudan los suplementos para mejorar la salud intestinal (probióticos. L-glutamina, inmunoglobulinas para curar el intestino, etc.).

Los múltiples beneficios de una alimentación saludable involucran el adecuado desarrollo del tono del sistema endocannabinoide, este sistema de señalización biológica que regula numerosos procesos fisiológicos, incluyendo la función intestinal, el metabolismo de la glucosa y la respuesta al estrés. Al presentarse alguna disfunción en el mismo, se implican diferentes respuestas en patologías intestinales, metabólicas y muchas otras enfermedades.

12.1.3 Estilo de vida

Lo que se debe saber

Existe una gran variedad de modificaciones al estilo de vida que han demostrado tener cierto efecto para fortalecer el sistema endocannabinoide.

Está comprobado en diferentes estudios de laboratorio que el ejercicio voluntario de intensidad media a alta aumenta la transmisión de la señal endocannabinoide a través de un aumento de los niveles séricos de anandamida (pero no de 2-AG) y posiblemente una mayor expresión de los receptores CB1 (McPartland, 2014).

También realizar ejercicios de bajo impacto, como caminar, bicicleta estacionaria, nadar, yoga, tai chi, qigong, etc., ayudan a disminuir los niveles de estrés, el cual afecta negativamente al sistema endocannabinoide disminuyendo los niveles de anandamida y 2-AG. Algunos pacientes refieren que practicar este tipo de ejercicios, así como ejercicios de respiración, son de ayuda para disminuir los niveles de estrés y por consiguiente lograr descansar y dormir adecuadamente.

Siempre es aconsejable realizar ejercicio conforme a la edad y a la función física, al igual que siempre poner metas alcanzables, ya que de lo contrario si no se consiguen puede llegar a ser frustrante y por lo tanto se abandonará el tratamiento.

12.2 Espiritualidad

Hoy en día, una gran cantidad de personas se encuentran más enfocadas en la salud física. Si bien ésta es muy importante, también es importante entender el para qué se está expresando nuestro cuerpo. El cannabis medicinal no va a hacer todo el trabajo, pero sí puede ayudar a dar equilibrio a la fisiología del cuerpo, en esta medida la calidad de vida relacionada con la salud permite generar de manera holística equilibrio también para la mente y el espíritu con el fin de conseguir una verdadera sanación.

La evidencia ha identificado que las personas que han fortalecido su espiritualidad tienen una respuesta diferente ante la enfermedad e incluso identifican mucho mejor el equilibrio que se puede generar entre mente, cuerpo y espíritu como base de sanación (McCord, 2004). Fortalecer la espiritualidad requiere de un entrenamiento a nivel mental con el fin de observar la fuente o la raíz de lo que puede producir los síntomas y de esta manera gestionar su manejo.

La principal diferencia entre curar y sanar se centra en la aceptación y la paz que se experimenta. En muchos casos los pacientes se curan de la enfermedad sin haber conseguido sanar, en otras palabras, sus síntomas desaparecen. En otros casos logran sanar, aunque no se hayan curado de la enfermedad, como aquellos pacientes que, a pesar de morir, han sanado. La diferencia está en la persona, en el aprendizaje que tuvo acerca del proceso de su enfermedad y en aceptarla. El cannabis puede ayudar en ambos procesos, ya que actúa en un nivel fisiológico generando cambios de homeostasis con respuesta en la calidad de vida y funcionalidad de las personas.

Lo que se debe saber

El Grupo de Trabajo en Espiritualidad de la Sociedad Española de Cuidados Paliativos (SECPAL) propone que *"la espiritualidad es nuestra naturaleza esencial, de donde surge un anhelo inagotable de plenitud, que concretamos en la búsqueda de sentido, conexión y trascendencia"* (Benito, 2017). Es así como ciertos hábitos, estilos de vida e incluso hobbies, cómo hacer yoga, comer sano, meditar, tener buenas amistades, relaciones, trabajos que apasionen, amor, compromiso con todo lo que se hace y pensamientos positivos, son parte de una experiencia completa y una parte muy importante para mantener el balance en la vida. Simplemente, se puede comenzar a sentir alegría, expresando o experimentando gratitud.

Existen estudios donde está comprobado que los pacientes que tienen una actitud positiva antes de realizarles procedimientos quirúrgicos han tenido una mejor experiencia que aquellos pacientes con actitud pesimista o negativa. Lo importante no es el problema o la enfermedad, sino cómo se percibe y se enfrenta. Está en cada uno el elegir cómo se quiere vivir la vida. Nunca es tarde para cambiar. Merecemos crear cosas positivas para nosotros mismos. Se puede cambiar la forma en la que nos sentimos hoy simplemente pensando, sintiendo y actuando diferente.

Los recursos y las necesidades espirituales son la expresión de la autonomía de cada persona, de esta manera el personal de la salud debe reconocerla y hacer todo lo posible para generar el bienestar, es así como el cannabis como manejo coadyuvante, se convierte en una opción para encontrar este equilibrio. El cannabis es un regalo de la naturaleza, el cual está aquí para enseñarnos a usarlo sabiamente para nuestro beneficio.

12.3 Consentimiento informado

Debido a la situación legal actual del cannabis en los diferentes países, es importante para los profesionales de la salud diligenciar el consentimiento con el fin de informar posibles riesgos y beneficios en el tratamiento, y de esta manera dar claridad y seguridad a los pacientes, en la información de precauciones, contraindicaciones, dosis, vías administración y así salvaguardar posibles complicaciones de la práctica clínica.

Es recomendable hacer firmar al paciente una carta de consentimiento informado posterior a explicarle el riesgo-beneficio de su tratamiento, así como los posibles efectos adversos, cualquier cambio que se pueda hacer en el futuro respecto al tratamiento o incluso la efectividad que puede no ser la esperada y estar seguros de que ha entendido la información adecuadamente.

En los centros hospitalarios, así como en las prácticas privadas, el personal de salud debe tomar responsabilidad y aprender todo lo relacionado al cannabis medicinal, debido a que éste ya se encuentra en el mercado y existe una cantidad importante de pacientes que les puede ser de ayuda. En la actualidad se encuentra personal en capacitación para considerarse altamente calificado para realizar una prescripción de forma responsable y adecuada.

Capítulo 13. RECOMENDACIONES PARA ALMACENAR LOS PRODUCTOS CON CANNABIS

Es importante manejar todos los productos que contienen cannabinoides con respeto y saber cómo almacenar cada uno de ellos, ya que dependiendo de cómo estén constituidos será la forma en la que se deban almacenar para que no pierdan sus propiedades y alcancen su vida máxima, ya que tanto los productos como las flores secas de cannabis de grado medicinal son de costo elevado.

13.1 Almacenaje de las flores de cannabis

Lo más aconsejable es conservarlas en envases de vidrio, aunque también se puede utilizar envases de metal, cerámica o aluminio. No es recomendable los envases de plástico, ya que la resina de cannabis puede pegarse en este tipo de material. Hay que recordar que esta resina está dentro de los tricomas y es donde se encuentran todos los cannabinoides y terpenos, que son los que presentan las propiedades terapéuticas de éste.

Para esto se deben almacenar en un lugar fresco y seco, que no se encuentren expuestas a la luz solar, ya que esto hace que se degraden los cannabinoides y por lo tanto su valor terapéutico. El frasco o envase debe estar sellado herméticamente para que el aire no las seque de más, es importante que se conserven entre 59 y 63 grados de humedad. Para esto existen ciertos paquetes, como los que se utilizan para almacenar los puros o cigarros, que mantienen la humedad correcta dentro del envase.

No es aconsejable almacenarlas en el congelador, ya que, al congelarse, los tricomas se rompen y disminuye el potencial terapéutico, además de que se humedecen las flores de cannabis y esto puede ocasionar que al descongelarlas comience a formarse hongos.

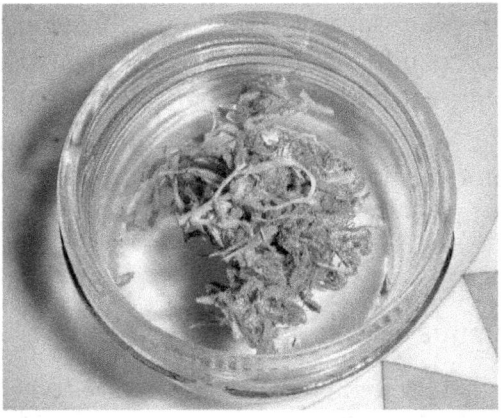

Figura 32. Flor de cannabis en frasco de vidrio af

13.2 Almacenaje de productos con cannabis

Para el almacenamiento de los diferentes productos que contienen cannabinoides, hay que leer cuidadosamente el envase y las recomendaciones del fabricante.

Es importante siempre etiquetar los productos que contengan cannabis, colocarlos en un lugar seguro y fuera del alcance de los niños y las mascotas.

Cualquier producto sin etiquetas o sin información es inaceptable y riesgoso para la salud.

13.3 Enseñar al paciente a leer la etiqueta

Esto puede sonar bastante sencillo y básico, pero cuando un producto contiene una etiqueta en la cual se mencionan porcentajes, proporción, mililitros o miligramos, puede llegar a ser algo confuso para ciertas personas. Es por eso por lo que como profesional de la salud es extremadamente importante explicarle al paciente exactamente la dosis y vía por la que debe ser administrado, según la presentación recomendada, para que así el paciente entienda qué es lo que contiene el producto, la cantidad de cannabinoides que se está administrando y si el producto es de un productor regulado y calificado.

Desgraciadamente, con la poca regulación y la alta oferta que existe en el mercado de productos con cannabis, existen muchas formas de especificar la cantidad de cannabinoides que presentan éstos, ya sean cápsulas o aceites. Principalmente el THC, debido a los posibles efectos psicotrópicos que ocasiona, aunque el porcentaje de CBD también es importante.

Según las regulaciones de cada país serán las especificaciones que deberá incluir el envase, sin embargo a pesar de esto, es importante que incluya: la fecha en la cual fue empaquetado el producto; fecha de expiración; peso neto en caso de flores secas o, contenido neto para el caso de aceites u otras presentaciones; un símbolo o señal de que el producto contiene THC y una leyenda de precaución debido al contenido de THC; el total en porcentaje de THC y CBD; y el nombre del productor autorizado por el gobierno del país de origen.

Lo más sencillo es encontrar productos en los que se especifica el contenido de THC y CBD en miligramos. La confusión ocurre cuando uno de estos productos, comestibles principalmente, no presentan una adecuada división para su dosificación, cabe

Lo que se debe saber

aclarar que estos productos no se encuentran aún regulados y son utilizados para uso adulto o recreativo. En muchas ocasiones el fabricante menciona en el envase el contenido total de THC presente en el producto (100 mg habitualmente) pero desgraciadamente, por la naturaleza del producto, no es posible dividirlo equitativamente. Esto ocurre principalmente con bebidas, miel, jaleas, barras de chocolate, brownies, galletas, etc. Debido a esto, los productos comestibles no son tan recomendados como parte de un tratamiento médico; sin embargo, cabe mencionar que existen pacientes los cuales encuentran alivio en estos productos.

La gran mayoría de los aceites vienen en presentación de frasco con 30 mL o 1 fl oz e incluye una jeringa dosificadora. Es importante, según el contenido de cannabinoides sugerido, aclararle al paciente la cantidad que necesita administrarse, ya que cuando los aceites contienen THC y el paciente está encontrando su dosis óptima, mililitros de menos o de más pueden significar la diferencia. Se debe estar familiarizado con los productos que se van a recomendar a los pacientes ya que, en ocasiones, dependiendo de la presentación y el laboratorio, las presentaciones pueden variar.

En el caso de productos utilizados y clasificados como suplementos alimenticios se utilizan otras medidas, como es el ejemplo de la figura 35, la cual es una tintura a base de aceite de CBD extraído del cáñamo, con pipeta dosificadora.

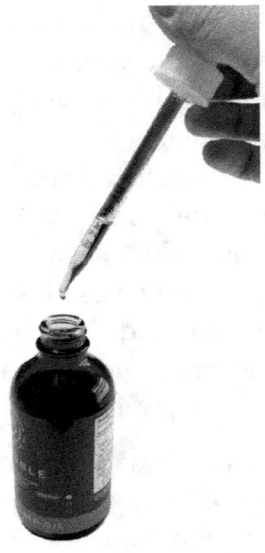

Figura 35. Tintura con pipeta dosificadora [ag]

Lo que se debe saber

Capítulo 14. PREGUNTAS Y MITOS COMUNES

¿Mis pacientes se van a volver adictos?

Estrictamente se puede decir que en la última edición del DSM-V no existe uso del concepto de adicción. Ahora se le denomina trastorno por consumo de cannabis. En el caso del cannabis, existen estudios donde está demostrado que la incidencia de esta condición es de uno por once, lo cual quiere decir que es significativamente menor que la de muchos productos farmacéuticos aprobados y comúnmente utilizados para el dolor crónico, como los opioides, e incluso extremadamente menor que otras sustancias que ni siquiera son medicamentos, como el alcohol y el tabaco. Sin embargo, es importante enfatizar que, debido a la capacidad que presentan los fitocannabinoides para activar el sistema de recompensa, el consumo de THC a dosis altas y de manera frecuente, es potencialmente adictivo, y los consumidores de tipo recreativo (e incluso medicinal con una ingesta inadecuada de las dosis de THC) pueden llegar a desarrollar tolerancia y dependencia a largo plazo.

Es mucho mayor la dependencia psicológica que la física. Sin embargo, el monitoreo de la dependencia del cannabis se recomienda para todos los pacientes (Gordon, 2016). Cuando el tratamiento está supervisado por un médico y los productos son exclusivamente para uso medicinal, es raro que esto suceda.

¿Se puede tener una sobredosis con cannabis medicinal?

Es raro que un paciente pueda presentar una sobredosis con cannabis medicinal; sin embargo, es posible, por eso la importancia de comenzar con dosis muy bajas e ir aumentando poco a poco hasta llegar a la dosis óptima. Hay que explicar a los

323

pacientes que, en caso de no seguir las especificaciones recomendadas por su médico tratante, puede presentar una sobredosis por cannabinoides, esta llega a suceder con frecuencia cuando el paciente es mal aconsejado y consume más cannabis de lo debido, lo cual ocurre comúnmente si es recomendado por familiares y/o amigos y raramente sucede si se encuentra bajo un tratamiento a base de cannabis medicinal con supervisión médica. La diferencia que existe entre una sobredosis de cannabis a una sobredosis con otra sustancia, es que la sobredosis estrictamente de cannabis no va a ser mortal, se estima que una dosis letal de THC para un ser humano de 70 kg es de aproximadamente 4000 mg/kg de THC, lo que equivale a una dosis de 280,000 mg de THC y probablemente inalcanzable mediante el consumo oral, fumada o en vaporización (World Health Organization, 2012), El THC no produce depresión respiratoria, ni tampoco presentará daño de algún órgano, sin embargo, es probable que presente efectos adversos indeseables, los cuales serán reversibles en cuanto su organismo elimine los cannabinoides y esto se traduce a que simplemente consumió más de lo necesario. Seguro la va a pasar muy mal por un tiempo, incluso horas, debido a los efectos psicoactivos del THC, ya que se puede presentar paranoia, ansiedad, taquicardia y hasta alucinaciones. En cuanto al CBD, con dosis elevadas o tóxicas es muy importante vigilar las enzimas hepáticas (transaminasas), ya que en algunas personas se ha documentado hepatotoxicidad.

¿Se puede ser alérgico al cannabis?

Desgraciadamente sí se puede, aunque es muy raro. Se estima que las alergias a la C. sativa L corresponden al 8% de la población general, por lo que se recomienda evitar su uso en pacientes que sean alérgicos al lúpulo o al cannabis para prevenir una posible reacción anafiláctica. Sin embargo, si solo presentan casos ligeros de rinoconjuntivitis, éstos pueden ser

Lo que se debe saber

tratados con antihistamínicos, esteroides intranasales o descongestionantes nasales (Ocampo, 2015).

¿Los pacientes van a perder el *"control"* de su cuerpo?

Una de las grandes ventajas del cannabis es que no presenta propiedades amnésicas, como sucede con el alcohol. De hecho, muchas personas que lo utilizan recreativamente lo prefieren sobre el alcohol, ya que los síntomas que experimentan, la gran mayoría de las veces, son placenteros. No existe la resaca del día siguiente, ya que con el cannabis no se les olvida lo que pasó mientras están bajo sus efectos. Sin embargo, es muy importante tener en cuenta los antecedentes de esquizofrenia, trastorno afectivo bipolar, psicosis inducida por sustancias y antecedentes familiares de psicosis, en pacientes que van a ser prescritos con THC, ya que podría desencadenar un episodio psicótico agudo. Con el CBD afortunadamente no se presenta ese riesgo.

¿Cuánto tiempo dura el efecto?

Esto es muy variable, comenzando desde 30 minutos hasta días, ya que como se ha explicado en el capítulo 6: Vías de administración, depende de la cantidad de cannabinoides, la forma en que se consuma, el quimiotipo de éste, así como diferentes factores ambientales y del mismo paciente. Lo importante es siempre tener un diario donde se anoten todos los factores para así ir conociendo las reacciones a los diferentes productos y vías de administración.

¿Sale positivo un examen antidopaje?

Una de las características del cannabis es que es una planta altamente lipofílica. Esto significa que le gusta la grasa, por lo que se depositará en las partes del cuerpo donde más grasa encuentre, como el cerebro. Aunque los efectos del cannabis ya hayan terminado, los metabolitos pueden seguir permaneciendo en el cuerpo hasta por un mes después de haberlo consumido. Esto dependiendo de la cantidad de cannabis y el método de administración utilizado. Si solamente se utilizan productos tópicos, como cremas, bálsamos, lociones, ungüentos o geles, todos éstos se administran sobre la piel, en este caso la absorción del cannabis es local y rara vez llega a presentarse concentraciones en sangre, por lo que casi siempre un examen antidopaje saldrá negativo. Los únicos productos tópicos que se absorben al torrente sanguíneo son los parches transdérmicos, que también se aplican en la piel, y en este caso sí saldría positivo un examen antidopaje. Todas las demás vías de administración presentan metabolitos en la sangre, por lo que también sale positivo el examen.

Recientemente la agencia mundial antidopaje eliminó de sus listas de restricción al CBD, abriendo la puerta de los deportistas a un mundo donde pueden acceder a este cannabinoide sin restricciones legales, con el fin de beneficiar su rendimiento y recuperación deportiva.

Es importante saber esto e informarle al paciente, ya que, aunque el cannabis es legal en muchos estados de EUA e incluso en varios países, todavía sigue existiendo mucha ignorancia a su alrededor y muchas empresas no han ponderado la importancia médica de los cannabinoides, por lo que, en caso de necesitar médicamente del cannabis, es recomendable aconsejar al paciente a conocer las políticas acerca de esta planta en la compañía donde trabaja para así evitar problemas.

¿La marihuana es la droga de entrada a otras drogas?

No, eso fue parte de la campaña para prohibir el cannabis. Hoy sabemos que cualquier persona que comience a consumir cannabis de forma recreativa, lo más seguro es que ya ha experimentado con anterioridad tabaco y alcohol, ambos legales y siendo éstos los *"precursores"* de cualquier entrada al mundo de las drogas.

Existen artículos publicados respecto a la disminución en el consumo de opioides en los estados donde el cannabis ha sido legalizado, así mismo en la disminución de dependencia, de hospitalizaciones y de fallecimientos debido al consumo de opioides, por lo que el cannabis puede ser de gran ayuda para disminuir el consumo de otras drogas, ya que muchos de los síntomas en los diferentes síndromes de abstinencia, pueden ser aminorados con la administración de cannabis medicinal (Hutchison, 2019).

¿Se van a morir mis neuronas?

Por el contrario, se han identificado propiedades neuro protectoras en los cannabinoides a dosis medicinales, es por eso su posible eficacia en padecimientos como la enfermedad de Alzheimer, enfermedad de Parkinson, epilepsia, traumatismos craneoencefálicos e isquemias cerebrales.

¿Cómo hablar con el paciente y sus familiares acerca del cannabis?

Lo más seguro es que gracias a los beneficios que presentan los cannabinoides y a los medios de comunicación, una gran mayoría de personas ya ha escuchado o conoce a alguien que ha encontrado mejoría en su padecimiento gracias al cannabis medicinal. Lo más recomendable es preguntar primero la opinión del paciente, si es que tiene conocimiento acerca de las investigaciones que existen alrededor del cannabis medicinal y los beneficios que han sido estudiados clínicamente. Muy probablemente la respuesta sea una grata sorpresa y que los pacientes sean los que estén buscando la aprobación y el consejo del médico.

¿Existe un método o análisis de laboratorio para saber cómo se encuentra el sistema endocannabinoide?

Hasta ahora no es posible debido a que las concentraciones de endocannabinoides siempre están cambiando y son producidos a demanda en el sitio donde se necesitan dentro del cuerpo, además de que presentan un periodo de vida muy corto, por lo que un estudio de sangre u orina no revelará los niveles reales de endocannabinoides.

¿Cualquier persona es candidata para tratamiento con cannabis medicinal?

Un gran número de personas pueden encontrar mejoría en los síntomas de su padecimiento con el cannabis medicinal si estos ya han sido estudiados e incluso si se han tratado con medicamentos convencionales de primera línea; sin embargo, existen algunos pacientes con los que hay que tener más atención y se debe comenzar el tratamiento con muy poco porcentaje de THC y alto porcentaje de CBD. Estos casos son principalmente en individuos con poca o nula experiencia previa con cannabis y esto con la simple finalidad de observar cómo va reaccionando su cuerpo al THC; también se debe tener especial precaución y evitar el THC en pacientes que presenten historia de trastorno afectivo bipolar, psicosis, historia familiar de esquizofrenia y/o antecedente de abuso de sustancias psicoactivas.

¿Cualquier parte de la planta puede ser utilizada para fines medicinales o solo las flores presentan fitocannabinoides?
Principalmente se utilizan solamente las flores debido al alto contenido de fitocannabinoides y terpenos que ellas presentan, en ocasiones se utilizan también las hojas cercanas a la flor. Todas las partes de la planta, con excepción de las semillas, presentan fitocannabinoides. La raíz es la que menos fitocannabinoides presenta (0.001%), seguida por el tallo

Lo que se debe saber

(0.02%), las hojas (0.05%), la flor fertilizada (13%), siendo los tricomas donde se encuentran en mayor concentración (60%). No existe diferencia cualitativa pero sí cuantitativa.

¿Es la misma dosis con cannabis inhalado que ingerido en comestibles?

La ingestión de cannabinoides por vía oral provoca inicialmente niveles plasmáticos menores de THC comparado a cuando este es inhalado. Su biodisponibilidad se ve reducida debido a la acidez del jugo gástrico, el metabolismo hepático e intestinal, así como por la circulación enterohepática, lo que se traduce a la necesidad de ingerir una cantidad mayor de THC para presentar el mismo efecto que inhalado (González, 2013). Es común la sobredosis por esta vía si el paciente no tiene experiencia y puede ser altamente psicoactivo debido al metabolito 11-OH-THC.

Una vez que se encuentre la dosis óptima de THC con cannabis inhalado, se necesitará multiplicar esta dosis por un factor de 2.5 para así tener un estimado de la dosis para cannabis ingerido. Hay que tener presente que las dosis siempre son personalizadas y si el paciente nunca ha probado esta nueva vía de administración, habrá que hacerlo empezando con menos dosis de la recomendada para evitar así ciertos efectos displacenteros o eufóricos.

¿Es seguro manejar vehículos automotores o maquinaria pesada bajo el efecto del cannabis?

No se recomienda utilizar vehículos ni maquinaria pesada debido a que algunos pacientes pueden presentar falta de coordinación cuando están bajo tratamiento con cannabis medicinal, especialmente si los productos contienen cantidades importantes de THC. En los casos de cannabis medicinal inhalado habrá que esperar 4 horas después del consumo para

Cannabis Medicinal

manejar, si los cannabinoides fueron administrados por vía oral, se tendrá que esperar hasta 8 horas para hacerlo, por este motivo es mejor comenzar el tratamiento por la noche. En cuanto al CBD, generalmente no hay contraindicación para conducir, sin embargo, debido a que algunas personas pueden experimentar mareo o cansancio al inicio del tratamiento, no se aconseja realizarlo hasta que se haya evaluado la tolerabilidad.

¿Se puede viajar internacionalmente con los productos elaborados a base de cannabis?

Hasta el día de hoy, debido a las normas y leyes de los diferentes países, no es permitido que los productos con cannabis o a base de éste crucen fronteras. En algunos casos, ciertos países respetan las recomendaciones de los médicos del país de origen y está permitida la venta de algunos productos en el país de destino en caso de ser legal para que los pacientes continúen con el tratamiento. En el caso de Estados Unidos de América, debido a que hoy en día continúa siendo federalmente ilegal, no es posible siquiera viajar dentro del país con estos productos, aunque existen ya varios estados en los que está permitido incluso, su uso para consumo recreativo.

Lo que se debe saber

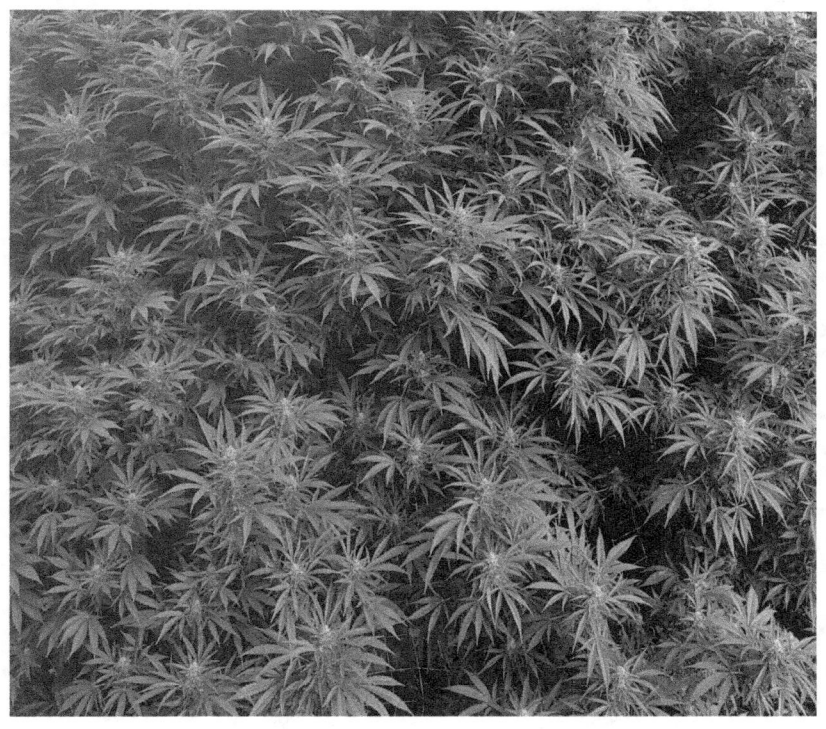

Figura 34. Planta de cannabis floreciendo [ah]

ANEXOS

A. Analítica de Laboratorio para tintura con CBD.

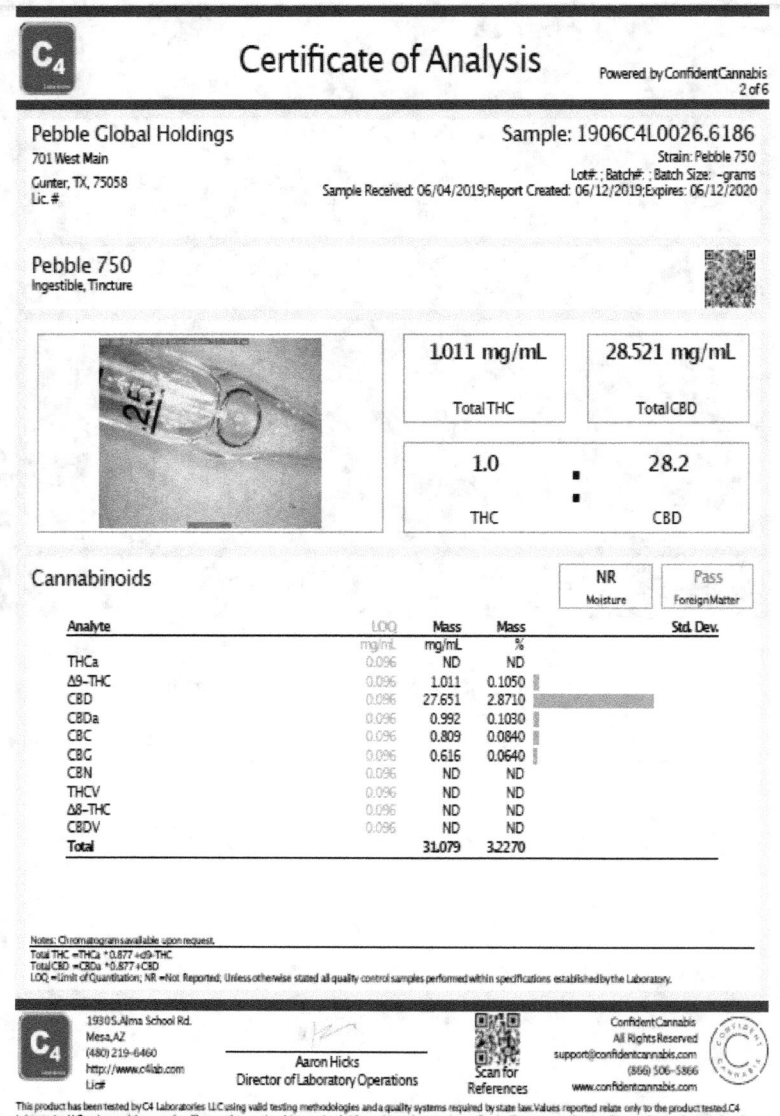

Lo que se debe saber

Certi×cate of Analysis

Powered by Con×dentCannabis

Pebble Global Holdings
701 West Main
Gunter, TX, 75058
Lic. #

Sample: 1906C4L0026.6186
Strain: Pebble 750
Lot#: ; Batch#: ; Batch Size: ~grams
Sample Received: 06/04/2019; Report Created: 06/12/2019; Expires: 06/12/2020

Pebble 750
Ingestible, Tincture

Terpenes

| Eucalyptus | Herbal | Pine | Sweet | Earthy |

Analyte	LOQ %	Mass %	Mass mg/g
Eucalyptol	0.001	0.073	0.73
p-Cymene	0.001	0.032	0.32
ž-Pinene	0.001	0.016	0.16
f-Pinene	0.001	0.013	0.13
Camphene	0.001	0.011	0.11
Ocimene	0.001	0.010	0.10
(-)-Isopulegol	0.001	0.010	0.10
f-Caryophyllene	0.001	0.007	0.07
ž-Humulene	0.001	0.005	0.05
f-Myrcene	0.001	0.004	0.04
ž-Terpinene	0.001	ND	ND
Caryophyllene Oxide	0.001	ND	ND
B-3-Carene	0.001	ND	ND
B-Limonene	0.001	ND	ND
ƌ-Terpinene	0.001	ND	ND
Geraniol	0.001	ND	ND
Guaiol	0.001	ND	ND
Linalool	0.001	ND	ND
Nerolidol	0.001	ND	ND
(-)-ž-Bisabolol	0.001	ND	ND
Terpinolene	0.001	ND	ND

0.181%
Total Terpenes

Notes: Chromatograms available upon request.
LOQ = Limit of Quantitation; NR = Not Reported. Unless otherwise stated all quality control samples performed within specifications established by the Laboratory.

1930 S. Alma School Rd.
Mesa, AZ
(480) 219-6460
http://www.c4lab.com
Lic#

Aaron Hicks
Director of Laboratory Operations

Scan for References

Confident Cannabis
All Rights Reserved
support@confidentcannabis.com
(866) 506-5866
www.confidentcannabis.com

This product has been tested by C4 Laboratories LLC using valid testing methodologies and a quality systems required by state law. Values reported relate only to the product tested. C4 Laboratories LLC makes no claims as to the efficacy, safety or other risks associated with any detected or non-detected levels of any compounds reported herein. This Certificate shall not be reproduced except in full without the written approval of C4 Laboratories LLC.

333

Cannabis Medicinal

Certixcate of Analysis

Powered by ConxdentCannabis

Pebble Global Holdings
701 West Main
Gunter, TX, 75058
Lic. #

Sample: 1906C4L0026.6186
Strain: Pebble 750
Lot#: ; Batch#: ; Batch Size: ~grams
Sample Received: 06/04/2019; Report Created: 06/12/2019; Expires: 06/12/2020

Pebble 750
Ingestible, Tincture

Residual Solvents

Analyte	Mass PPM	Status
Acetone	16	Pass
Acetonitrile	ND	Pass
Benzene	ND	Pass
Carbon-Tetrachloride	ND	Pass
Chloroform	ND	Pass
Ethanol	ND	Pass
Heptane	ND	Pass
Hexanes	ND	Pass
Isobutane	ND	Pass
Isopropanol	19	Pass
Methanol	ND	Pass
n-Butane	ND	Pass
o-Xylene	ND	Pass
Pentane	ND	Pass
Tetrahydrofuran	ND	Pass
Toluene	ND	Pass
Xylenes	ND	Pass

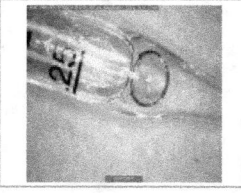

Pass

Foreign Matter

Notes: Chromatograms available upon request.
LOQ =Limit of Quantitation (1 ppm); ND =Not Detected. Unless otherwise stated all quality control samples performed within specifications established by the Laboratory.

19305 Alma School Rd.
Mesa, AZ
(480) 219-6460
http://www.c4lab.com
Lic#

Aaron Hicks
Director of Laboratory Operations

Scan for References

Confident Cannabis
All Rights Reserved
support@confidentcannabis.com
(866) 506-5866
www.confidentcannabis.com

This product has been tested by C4 Laboratories LLC using valid testing methodologies and a quality systems required by state law. Values reported relate only to the product tested. C4 Laboratories LLC makes no claims as to the efficacy, safety or other risks associated with any detected or non-detected levels of any compounds reported herein. This Certificate shall not be reproduced except in full without the written approval of C4 Laboratories LLC.

Lo que se debe saber

Certificate of Analysis

Powered by ConfidentCannabis

Pebble Global Holdings
701 West Main
Gunter, TX, 75058
Lic. #

Sample: 1906C4L0026.6186
Strain: Pebble 750
Lot#: ; Batch#: ; Batch Size: ~grams
Sample Received: 06/04/2019; Report Created: 06/12/2019; Expires: 06/12/2020

Pebble 750
Ingestible, Tincture

Microbials

Complete

Analyte	Units	Status
	CFU/g	
Aspergillus	ND	Tested
STEC E.coli	ND	Tested
Klebsiella pneumoniae	ND	Tested
Pseudomonas aeruginosa	ND	Tested
Salmonella	ND	Tested
Total Candida	ND	Tested

LOQ = Limit of Quantitation; TNTC = Too Numerous to Count; NR = Not Reported; NT = Not Tested. Unless otherwise stated all quality control samples performed within specifications established by the Laboratory

1930 S. Alma School Rd.
Mesa, AZ
(480) 219-6460
http://www.c4lab.com
Lic#

Aaron Hicks
Director of Laboratory Operations

Scan for References

Confident Cannabis
All Rights Reserved
support@confidentcannabis.com
(866) 506-5866
www.confidentcannabis.com

This product has been tested by C4 Laboratories LLC using valid testing methodologies and a quality systems required by state law. Values reported relate only to the product tested. C4 Laboratories LLC makes no claims as to the efficacy, safety or other risks associated with any detected or non-detected levels of any compounds reported herein. This Certificate shall not be reproduced except in full without the written approval of C4 Laboratories LLC.

335

Cannabis Medicinal

Certificate of Analysis

Pebble Global Holdings
701 West Main
Gunter, TX, 75058
Lic. #

Sample: 1906C4L0026.6186
Strain: Pebble 750
Lot#: ; Batch#: ; Batch Size: ~grams
Sample Received: 06/04/2019; Report Created: 06/12/2019; Expires: 06/12/2020

Pebble 750
Ingestible, Tincture

Heavy Metals — Complete

Analyte	Mass PPM	LOQ PPM	Limit PPM	Status
Arsenic	NR	0.01		NT
Cadmium	NR	0.01		NT
Lead	NR	0.01		NT
Mercury	NR	0.01		NT

1930 S. Alma School Rd.
Mesa, AZ
(480) 219-6460
http://www.c4lab.com
Lic#

Scan for References

Confident Cannabis
All Rights Reserved
support@confidentcannabis.com
(866) 506-5866
www.confidentcannabis.com

This product has been tested by C4 Laboratories LLC using valid testing methodologies and a quality systems required by state law. Values reported relate only to the product tested. C4 Laboratories LLC makes no claims as to the efficacy, safety or other risks associated with any detected or non-detected levels of any compounds reported herein. This Certificate shall not be reproduced except in full without the written approval of C4 Laboratories LLC.

Lo que se debe saber

B. Diario para la administración de cannabis medicinal.

Fecha:		Lugar:	Acompañante:	Padecimiento:	
Hora de administración:		Hora de efecto:		Duración del efecto:	
Nivel de dolor antes 0-10		Función antes 0-10		Ayunas:	
Nivel del dolor después 0-10		Función después 0-10		Acompañado de alimento:	
Efecto en cabeza 0-10		Efecto en cuerpo 0-10			
Producto	Variedad o marca	Cannabinoide THC:CBD	Concentración / mg	Cantidad de gotas / mL	
Tintura (T)					
Comestible (E)					
Tópico (TO)					
Supositorio (S)					

Cannabis Medicinal

	Fumado	Vaporizado	Cantidad de inhalaciones	A qué temperatura
Concentrado (C)				
Flores (F)				
Síntomas	Negativos			
Boca seca	Ansiedad	Náusea	Somnolencia	Fatiga
Mareo	Euforia	Dolor de cabeza	Taquicardia	Hiperemia conjuntival

338

Lo que se debe saber

REFERENCIAS DE LAS IMÁGENES

Portada Flor de cannabis. Autor: Craig Munro

CAPÍTULO 1

a.　Figura 1. Poster Cannabis sativa L.

Autor: Hermann Adolph Köhler

https://upload.wikimedia.org/wikipedia/commons/1/12/Cannabis_sativa_%28Köhler%29.jpg

b.　Figura 2. Preparados medicinales a base de Cannabis. (Museo de Hash, Marihuana & Cáñamo, Ámsterdam)

Autor: LordToran

https://upload.wikimedia.org/wikipedia/commons/a/a2/Ltohmhm-medizinfläschchen-03.jpg

c.　Figura 3. Estampa de impuestos 1945

Autor: U.S. Government

https://upload.wikimedia.org/wikipedia/commons/e/ea/Producer_of_marihuana.jpg

CAPÍTULO 2

d.　Figura 4. Motoneta eléctrica con carrocería elaborada a base de cáñamo (90%) y linaza (10%), producida por Van.Eko. (Museo de Hash, Marihuana & Cáñamo, Ámsterdam)

Autor: Dra. Claudia Bonaudo

e.　Figura 5. Planta de marihuana exterior

339

Autor: Craig Munro

f. Figura 6. Flor de cannabis con tricomas

Autor Craig Munro

g. Figura 7. Tricomas en flores de cannabis, variedad sativa

Autor: Indirectantagonist

https://upload.wikimedia.org/wikipedia/commons/4/46/Trichomes_on_a_Cannabis_Sativa_Flower.jpg

h. Figura 8. Ruta y producción de fitocannabinoides

Autor: Dra. Claudia Bonaudo

CAPÍTULO 3

i. Figura 9. Distribución de receptores CB1 y CB2 en el cuerpo humano

Autor: Dra. Claudia Bonaudo

j. Figura 10. Comunicación sináptica retrógrada de endocannabinoides

Autor: Dra. Claudia Bonaudo inspirada en el esquema de John Karapelou para Phytecs.

CAPÍTULO 4

k. Figura 11. Hashish de Nepal conocido como *"charas"*.

Autor: CFynn

https://upload.wikimedia.org/wikipedia/commons/8/83/Nepal_Charas.jpg

l. Figura 12. Kief al fondo de un molino de tres cámaras

Autor: Mjpresson

https://upload.wikimedia.org/wikipedia/commons/8/8f/Kief_%28yellow%29.jpg

m. Figura 13. Concentrado de cannabis conocido como *"Shatter"*

Autor: Cameek33

https://upload.wikimedia.org/wikipedia/commons/0/0c/Shatter_marijuana_concentrate.jpg

n. Figura 14. Jeringa con aceite de cannabis tipo RSO

Autor: Stephen Charles Thompson (anon_lynx)

https://upload.wikimedia.org/wikipedia/commons/2/2c/FullExtractCannabisOil.jpg

o. Figura 15. Tintura a base de extracto de cáñamo con especificaciones

Autor: Pebble.life

CAPÍTULO 6

p. Figura 16. Hookah de plata (Museo de arte del condado de Los Ángeles).

Dominio público

https://upload.wikimedia.org/wikipedia/commons/a/ad/Water_Pipe_%28huqqa%29_LACMA_M.90.116.jpg

q. Figura 17. Cigarro de cannabis

Autor: McHarfish

https://upload.wikimedia.org/wikipedia/commons/8/8f/Joint_%28Haschischzigarette%29.jpg

r.   Figura 18. Pipa de vidrio

Autor: aarchiba

https://upload.wikimedia.org/wikipedia/commons/3/3b/Glass-pipe.jpg

s.   Figura 19. Bong de vidrio

Autor: Polluxx

https://upload.wikimedia.org/wikipedia/commons/8/8d/Bong.jpg

t.   Figura 20. Vaporizador portátil

Autor: Dra. Claudia Bonaudo

u.   Figura 21. Vaporizadores de escritorio con bolsa globo.

Autor: Dra. Claudia Bonaudo

v.   Figura 22. Vaporizador Volcano®

Autor: Coaster420

https://upload.wikimedia.org/wikipedia/commons/5/5a/Volcano_Vaporizer.jpg

w.   Figura 23. Frasco con extracto líquido de cannabis

Eli Lilly. Dominio público

https://upload.wikimedia.org/wikipedia/commons/e/e7/Lilly96B.jpg

x.   Figura 24. Gomitas dulces con THC

Autor: Sarah Stierch

https://flickr.com/photos/sarahvain/32870214768/in/photostream/

y.   Figura 25. Hojas de cannabis para consumir en jugo

Lo que se debe saber

Autor: Craig Munro

z. Figura 26. Parches transdérmicos

Autor: Dra. Claudia Bonaudo

aa. Figura 27. Aplicación de parche transdérmico en cara interna de la muñeca

Autor: Dra. Claudia Bonaudo

CAPÍTULO 10

ab. Figura 28. Sistema endocannabinoide de la piel

Autor: Dra. Claudia Bonaudo

ac. Figura 29. Distribución de receptores cannabinoides a lo largo de las vías del dolor

Autor: Dra. Claudia Bonaudo inspirada en el esquema de la referencia bibliográfica Starowicz, 2017

ad. Figura 30. Mecanismos antitumorales del cannabis

Autor: Dra. Claudia Bonaudo inspirada en el esquema de la referencia bibliográfica Velasco, 2012

CAPÍTULO 11

ae. Figura 31. Tintura casera sin especificaciones

Autor: Leobardo Lara

CAPÍTULO 13

af. Figura 32. Flor de cannabis seca en frasco de vidrio

Autor: Dj701

https://upload.wikimedia.org/wikipedia/commons/5/56/Dried_cannabis_bud_in_glass_cup.jpg

ag. Figura 33. Tintura con pipeta dosificadora

Autor: Dra. Claudia Bonaudo con autorización de Pebble.life

CAPÍTULO 14

ah. Figura 34. Planta de cannabis floreciendo

Autor: Craig Munro

BIBLIOGRAFIA

-Abrams D. I. "Should Oncologists Recommend Cannabis?" Current Treatment Options in Oncology. 2019; 20(7). doi:10.1007/s11864-019-0659-9

-Abrams D. I. "The therapeutic effects of Cannabis and cannabinoids: An update from the National Academies of Sciences, Engineering and Medicine report." Eur J Intern Med. 2018; Mar. 49:7-11. doi: 10.1016/j.ejim.2018.01.003.

-Abrams D. I., Couey P., Shade SB., et. al. "Cannabinoid-opioid interaction in chronic pain." Clin Pharmacol Ther. 2011; 90(6):844-51. doi: 10.1038/clpt.2011.188.

-Abioye A., Ayodele O., Marinkovic A., et.al. "delta9-Tetrahydrocannabivarin (THCV): a commentary on potential therapeutic benefit for the management of obesity and diabetes." J Cannabis Res. 2020; Jan 31;2(1):6. doi: 10.1186/s42238-020-0016-7.

-Adamson S. J., Kay-Lambkin F. J., Baker, et.al. "An improved brief measure of cannabis misuse: The Cannabis Use Disorders Identification Test-Revised (CUDIT-R)". Drug Alcohol Depend. 2010; Jul 1;110(1-2):137–43. doi: 10.1016/j.drugalcdep.2010.02.017

-Ahmed S. A., Ross S. A., Slade D., et al. "Minor oxygenated cannabinoids from high potency Cannabis sativa L." Phytochemistry 2015; 117:194-9. doi: 10.1016/j.phytochem.2015.04.007.

-Al-Zouabi I., Stogner J. M., Miller B. L., et.al. "Butane hash oil and dabbing: insights into use, amateur production techniques, and potential harm mitigation". Substance Abuse and

Rehabilitation. 2018; Volume 9, 91–101. doi:10.2147/sar. s135252

-Ali S, Scheffer IE, Sadleir LG. "Efficacy of cannabinoids in paediatric epilepsy." Dev Med Child Neurol. 2019; Jan;61(1):13-18. doi: 10.1111/dmcn.14087.

-Alonso S. La ilegalización del Cannabis. Diagonal. 2006 Oct 15; Num 39. www.diagonalperiodico.net

-Alzghari S., Fung V., Rickner S., et.al. "To Dab or Not to Dab: Rising Concerns Regarding the Toxicity of Cannabis Concentrates" Cureus. 2017 Sep; 9(9): e1676. doi: 10.7759/cureus.1676.

-American Psychiatric Association: Diagnostic and Statistical Manual of Mental Disorders, 5th edition. Arlington, VA., American Psychiatric Association, 2013.

-American Psychiatric Association. DSM-V. Manual Diagnóstico y Estadístico de los Trastornos Mentales. Madrid: Editorial Médica Panamericana, S.A. (2014).

-Amtmann D., Weydt P., Johnson KL., et.al. "Survey of cannabis use in patients with amyotrophic lateral sclerosis." Am J Hosp Palliat Care. 2004;21(2):95–104. doi: 10.1177/104990910402100206.

-Anthony AT., Rahmat S., Sangle P., et.al. "Cannabinoid Receptors and Their Relationship with Chronic Pain: A Narrative Review." Cureus. 2020 Sep 14;12(9): e10436. doi: 10.7759/cureus.10436.

-Aparisi Rey A., Purrio M., Viveros M., et.al. "Biphasic Effects of Cannabinoids in Anxiety Responses: CB1 and GABA(B) Receptors in the Balance of GABAergic and Glutamatergic Neurotransmission". Neuropsychopharmacology. 2012 Nov; 37(12): 2624–2634. doi: 10.1038/npp.2012.123.

-Apostu D., Lucaciu O., Mester A., et.al. "Cannabinoids and Bone Regeneration." Drug Metabolism Reviews, 2019;1–20.doi:10.1080/03602532.2019.1574303

-Aran A., Eylon M., Harel M. et.al. "Lower circulating endocannabinoid levels in children with autism spectrum disorder." Mol Autism. 2019 Jan 30; 10:2. doi: 10.1186/s13229-019-0256-6.

-Araque A., Castillo PE., Manzoni OJ., et.al. "Synaptic functions of endocannabinoid signaling in health and disease." Neuropharmacology. 2017 Sep 15; 124:13-24. doi: 10.1016/j.neuropharm.2017.06.017.

-Arboleda M.F., Prosk E. (2021) Practical Recommendations for the Use of Medical Cannabis. In: Narouze S.N. (eds) Cannabinoids and Pain. Springer, Cham. https://doi.org/10.1007/978-3-030-69186-8_21

-Armour M., Sinclair J., Chalmers J., et.al. "Self-management strategies amongst Australian women with endometriosis: a national online survey." BMC Complement Altern Med. 2019; 19: 17. doi: 10.1186/s12906-019-2431-x

-Artukoglu B. B., & Bloch M. H. "The Potential of Cannabinoid-Based Treatments in Tourette Syndrome." CNS Drugs. (2019). doi:10.1007/s40263-019-00627-1

-Arzimanoglou A., Brandl U., Cross JH., et. al. "Epilepsy and cannabidiol: a guide to treatment." Epileptic Disord. 2020; Feb 1;22(1):1-14. doi: 10.1684/epd.2020.1141.

-Aymerich M. S., Aso E., Abellanas M. A., et.al. "Cannabinoid pharmacology/therapeutics in chronic degenerative disorders affecting the central nervous system." Biochemical Pharmacology. 2018. doi: 10.1016/j.bcp.2018.08.016

347

-Bab I., Zimmer A., & Melamed E. "Cannabinoids and the skeleton: From marijuana to reversal of bone loss." Annals of Medicine, 2009; 41(8), 560–567. doi:10.1080/07853890903121025

-Babaev O., Piletti Chatain C., and Krueger-Burg D. "Inhibition in the amygdala anxiety circuitry," Experimental & Molecular Medicine. 2018. vol. 50, no. 4, p. 18.

-Badowski M. E. "A review of oral cannabinoids and medical marijuana for the treatment of chemotherapy-induced nausea and vomiting: a focus on pharmacokinetic variability and pharmacodynamics." Cancer Chemother Pharmacol. 2017 Sep;80(3):441-449. doi: 10.1007/s00280-017-3387-5.

-Bachari A, Nassar N, Telukutla S, "In Vitro Antiproliferative Effect of Cannabis Extract PHEC-66 on Melanoma Cell Lines." Cells. 2023 Oct 13;12(20):2450. doi: 10.3390/cells12202450.

-Backes, M. Cannabis Pharmacy, The Practical Guide to Medical Marijuana. 2014 Black Dog & Leventhal Publishers Inc.

-Bar-Lev Schleider L., Mechoulam R., Saban N. et.al. "Real life Experience of Medical Cannabis Treatment in Autism: Analysis of Safety and Efficacy." Sci Rep. 2019; 9: 200. doi: 10.1038/s41598-018-37570-y

-Baram L., Peled E., Berman P., et.al. "The heterogeneity and complexity of Cannabis extracts as antitumor agents." Oncotarget. 2019; 10:4091-4106. doi:10.18632/oncotarget.26983

-Baron E. P. "Medicinal Properties of Cannabinoids, Terpenes, and Flavonoids in Cannabis, and Benefits in Migraine, Headache, and Pain: An Update on Current -Evidence and Cannabis Science." Headache. 2018; Jul;58(7):1139-1186. doi: 10.1111/head.13345.

-Baron EP., Lucas P., Eades J., et.al. "Patterns of medicinal cannabis use, strain analysis, and substitution effect among patients with migraine, headache, arthritis, and chronic pain in a medicinal cannabis cohort". J Headache Pain. 2018 May 24;19(1):37. doi: 10.1186/s10194-018-0862-2.

-Bhaskar A., Bell A., Boivin M., et.al. "Consensus recommendations on dosing and administration of medical cannabis to treat chronic pain: results of a modified Delphi process". J Cannabis Res. 2021 Jul 2;3(1):22. doi: 10.1186/s42238-021-00073-1.

-Bathula PP., Maciver MB. "Cannabinoids in Treating Chemotherapy-Induced Nausea and Vomiting, Cancer-Associated Pain, and Tumor Growth." Int J Mol Sci. 2023 Dec 20;25(1):74. doi: 10.3390/ijms25010074.

-Beauchet O., "Medical Cannabis use in older patients: update on medical knowledge", 2018. Maturitas, https://doi.org/10.1016/j.maturitas.2018.10.010

-Bedlack R., MD, PhD, Joyce N., DO, Carter G., MD, MS, et.al. "Complementary and Alternative Therapies in ALS." Neurol Clin. 2015 Nov; 33(4): 909–936. Published online 2015 Sep 8. doi: 10.1016/j.ncl.2015.07.008

-Benito E., Dones M., Babero J. "El acompañamiento espiritual en cuidados paliativos." Psicooncología [Internet]. 2017; 13 (2-3): 367-84.

-Bergamaschi MM., Queiroz RH., Chagas MH., et al. "Cannabidiol reduces the anxiety induced by simulated public speaking in treatment-naïve social phobia patients". Neuropsychopharmacology. 2011; 36:1219-1226. doi: 10.1038/npp.2011.6.

-Bilir K. A., Anli G., Ozkan E., et.al. "Involvement of spinal cannabinoid receptors in the antipruritic effects of WIN 55,212-

2, a cannabinoid receptor agonist". Clin Exp Dermatol. 2018 Jul;43(5):553-558. doi: 10.1111/ced.13398.

-Bitencourt R. and Takahashi R. "Cannabidiol as a Therapeutic Alternative for Post-traumatic Stress Disorder: From Bench Research to Confirmation in Human Trials." Front Neurosci. 2018; 12: 502. doi: 10.3389/fnins.2018.00502.

-Blanton H. L., Brelsfoard J., DeTurk N., et.al. "Cannabinoids: Current and Future Options to Treat Chronic and Chemotherapy-Induced Neuropathic Pain." Drugs. 2019. doi:10.1007/s40265-019-01132-x

-Blasco-Benito S., Seijo-Vila M., Caro-Villalobos M., et.al. "Appraising the "entourage effect": Antitumor action of a pure cannabinoid versus a botanical drug preparation in preclinical models of breast cancer." Biochem Pharmacol. 2018 Nov; 157:285-293. doi: 10.1016/j.bcp.2018.06.025.

-Blessing E. M., Steenkamp M. M., Manzanares J., et.al. "Cannabidiol as a Potential Treatment for Anxiety Disorders." Neurotherapeutics. 2015 Oct;12(4):825-36. doi: 10.1007/s13311-015-0387-1.

-Bolognini D., Rock E. M., Cluny N. L., et.al. "Cannabidiolic acid prevents vomiting in Suncus murinus and nausea-induced behaviour in rats by enhancing 5-HT1A receptor activation." Br J Pharmacol. 2013 Mar;168(6):1456-70. doi: 10.1111/bph.12043.

-Bölte S., Girdler S. and Marschik P. "The contribution of environmental exposure to the etiology of autism spectrum disorder". Cell Mol Life Sci. 2019; 76(7): 1275–1297. doi: 10.1007/s00018-018-2988-4

-Bonn-Miller M., Heinz A., Smith E. et.al. "Preliminary Development of a Brief Cannabis Use Disorder Screening Tool: The Cannabis Use Disorder Identification Test Short-Form."

Cannabis Cannabinoid Res. 2016; Dec 1;1(1):252-261. doi: 10.1089/can.2016.0022.

-Bonn-Miller, M. O., Loflin, M. J. E., Thomas, B. F., et.al. "Labeling Accuracy of Cannabidiol Extracts Sold Online". JAMA, 2017. 318(17), 1708–1709. doi: 10.1001/jama.2017.11909.

-Borchardt D. Pfizer, Eli Lilly Were The Original Medical Marijuana Sellers. Forbes. 2015. www.forbes.com/business

-Borodovskya J. and Budneya A. "Cannabis regulatory science: risk-benefit considerations for mental disorders." Int Rev Psychiatry. 2018 Jun; 30(3): 183–202. doi: 10.1080/09540261.2018.1454406

-Borrelli F., Pagano E., Romano B., et.al. "Colon carcinogenesis is inhibited by the TRPM8 antagonist cannabigerol, a Cannabis-derived non-psychotropic cannabinoid." 2014. Carcinogenesis. 35(12):2787-97. doi: 10.1093/carcin/bgu205.

-Bouaziz J., Bar On A., Seidman D., et.al. "The Clinical Significance of Endocannabinoids in Endometriosis Pain Management." Cannabis Cannabinoid Res. 2017; 2(1): 72–80. doi: 10.1089/can.2016.0035

-Borges, G., Bagge, C. L., & Orozco, R. "A literature review and meta-analyses of cannabis use and suicidality". Journal of Affective Disorders, 2016; 195, 63–74. doi: 10.1016/j.jad.2016.02.007.

-Bruni, N., Della Pepa, C., Oliaro-Bosso, S., et.al. "Cannabinoid Delivery Systems for Pain and Inflammation Treatment". Molecules. 2018 Sep 27;23(10):2478. doi: 10.3390/molecules23102478.

-Buckland M., Sy J., Szentmariay I., et.al. "Chronic traumatic encephalopathy in two former Australian National Rugby

League players." Acta Neuropathologica Communications 2019. 7:97. https://doi.org/10.1186/s40478-019-0751-1

-CADTH Rapid Response Reports. "Cannabinoid Buccal Spray For Chronic Non-cancer Or Neuropathic Pain: A Review of Clinical Effectiveness, Safety, and Guidelines [Internet]." Ottawa (ON): Canadian Agency for Drugs and Technologies in Health; 2016 Sep 21.

-Calapai G., Mannucci C., Chinou I., et.al. "Preclinical and Clinical Evidence Supporting Use of Cannabidiol in Psychiatry." Evid Based Complement Alternat Med. 2019 Aug 29; 2019:2509129. doi: 10.1155/2019/2509129.

-Cañete M. Sub-umbral, Trastorno de ansiedad. "Introducción 3-5 Trastorno de ansiedad generalizada Criterios diagnósticos DSM-V 6-7 Epidemiología 7-8 Comorbilidad 8." http://www.intrapharma.cl/extranet/wp-content/uploads/2018/06/Manual_Trastorno_de_Ansiedad_Generalizada.pdf

-Carracedo A., Gironella M., Lorente M., et.al. "Cannabinoids induce apoptosis of pancreatic tumor cells via endoplasmic reticulum stress-related genes." Cancer Res. 2006 Jul 1;66(13):6748-55. doi: 10.1158/0008-5472.CAN-06-0169.

-Carta de Praga Cuidados Paliativos Un Derecho Humano 20 de diciembre de 2012 Asociación Europea de Cuidados Paliativos (EAPC-Onlus).
https://web.archive.org/web/20170719103300/http://www.eapcnet.eu/LinkClick.aspx?fileticket=41vBGbl7Sfo%3d&tabid=1871

-Cassano, T., Calcagnini, S., Pace, L., et.al. "Cannabinoid Receptor 2 Signaling in Neurodegenerative Disorders: From Pathogenesis to a Promising Therapeutic Target." Front Neurosci. 2017 Feb 2; 11:30. doi: 10.3389/fnins.2017.00030.

-Cescon D. W, Page A, Richardson S, et. al. "Invasive Pulmonary Aspergillosis Associated With Marijuana Use in a Man With Colorectal Cancer". J Clin Oncol. 2008 May 1;26(13):2214-5. doi: 10.1200/JCO.2007.15.2777.

-Changoer L., Anastassov G. "Method to Treat Psoriasis." Patent 20190060250, 28 February 2019. AXIM Biotechnologies, Inc.; New York, NY, USA: [(accessed on 9 September 2021)] https://www.freepatentsonline.com/y2019/0060250.html

-Chatkin J. M., Zabert G., Zabert I., et. al. "Patología pulmonar asociada al consumo de marihuana". Arch Bronconeumol. 2017. Sep;53(9):510-515. doi: 10.1016/j.arbres.2017.03.019.

-Chelliah M.P., Zinn Z, Khuu P, et. al. "Self-initiated use of topical cannabidiol oil for epidermolysis bullosa." Pediatr Dermatol. 2018; 35(4): e224–7. doi: 10.1111/pde.13545.

-Chien A. "Retinoids in Acne Management: Review of Current Understanding, Future Considerations, and Focus on Topical Treatments" J Drugs Dermatol. 2018 Dec 1;17(12): s51-55.

-Chiurchiù V., Van der Stelt M., Centonze D., et.al. "The endocannabinoid system and its therapeutic exploitation in multiple sclerosis: Clues for other neuroinflammatory diseases". Prog Neurobiol. 2018 Jan; 160:82-100. doi: 10.1016/j.pneurobio.2017.10.007.

-Chuchu N., Dinnes J., Takwoingi Y., et.al. "Cochrane Skin Cancer Diagnostic Test Accuracy Group. Teledermatology for diagnosing skin cancer in adults." Cochrane Database Syst Rev. 2018 Dec 4;12(12):CD013193. doi: 10.1002/14651858.CD013193.

-Cintosun A., Lara-Corrales I., & Pope E. "Mechanisms of Cannabinoids and Potential Applicability to Skin Diseases." Clin Drug Investig. 2020 Apr;40(4):293-304. doi:10.1007/s40261-020-00894-7

-Clara. Cannabis Extracts, The Complete Guide. Dec 21, 2016. https://www.meetharmony.com/everything-know-cannabis-extracts/

-Cohen, K., Weizman, A., & Weinstein, A. "Positive and Negative Effects of Cannabis and Cannabinoids on Health." Clin Pharmacol Ther. 2019 May;105(5):1139-1147. doi:10.1002/cpt.1381

-Cohn H., Teng J. "Advancement in Management of Epidermolysis Bullosa." Curr Opin Pediatr. 2016 Aug;28(4):507-16. doi: 10.1097/MOP.0000000000000380.

-Cooper Z., and Craft R. "Sex-Dependent Effects of Cannabis and Cannabinoids: A Translational Perspective." Neuropsychopharmacology. 2018 Jan; 43(1): 34–51. doi: 10.1038/npp.2017.140

-Cottone, E., Pomatto, V., Cerri, F., et.al. "Cannabinoid receptors are widely expressed in goldfish: molecular cloning of a CB2-like receptor and evaluation of CB1 and CB2 mRNA expression profiles in different organs". Fish Physiol Biochem. 2013 Oct; 39(5): 1287-96. doi: 10.1007/s10695-013-9783-9.

-Crippa, J. A. de S., Zuardi, A. W., Garrido, G. E. J., et.al. "Effects of Cannabidiol (CBD) on Regional Cerebral Blood Flow." Neuropsychopharmacology, 2004, 29(2), 417–426. doi: 10.1038/sj.npp.1300340.

-Cyr C., Arboleda M. F., Aggarwal S. K., et. al. "Cannabis in palliative care: current challenges and practical recommendations." 2018. Ann Palliat Med. Oct;7(4):463-477. doi: 10.21037/apm.2018.06.04.

-Da Rovare V. P., Magalhães G. P. A., Jardini G. D. A., et.al. "Cannabinoids for spasticity due to multiple sclerosis or paraplegia: A systematic review and meta-analysis of randomized clinical trials." Complementary Therapies in Medicine. 2017. 34, 170–185. doi: 10.1016/j.ctim.2017.08.010

-Damkier P., Lassen D., Christensen M. M. H., et.al. "Interaction between warfarin and cannabis." Basic Clin Pharmacol Toxicol. 2019. Jan;124(1):28-31. doi: 10.1111/bcpt.13152.

-De Faria L., Mezey L., Winkler A. "Cannabis Legalization and College Mental Health." Current Psychiatry Reports. 2021. 23(4). doi:10.1007/s11920-021-01231-1

-Del Río C., Millán E., García V., et.al. "The endocannabinoid system of the skin. A potential approach for the treatment of skin disorders" Biochem Pharmacol. 2018. Nov;157:122-133. doi: 10.1016/j.bcp.2018.08.022.

-Derdulska, J. M., Rudnicka, L., Szykut-Badaczewska, A., et.al. "Neonatal lupus erythematosus – practical guidelines". Journal of Perinatal Medicine, 49(5), 529–538. doi:10.1515/jpm-2020-0543

-Dhadwal G., & Kirchhof M. G. "The Risks and Benefits of Cannabis in the Dermatology Clinic". Clinic. J Cutan Med Surg. 2018 Mar/Apr;22(2):194-199. doi: 10.1177/1203475417738971.

-Dhingra D., Kaur S., Ram J. "Illicit drugs: Effects on eye". Indian J Med Res. 2019. Sep;150(3):228-238. doi: 10.4103/ijmr.IJMR_1210_17.

-Diario Oficial, Órgano del Gobierno Constitucional de los Estados Unidos Mexicanos, 18–marzo-1927. Tomo XLI, Núm. 16 Secretaría de Relaciones Exteriores.

-Drucker, A. M., Wang, A. R., Li, W.-Q., et.al. "The Burden of Atopic Dermatitis: Summary of a Report for the National Eczema Association." Journal of Investigative Dermatology, 2017. 137(1), 26–30. doi: 10.1016/j.jid.2016.07.012

-Dumitru C., Sandalcioglu I.E. and Karsak M. "Cannabinoids in Glioblastoma Therapy: New Applications for Old Drugs." Front Mol Neurosci. 2018; 11: 159. doi: 10.3389/fnmol.2018.00159

-Duncan M, Davison J. S, Sharkey K. A. "Review article: endocannabinoids and their receptors in the enteric nervous system." Aliment Pharmacol Ther. 2005; 22(8):667–83. doi: 10.1111/j.1365-2036.2005.02648.x.

-Dunselman G. A., Vermeulen N., Becker C., et.al. "ESHRE guideline: management of women with endometriosis." Hum Reprod. 2014 Mar; 29(3):400-12. doi: 10.1093/humrep/det457.

-Eagleston L. R. M., Kalani N. K., Patel R. R., et.al. "Cannabinoids in dermatology: a scoping review." Dermatol Online J. 2018; 24(6):13030/qt7pn8c0sb.

-Earleywine, Mitch, Entender la Marihuana. Reconsiderando la Evidencia Científica, Masson, Barcelona, España, 2005.

-ElSohly M. A., Gul W., Walker L. A. "Pharmacokinetics and Tolerability of Δ9-THC-Hemisuccinate in a Suppository Formulation as an Alternative to Capsules for the Systemic Delivery of Δ9-THC." 2018. Med Cannabis Cannabinoids; 1:44–53. doi: 10.1159/000489037.

-ElSohly M. A., Stanford D. F., Harland E. C., et.al. "Rectal bioavailability of delta-9-tetrahydrocannabinol from the hemisuccinate ester in monkeys." 1991. J Pharm Sci. 80: 942–945. doi: 10.1002/jps.2600801008.

-Evans F. J. "Cannabinoids: the separation of central from peripheral effects on a structural basis." **Planta Med.** 1991 Oct; 57(7): S60-7.

-Fact Sheet Folate. NIH, November 30, 2022. https://ods.od.nih.gov/factsheets/Folate-HealthProfessional/

-Fact Sheet Magnesium. NIH, June 2, 2022. https://ods.od.nih.gov/factsheets/Magnesium-HealthProfessional/

-Fact Sheet Vitamin D. NIH, August 12, 2022. https://ods.od.nih.gov/factsheets/VitaminD-HealthProfessional/

-Feingold D., Livne O., Rehm J., et al. "Probability and correlates of transition from cannabis use to DSM-5 cannabis use disorder: Results from a large-scale nationally representative study." Drug and Alcohol Rev. 2020; Feb;39(2):142-151 doi: 10.1111/dar.13031

-Fernández D, Mancipe L, Fernández D. "Intoxicación Por Organofosforados." Revista Med, 2010. 18 (1): 84-92.

-Fitzcharles M. A, Petzke F, Tölle T, et. al. "Cannabis-Based Medicines and Medical Cannabis in the Treatment of Nociplastic Pain." Drugs. 2021 Dec;81(18):2103-2116. doi: 10.1007/s40265-021-01602-1.

-Fraguas-Sánchez A. I., Torres-Suárez A. I. "Medical Use of Cannabinoids." Drugs. 2018 Nov;78(16):1665-1703. doi: 10.1007/s40265-018-0996-1.

-Galeano M., Vaccaro F., Irrera N., et.al. "Melanoma and cannabinoids: A possible chance for cancer treatment." Exp Dermatol. 2024 Jul;33(7): e15144. doi: 10.1111/exd.15144

-Galindo-Donaire J. R., Hernández-Molina G., Fresán Orellana A., et.al. "The role of personality traits on self-medicated cannabis in rheumatoid arthritis patients: A multivariable analysis." Plos One. 2023 Jan 12;18(1): e0280219. doi: 10.1371/journal.pone.0280219.

-Geffrey A., Pollack S., Bruno P., et.al. "Drug-drug interaction between clobazam and cannabidiol in children with refractory epilepsy." Epilepsia. 2015 Aug;56(8):1246-51. doi: 10.1111/epi.13060

-Ghonghadze M., Pachkoria K., Okujava M., et.al. "Endocannabinoids Receptors Mediated Central And Peripheral Effects (Review)." Georgian Med News. 2020 Jan;(298):137-143.

-Giacoppo S., Mandolino G., Galuppo M., et.al. "Cannabinoids: New Promising Agents in the Treatment of Neurological Diseases." Molecules. 2014 Nov; 19(11): 18781–18816. doi: 10.3390/molecules191118781

-Giorgi, V., Marotto, D., Batticciotto, A., et.al. "Cannabis y autoinmunidad: posibles mecanismos de acción." ImmunoTargets y terapia. 2021: 10, 261-271. doi: 10.2147/ITT.S267905.

-Glosario de Farmacovigilancia. Ministerio de Salud. https://www.argentina.gob.ar/anmat/farmacovigilancia/glosario

-Gobbi G. "A role for cannabidiol in psychiatry? Keep calm and follow the drug development rules." The World Journal of Biological Psychiatry. 2019; 20(2), 98–100. doi:10.1080/15622975.2019.1584680

-Gobbi, G., Atkin, T., Zytynski, T., et.al. "Association of Cannabis Use in Adolescence and Risk of Depression, Anxiety, and Suicidality in Young Adulthood." JAMA Psychiatry. 2019; 76(4), 426. doi: 10.1001/jamapsychiatry.2018.4500.

-González S., Sagredo O., Gómez M. y J.A. Ramos. Guía Básica sobre los Cannabinoides. Capítulo 1 "Química y metabolismo de los cannabinoides" Sociedad Española de Investigación sobre Cannabinoides (SEIC). 2013. Departamento de Bioquímica y Biología Molecular. Facultad de Medicina. Universidad Complutense de Madrid.

-Gordon D., Sara L., Sean M., et.al. "Medical cannabis – the Canadian perspective" J Pain Res. 2016; 9: 735–744. doi: 10.2147/JPR.S98182.

-Goyal, H., Singla, U., Gupta, U., et.al. "Role of cannabis in digestive disorders." Eur J Gastroenterol Hepatol. 2017. 29(2), 135–143. doi:10.1097/meg.0000000000000779

-Granados Gurrola A. D. "Los 10 mandamientos de la higiene del sueño para adultos (por la World Sleep Society) 16 03 2018. https://www.elsevier.com/es-es/connect/actualidad-sanitaria/los-10-mandamientos-de-la-higiene-del-sueno-para-adultos-por-la-world-sleep-society

-Grenald S. A., Young M. A., Wang Y., et.al. "Synergistic attenuation of chronic pain using mu opioid and cannabinoid receptor 2 agonists." Neuropharmacology. 2017 Apr; 116:59-70. doi: 10.1016/j.neuropharm.2016.12.008.

-Grotenhermen, F. "Pharmacokinetics and Pharmacodynamics of Cannabinoids." (2003). Clinical Pharmacokinetics, 42(4), 327–360. doi:10.2165/00003088-200342040-00003

-Guida, F., Boccella, S., Belardo, C., et.al. "Altered gut microbiota and endocannabinoid system tone in vitamin D deficiency-mediated chronic pain." Brain Behav Immun. 2020 Mar; 85:128-141. doi: 10.1016/j.bbi.2019.04.006.

-Habib G., Artul S. "Medical Cannabis for the Treatment of Fibromyalgia". J Clin Rheumatol. 2018 Aug; 24(5): 255-258. doi: 10.1097/RHU.0000000000000702.

-Hampapartiet. Cannabis History - The LaGuardia Committee - Marijuana Study - 1944. www.youtube.com

-Hampson A. J., Grimaldi M., Axelrod J., et.al. "Cannabidiol and (-)Delta9-tetrahydrocannabinol are neuroprotective antioxidants." Proc Natl Acad Sci U S A. 1998 Jul 7; 95(14):8268-73 doi: 10.1073/pnas.95.14.8268.

-Harris W. S., Pottala J. V., Sands S. A., et. al. "Comparison of the effects of fish and fish-oil capsules on the n-3 fatty acid content of blood cells and plasma phospholipids". Am J Clin Nutr 2007; 86: 1621-5. doi: 10.1093/ajcn/86.5.1621.

-Hartman R. L., Brown T. L., Milavetz G., et.al. "Controlled cannabis vaporizer administration: Blood and plasma cannabinoids with and without alcohol". Clin Chem. 2015; Jun; 61(6):850-69. doi: 10.1373/clinchem.2015.238287.

-Hasan N., Nadaf A., Imran M., et.al. "Skin cancer: understanding the journey of transformation from conventional to advanced treatment approaches." Mol Cancer. 2023 Oct 6;22(1):168. doi: 10.1186/s12943-023-01854-3.

-Hasenoehrl C., Taschler U., Storr M., et. al. "The gastrointestinal tract – a central organ of cannabinoid signaling in health and disease". 2016. Neurogastroenterol Motil. 2016 Dec; 28(12): 1765–1780. doi: 10.1111/nmo.12931

-Häuser, W., Ablin, J., Fitzcharles, M. A. et al. "Fibromyalgia". Nat Rev Dis Primers 2015 Aug 13; 1:15022. doi: 10.1038/nrdp.2015.22.

-Häuser W., Ablin J., Perrot S., et.al. "Management of fibromyalgia: practical guides from recent evidence-based guidelines." Pol Arch Intern Med. 2017 Jan 4;127(1):47-56. doi: 10.20452/pamw.3877.

-Hawley L., Ketchum J. M., Morey C., et.al. "Cannabis Use in Individuals with Spinal Cord Injury or Moderate to Severe Traumatic Brain Injury in Colorado." Archives Of Physical Medicine And Rehabilitation 2018; 99(8), 1584-1590 doi: 10.1016/ j.apmr.2018.02.003.

-Hazekamp A., Tejkalová K., Papadimitriou S., "Cannabis: From Cultivar to Chemovar II—A Metabolomics Approach to Cannabis Classification." Cannabis and Cannabinoid Research 2016;1(1): 202–15. doi:10.1089/can.2016.0017.

-Hazekamp A., Ruhaak R., Zuurman L., et. al. "Evaluation of a vaporizing device (Volcano®) for the pulmonary administration of tetrahydrocannabinol". Journal of Pharmaceutical Sciences. 2006. 95(6), 1308–1317. doi:10.1002/jps.20574.

-He M, Shi B. "Gut microbiota as a potential target of metabolic syndrome: the role of probiotics and prebiotics." Cell Biosci. 2017 Oct 25; 7:54. doi: 10.1186/s13578-017-0183-1.

-Health Canada. "Information for Health Care Professionals: Cannabis (marihuana, marijuana) and the cannabinoids." Spring 2018. www.canada.ca

-Hill D., Dickinson S. "Cannabis-based medicinal products - potential drug interactions". 29 November 2018. https://www.sps.nhs.uk/articles/cannabis-based-medicinal-products-potential-drug-interactions

-Historia de la ilegalización del cannabis. 2012. http://www.tecnicoagricola.es/historia-de-la-ilegalizacion-del-cannabis/

-Hoch E., Niemann D., von Keller R., et.al. "How effective and safe is medical cannabis as a treatment of mental disorders? A systematic review." European Archives of Psychiatry and Clinical Neuroscience. 2019. doi:10.1007/s00406-019-00984-4

-Hussain S. A., Zhou R., Jacobson C., et al. "Perceived efficacy of cannabidiol-enriched cannabis extracts for treatment of pediatric epilepsy: a potential role for infantile spasms and Lennox–Gastaut syndrome". Epilepsy Behav. 2015; 47:138–41 doi: 10.1016/j.yebeh.2015.04.009.

-Hutchison K., Hagerty S., Galinkin J., et.al. "Cannabinoids, Pain, and Opioid Use Reduction: The Importance of Distilling and Disseminating Existing Data." Cannabis Cannabinoid Res. 2019 Sep 23;4(3):158-164. doi: 10.1089/can.2018.0052.

-International Association for the Study of Pain (IASP). https://www.iasp-pain.org/Education/Content.aspx?ItemNumber=1698#Nociplasticpain.

-Izzo A., Sharkey K. "Cannabinoids and the gut: new developments and emerging concepts", Pharmacol. Therapeut. 2010 126(1) 21–38. doi: 10.1016/j.pharmthera.2009.12.005

-Jadoon K. A., Ratcliffe S. H., Barrett D. A., et.al. "Efficacy and Safety of Cannabidiol and Tetrahydrocannabivarin on Glycemic and Lipid Parameters in Patients With Type 2 Diabetes: A Randomized, Double-Blind, Placebo-Controlled, Parallel Group Pilot Study." Diabetes Care. 2016 Oct; 39(10): 1777-86. doi: 10.2337/dc16-0650.

-Kamp F., Proebstl L., Penzel N., et.al. "Effects of sedative drug use on the dopamine system: a systematic review and meta-analysis of in vivo neuroimaging studies." Neuropsychopharmacology. 2019 Mar;44(4):660-667 doi: 10.1038/s41386-018-0191-9.

-Katz, D., Katz, I., Porat-Katz, B., et.al. "Cannabinoids for the treatment of rheumatic diseases - where do we stand?" Nat Rev Rheumatol. 2018 Aug;14(8):488-498. doi: 10.1038/s41584-018-0025-5.

-Katz D., Katz I., Porat-Katz B., et.al. "Medical cannabis: Another piece in the mosaic of autoimmunity?" Clinical Pharmacology & Therapeutics. 2016. 101(2), 230–238. doi:10.1002/cpt.568

-Khoury J. M., Neves M. de C. L. das., Roque M. A. V., et.al. "Is there a role for cannabidiol in psychiatry?" The World Journal of Biological Psychiatry. 2017. 1–16. doi:10.1080/15622975.2017.1285049

-Kiriakidou, M., & Ching, C. L. "Systemic Lupus Erythematosus". Annals of Internal Medicine 2020 172(11), ITC81–ITC96. doi:10.7326/aitc202006020

-Klumpers L. E, Thacker D. L. "A Brief Background on Cannabis: From Plant to Medical Indications." J AOAC Int. 2019;102(2):412–20. doi: 10.5740/jaoacint.18-0208.

-Kocis, P. T., & Vrana, K. E. "Delta-9-Tetrahydrocannabinol and Cannabidiol Drug-Drug Interactions." Medical Cannabis and Cannabinoids, 2020. 3(1), 61–73. doi:10.1159/000507998

-Kogan N. M., Melamed E., Wasserman E., et. al. "Cannabidiol, a Major Non-Psychotropic Cannabis Constituent Enhances Fracture Healing and Stimulates Lysyl Hydroxylase Activity in Osteoblasts." J Bone Miner Res. 2015 Oct;30(10):1905-13. doi: 10.1002/jbmr.2513.

-Koppel B. "Cannabis in the Treatment of Dystonia, Dyskinesias, and Tics." Neurotherapeutics. 2015 Oct;12(4):788-92. doi: 10.1007/s13311-015-0376-4.

-Kosiba J. D., Maisto S. A., Ditre J. W. "Patient-reported use of medical cannabis for pain, anxiety, and depression symptoms: Systematic review and meta-analysis." Soc Sci Med. 2019 Jul; 233:181-192. doi: 10.1016/j.socscimed.2019.06.005.

-Kovacs G. G., Adle-Biassette H., Milenkovic I., et.al. "Linking pathways in the developing and aging brain with neurodegeneration." Neuroscience. 2014; 269 152–172. doi: 10.1016/j.neuroscience.2014.03.045.

-Krumm, B. "Cannabis for posttraumatic stress disorder: A neurobiological approach to treatment." The Nurse Practitioner.

2016 Jan; 41(1):50–54 doi: 10.1097/01.NPR.0000434091.34348.3c.

-Kushka. "Diferencias entre cáñamo y marihuana." 2017. https://www.dinafem.org/es/blog/ca-amo-vs-marihuana/

-Ladin D. A., Soliman E., Griffin L., et.al. "Preclinical and Clinical Assessment of Cannabinoids as Anti-Cancer Agents." Front Pharmacol. 2016 Oct 7; 7:361. doi: 10.3389/fphar.2016.00361.

-Lahat A., Lang A., and Ben-Horin S. "Impact of cannabis treatment on the quality of life, weight and clinical disease activity in inflammatory bowel disease patients: a pilot prospective study". 2012. Digestion. 85: 1- 8. doi: 10.1159/000332079.

-Landa L, Jurica J, Silva J. "Medical cannabis in the treatment of cancer pain and spastic conditions and options of drug delivery in clinical practice". Biomed Pap Med Fac Univ Palacky Olomouc Czech Repub. 2018 Mar; 162(1):18-25. doi: 10.5507/bp.2018.007.

-Landmark CJ, Brandl U. "Pharmacology and drug interactions of cannabinoids." Epileptic Disord. 2020 Jan 1;22(S1):16-22. doi: 10.1684/epd.2019.1123.

-Lapoint J., Meyer S., Yu C. K., et.al. "Cannabinoid Hyperemesis Syndrome: Public Health Implications and a Novel Model Treatment Guideline". West J Emerg Med. 2018 Mar;19(2):380-386. doi: 10.5811/westjem.2017.11.36368.

-Larsen C., Shahinas J. "Dosage, Efficacy and Safety of Cannabidiol Administration in Adults: A Systematic Review of Human Trials." J Clin Med Res. 2020 Mar;12(3):129-141. doi: 10.14740/jocmr4090.

-Lazarjani M.P., Young O., Kebede L. et al. "Processing and extraction methods of medicinal cannabis: a narrative review." J Cannabis Res. 2021 3, 32. doi: 10.1186/s42238-021-00087-9

-Leweke F.M., Koethe D. "Cannabis and psychiatric disorders: it is not only addiction". Addict Biol. 2008 Jun;13(2):264-75. doi: 10.1111/j.1369-1600.2008.00106.x.

-Leweke, F. M., Piomelli, D., Pahlisch, F., et. al. "Cannabidiol enhances anandamide signaling and alleviates psychotic symptoms of schizophrenia". Translational Psychiatry. 2012; 2(3), e94–e94. doi.org/10.1038/tp.2012.15.

-Lewis M., Russo E., Smith K. "Pharmacological Foundations of Cannabis Chemovars." Planta Med. 2018; 84: 225–233. doi: 10.1055/s-0043-122240.

-Ligresti A, De Petrocellis L, and Di Marzo V. "From Phytocannabinoids To Cannabinoid Receptors And Endocannabinoids: Pleiotropic Physiological And Pathological Roles Through Complex Pharmacology." Physiol Rev. 2016. 96: 1593–1659. doi: 10.1152/physrev.00002.2016.

-Lochte B., Beletsky A., Nebiyou K., et. al. "The Use of Cannabis for Headache Disorders." Cannabis Cannabinoid Res. 2017; 2(1): 61–71. doi: 10.1089/can.2016.0033

-López García B., Ortonobes Roig S., García Rebollar C. A. "Ungüentos, pomadas, cremas, geles y pastas: ¿es todo lo mismo?". Form Act Pediatr Aten Prim. 2015;8(4):183-7.

-López-Gómez L, Szymaszkiewicz A, Zielińska M, et.al. "The Enteric Glia and Its Modulation by the Endocannabinoid System, a New Target for Cannabinoid-Based Nutraceuticals?". Molecules. 2022 Oct 10;27(19):6773. doi: 10.3390/molecules27196773.

-Los Terpenos. Fundación Canna. 2017. http://www.fundacion-canna.es/los-terpenos

-Lu Y., Anderson H. D. "Cannabinoid signaling in health and disease." Can J Physiol Pharmacol. 2017 Apr;95(4):311-327. doi: 10.1139/cjpp-2016-0346.

-Lucas C. J., Galettis P., Schneider J. "The Pharmacokinetics and the Pharmacodynamics of Cannabinoids". Br J Clin Pharmacol. 2018 Jul 12. doi: 10.1111/bcp.13710.

-Lucas P., & Walsh Z. "Medical cannabis access, use, and substitution for prescription opioids and other substances: A survey of authorized medical cannabis patients." International Journal of Drug Policy. 2017; 42, 30–35. doi: 10.1016/j.drugpo.2017.01.011

-MacCallum C. A., Russo E. B. "Practical considerations in medical cannabis administration and dosing." Eur J of Intern Med. 2018 Mar; 49: 12-19. doi: 10.1016/j.ejim.2018.01.004.

-Magid L., Heymann S., Elgali M., et.al. "The Role of CB2 Receptor in the Recovery of Mice after Traumatic Brain Injury." Journal of Neurotrauma. 2018; doi:10.1089/neu.2018.6063

-Mahmoudinoodezh H., Telukutla SR., Bhangu SK., et.al. "The Transdermal Delivery of Therapeutic Cannabinoids." Pharmaceutics. 2022 Feb 18;14(2):438. doi: 10.3390/pharmaceutics14020438.

-Maida V, Corban J. "Topical Medical Cannabis: A New Treatment for Wound Pain-Three Cases of Pyoderma Gangrenosum." J Pain Symptom Manage. 2017 Nov; 54(5):732-736. doi: 10.1016/j.jpainsymman.2017.06.005.

-Martínez-Fernández R., Gasca-Salas C., Sánchez-Ferro A. et.al. "Actualización En La Enfermedad De Parkinson" Revista

Médica Clínica Las Condes. Volume 27, Issue 3, May 2016, Pages 363-379

-Martins A. M., Gomes A. L., Vilas Boas I., Marto J, et.al. "Cannabis-Based Products for the Treatment of Skin Inflammatory Diseases: A Timely Review." Pharmaceuticals (Basel). 2022 Feb 9;15(2):210. doi: 10.3390/ph15020210. Erratum in: Pharmaceuticals (Basel). 2022 Jul 11;15(7):849. doi: 10.3390/ph15070849.

-Masataka N. (2019) "Anxiolytic Effects of Repeated Cannabidiol Treatment in Teenagers With Social Anxiety Disorders." Front Psychol. 10: 2466. doi: 10.3389/fpsyg.2019.02466

-Mascia M. M., Carmagnini D., & Defazio G. "Cannabinoids and dystonia: an issue yet to be defined." Neurological Sciences. 2019. doi:10.1007/s10072-019-04196-5

-Maurya N., & Velmurugan B. K. "Therapeutic applications of cannabinoids." Chemico-Biological Interactions. 2018; 293, 77–88. doi: 10.1016/j.cbi.2018.07.018

-McCord G., Gil V. J., Grossman S. D., et al. "Discussing spirituality with patients: A rational and ethical approach." Ann Fam Med. 2004 Jul-Aug;2(4):356-61. doi: 10.1370/afm.71.

-McGuire P., Robson P., Cubala W.J., et al. "Cannabidiol (CBD) as an adjunctive therapy in schizophrenia: a multicenter randomized controlled trial." Am J Psychiatry. 2018; 175:225-231. doi: 10.1176/appi.ajp.2017.17030325.

-McNamara N., Dang L., Sturza J., et.al. "Thrombocytopenia in pediatric patients on concurrent cannabidiol and valproic acid." Epilepsia. 2020 Aug;61(8): e85-e89. doi: 10.1111/epi.16596.

-McPartland J. "Cannabis Systematics at the Levels of Family, Genus, and Species". Cannabis Cannabinoid Res. 2018. 3(1): 203–212. doi: 10.1089/can.2018.0039

-McPartland J. M., Guy G. W., and Di Marzo V. "Care and Feeding of the Endocannabinoid System: A Systematic Review of Potential Clinical Interventions that Upregulate the Endocannabinoid System" PLoS One. 2014; 9(3): e89566. doi: 10.1371/journal.pone.0089566.

-McPartland J. M, MacDonald C, Young M, et.al. "Affinity and Efficacy Studies of Tetrahydrocannabinolic Acid A at Cannabinoid Receptor Types One and Two." Cannabis Cannabinoid Res. 2017 May 1;2(1):87-95. doi: 10.1089/can.2016.0032.

-Mechoulam R, Ben-Shabat S. "From gan-zi-gun-nu to anandamide and 2-arachidonoylglycerol: the ongoing story of cannabis." Nat Prod Rep 1999; 16:131–143. doi: 10.1039/a703973e.

-Meier, M. H., Caspi, A., Cerdá, M., "Associations Between Cannabis Use and Physical Health Problems in Early Midlife". JAMA Psychiatry, (2016). 73(7), 731. doi:10.1001/jamapsychiatry.2016.0637

-Minichino A., Senior M., Brondino N., et.al. "Measuring Disturbance of the Endocannabinoid System in Psychosis." (2019). JAMA Psychiatry. doi:10.1001/jamapsychiatry.2019.0970

-Montero-Oleas N., Arevalo-Rodriguez I., Nuñez-González S., et.al. "Therapeutic use of cannabis and cannabinoids: an evidence mapping and appraisal of systematic reviews." BMC Complement Med Ther. (2020). Jan 15;20(1):12. doi: 10.1186/s12906-019-2803-2.

-Moore, T. H., Zammit, S., Lingford-Hughes, et.al. "Cannabis use and risk of psychotic or affective mental health outcomes: a systematic review." The Lancet. 2007; 370(9584), 319–328. doi:10.1016/S0140-6736(07)61162-3.

-Morena M., Patel S., Bains J. S., et.al. "Neurobiological Interactions Between Stress and the Endocannabinoid System." 2016. Neuropsychopharmacology. Jan; 41(1):80-102. doi: 10.1038/npp.2015.166.

-Motolinía, Toribio de Benavente, Historia de los Indios de la Nueva España, Porrúa, México, 1969.

-Mouhamed Y., Vishnyakov A., Qorri B., et.al. "Therapeutic potential of medicinal marijuana: an educational primer for health care professionals." Drug, Healthcare and Patient Safety. 2018 Volume 10, 45–66. doi:10.2147/dhps.s158592

-Mounessa J. S., Siegel J. A., Dunnick C. A. et.al. "The role of cannabinoids in dermatology". J Am Acad Dermatol. 2017 Jul; 77(1):188-190. doi: 10.1016/j.jaad.2017.02.056.

-Musto, David. La enfermedad americana: orígenes del control antinarcóticos en EU, Ediciones Uniandes, 1993. p. 79.

-Musto, D. F. "The Marihuana Tax Act of 1937". Arch Gen Psychiatry. 1972 Feb;26(2):101-8. doi: 10.1001/archpsyc.1972.01750200005002.

-Nallathambi R., Mazuz M., Ion A., et.al. "Anti-Inflammatory Activity in Colon Models Is Derived from Δ9-Tetrahydrocannabinolic Acid That Interacts with Additional Compounds in Cannabis Extracts" 2017. Cannabis Cannabinoid Res.; 2(1): 167–182. doi: 10.1089/can.2017.0027.

-Nallathambi R., Mazuz M., Namdar D., et.al. "Identification of Synergistic Interaction Between Cannabis-Derived Compounds for Cytotoxic Activity in Colorectal Cancer Cell Lines and Colon

Polyps That Induces Apoptosis-Related Cell Death and Distinct Gene Expression". 2018. Cannabis Cannabinoid Res. 2018; 3(1): 120–135.

-National Academies of Sciences, Engineering, and Medicine; Health and Medicine Division; Board on Population Health and Public Health Practice; Committee on the Health Effects of Marijuana: An Evidence Review and Research Agenda. The Health Effects of Cannabis and Cannabinoids: The Current State of Evidence and Recommendations for Research. Washington (DC): National Academies Press (US); 2017 Jan 12. PMID: 28182367.

-Navarini L., Bisogno T., Mozetic P., et.al. "Endocannabinoid system in systemic lupus erythematosus: First evidence for a deranged 2-arachidonoylglycerol metabolism." Int J Biochem Cell Biol. 2018 Jun; 99:161-168. doi: 10.1016/j.biocel.2018.04.010.

-Nielsen, F., Johnson, L., Zeng, H. "Magnesium supplementation improves indicators of low magnesium status and inflammatory stress in adults older than 51 years with poor quality sleep." Magnes Res. 2010 Dec;23(4):158-68. doi: 10.1684/mrh.2010.0220.

-Nielsen S., Germanos R., Weier M., et.al. "The Use of Cannabis and Cannabinoids in Treating Symptoms of Multiple Sclerosis: a Systematic Review of Reviews." Curr Neurol Neurosci Rep. 2018 Feb 13;18(2):8. doi: 10.1007/s11910-018-0814-x.

-Nielsen S., Sabioni P., Trigo JM., et al. "Opioid-sparing effect of cannabinoids: A systematic review and meta-analysis." Neuropsychopharmacology. 2017; 42(9):1752. doi: 10.1038/npp.2017.51

-Nuutinen T. "Medicinal properties of terpenes found in Cannabis sativa and Humulus lupulus." European Journal of Medicinal Chemistry. 2018, doi: 10.1016/j.ejmech.2018.07.076.

-O'Brien, M., & McDougall, J. J. "Cannabis and joints: scientific evidence for the alleviation of osteoarthritis pain by cannabinoids". Current Opinion in Pharmacology, 2018 40, 104–109. doi:10.1016/j.coph.2018.03.012

-O'Shaughnessy, W. B. (1838–1840). On the preparations of the Indian hemp, or gunjah (Cannabis indica); Their effects on the animal system in health and their utility in the treatment of tetanus and other convulsive diseases. Trans. Med. Phys. Soc. Bengal 71–102, 421–461

-Ocampo T. L., Rans T. S. "Cannabis sativa: the unconventional `weed´ allergen". An Allergy Asthma Immunol. 2015 Mar; 114(3): 187-92. doi: 10.1016/j.anai.2015.01.004.

-Okusanya B., Lott B., Ehiri J., et. al. "Medical Cannabis for the Treatment of Migraine in Adults: A Review of the Evidence." Front Neurol. 2022 May 30; 13:871187. doi: 10.3389/fneur.2022.871187.

-Oláh A., Tóth BI., Borbíró I., et.al. "Cannabidiol exerts sebostatic and antiinflammatory effects on human sebocytes." J Clin Invest. 2014 Sep;124(9):3713-24. doi: 10.1172/JCI64628.

-Organización Mundial de la Salud "Cuidados Paliativos". 19 de febrero del 2018. https://www.who.int/es/news-room/fact-sheets/detail/palliative-care

-Pacher P, Bátkai S, Kunos G. "The endocannabinoid system as an emerging target of pharmacotherapy." Pharmacol Rev. 2006 Sep; 58(3):389-462. doi: 10.1124/pr.58.3.2.

-Papagianni E., and Stevenson C. "Cannabinoid Regulation of Fear and Anxiety: an Update". Curr Psychiatry Rep. 2019; 21(6): 38. doi: 10.1007/s11920-019-1026-z

-Parasar P., Ozcan P. and Terry K. "Endometriosis: Epidemiology, Diagnosis and Clinical Management." Curr Obstet Gynecol Rep. 2017 Mar; 6(1): 34–41. doi: 10.1007/s13669-017-0187-1

-Patel J. "Cannabis Use Disorder." Stat Pearls. 2019

-Patel P, Lio P. "Safety and Sourcing of Topical Cannabinoids: Many Questions, Few Answers". J Clin Aesthet Dermatol. 2021 Aug;14(8):49-51.

-Pearce D. D., Mitsouras K., Irizarry K. J. "Discriminating the effects of Cannabis sativa and Cannabis indica: a web survey of medical cannabis users". J Altern Complement Med. 2014 Oct; 20(10): 787-91. doi: 10.1089/acm.2013.0190.

-Pellati F, Borgonetti V, Brighenti V, et.al. "Cannabis sativa L. and Nonpsychoactive Cannabinoids: Their Chemistry and Role against Oxidative Stress, Inflammation, and Cancer." 2018. Biomed Res Int. Dec 4; 2018:1691428. doi: 10.1155/2018/1691428.

-Peppin J, Albrecht P, Argoff C, et.al. "Skin Matters: A Review of Topical Treatments for Chronic Pain. Part One: Skin Physiology and Delivery Systems." Pain Ther. 2015 Jun; 4(1): 17–32. doi: 10.1007/s40122-015-0031-0.

-Peres F. F., Lima A. C., Hallak J. E. C., et.al. "Cannabidiol as a Promising Strategy to Treat and Prevent Movement Disorders?" Front. Pharmacol. 2018; 9:482. doi: 10.3389/fphar.2018.00482

-Perrot S., Trouvin A-P. "Cannabis for musculoskeletal pain and arthritis: Evidence is needed". Joint Bone Spine. 2019 Jan; 86(1):1-3. doi: 10.1016/j.jbspin.2018.03.004.

-Peschel, W. "Quality Control of Traditional Cannabis Tinctures: Pattern, Markers, and Stability." Scientia Pharmaceutica. 2016. 84(3), 567–584. doi:10.3390/scipharm84030567

-Piper B. J., DeKeuster R. M., Beals M. L., et.al. "Substitution of medical cannabis for pharmaceutical agents for pain, anxiety, and sleep." Journal of Psychopharmacology. 2017; 31(5), 569–575. doi:10.1177/0269881117699616

-Pisanti, S., Bifulco, M. "Modern history of medical Cannabis: From widespread use to prohibitionism and back." Trend Pharmacol Sci. 2017 Mar;38(3):195-198. doi: 10.1016/j.tips.2016.12.002.

-Poleg S., Golubchik P., Offen D., et.al. "Cannabidiol as a suggested candidate for treatment of autism spectrum disorder." Prog Neuropsychopharmacol Biol Psychiatry. 2019 Mar 8; 89:90-96. doi: 10.1016/j.pnpbp.2018.08.030.

-Praharaj S. K., Gupta R., and Gaur N. "Clinical Practice Guideline on Management of Sleep Disorders in the Elderly." Indian J Psychiatry. 2018 Feb; 60 (Suppl 3): S383–S396. doi: 10.4103/0019-5545.224477

-Prodinger C., Reichelt J., Bauer et.al. "Epidermolysis bullosa: Advances in research and treatment." Exp Dermatol. 2019 Oct;28(10):1176-1189. doi: 10.1111/exd.13979.

-Pryce G., Baker D. "Endocannabinoids in Multiple Sclerosis and Amyotrophic Lateral Sclerosis." Handb Exp Pharmacol. 2015; 231:213-31. doi: 10.1007/978-3-319-20825-1_7.

-Punzo F., Tortora C., Di Pinto D., et.al. "Anti-proliferative, pro-apoptotic and anti-invasive effect of EC/EV system in human osteosarcoma." Oncotarget. 2017 Aug 15; 8(33):54459-54471. doi: 10.18632/oncotarget.17089.

-Quezada S. M., Cross R. K. "Cannabis and Turmeric as Complementary Treatments for IBD and Other Digestive Diseases." Curr Gastroenterol Rep. 2019 Jan 11;21(2):2. doi: 10.1007/s11894-019-0670-0.

-Raja S. N, Carr D. B, Cohen M, et.al. "The revised International Association for the Study of Pain definition of pain: concepts, challenges, and compromises". Pain. 2020 Sep 1;161(9):1976-1982. doi: 10.1097/j.pain.0000000000001939.

-Raber J. C., Elzinga S., Kaplan C. "Understanding dabs: contamination concerns of cannabis concentrates and cannabinoid transfer during the act of dabbing". J Toxicol Sci. 2015 40(6): 797-803. doi: 10.2131/jts.40.797.

-Reddy V., Grogan D., Ahluwalia M, et.al. "Targeting the endocannabinoid system: a predictive, preventive, and personalized medicine-directed approach to the management of brain pathologies." EPMA Journal. 2020 Apr 15;11(2):217-250. doi: 10.1007/s13167-020-00203-4.

-Reynolds, J. R. (1890). On The Therapeutic Uses And Toxic Effects Of Cannabis Indica. The Lancet, 135(3473), 637–638. doi:10.1016/s0140-6736(02)18723-x

-Rezende H., Rosendo A., Malcher-Lopes R., et.al. "Polyunsaturated fatty acids and endocannabinoids in health and disease" Nutr Neurosci. 2018 Dec;21(10):695-714. doi: 10.1080/1028415X.2017.1347373.

-Riera Casany J. M. Los motivos de la prohibición y el dominio americano. Capítulo I. 2013. https://www.lasdrogas.info/opiniones/los-motivos-de-la-prohibicion-y-el-dominio-americano-capitulo-i/

-Riva N, Mora G, Sorarù G, et.al. "Safety and efficacy of nabiximols on spasticity symptoms in patients with motor neuron disease (CANALS): a multicentre, double-blind, randomised, placebo-controlled, phase 2 trial". 2019. Lancet Neurol. Feb;18(2):155-164. doi: 10.1016/S1474-4422(18)30406-X.

-Robson PJ. "Therapeutic potential of cannabinoid medicines." Drug Test Anal. 2014 Jan-Feb;6(1-2):24-30. doi: 10.1002/dta.1529.

-Roitman, P., Mechoulam, R., Cooper-Kazaz, R., et.al. "Preliminary, Open-Label, Pilot Study of Add-On Oral Δ9-Tetrahydrocannabinol in Chronic Post-Traumatic Stress Disorder." Clin Drug Investig. 2014 34(8), 587–591. doi: 10.1007/s40261-014-0212-3

-Romera E., Perena M. J., Perena M. F., et.al. "Neurophysiology of pain." Rev Soc Esp Dolor. 2000; 7: Supl. II, 11-17.

-Rossi F., Tortora C., Punzo F., et.al. "The Endocannabinoid/Endovanilloid System in Bone: From Osteoporosis to Osteosarcoma." Int J Mol Sci. 2019 Apr; 20(8): 1919. doi: 10.3390/ijms20081919

-Rousseaux C, Thuru X, Gelot A, et.al. "Lactobacillus acidophilus modulates intestinal pain and induces opioid and cannabinoid receptors". Nat Med. 2007 Jan; 13(1):35-7. doi: 10.1038/nm1521.

-Rubin R. "Cannabidiol products are everywhere, but should people be using them?" 2019. JAMA, Dec 10; 322(22):2156-2158. doi: 10.1001/jama.2019.17361.

-Russo E. "Cannabis Treatments in Obstetrics and Gynecology: A Historical Review." 2002. Journal of Cannabis Therapeutics, 2(3-4), 5–35. doi:10.1300/j175v02n03_02

-Russo EB. "Cannabis Therapeutics and the Future of Neurology." Front Integr Neurosci. 2018; 12: 51. doi: 10.3389/fnint.2018.00051

-Russo EB. "Clinical Endocannabinoid Deficiency Reconsidered: Current Research Supports the Theory in Migraine, Fibromyalgia, Irritable Bowel, and Other Treatment-Resistant Syndromes." Cannabis Cannabinoid Res. 2016; 1(1): 154–165. doi: 10.1089/can.2016.0009.

-Russo EB. "Taming THC: potential cannabis synergy and phytocannabinoid-terpenoid entourage effects." Br J Pharmacol. 2011 Aug; 163(7): 1344–1364. doi: 10.1111/j.1476-5381.2011.01238.x.

-Ružić Zečević D., Folić M., Tantoush Z, et.al. "Investigational cannabinoids in seizure disorders, what have we learned thus far?". Expert Opinion on Investigational Drugs. 2018; 27(6), 535–541. doi:10.1080/13543784.2018.1482275

-Saft C., von Hein SM., Lücke T., et.al. "Cannabinoids for Treatment of Dystonia in Huntington's Disease." J Huntingtons Dis. 2018; 7(2):167-173. doi: 10.3233/JHD-170283.

-Sandhu KV, Sherwin E, Schellekens H, et.al. "Feeding the microbiota-gut-brain axis: diet, microbiome, and neuropsychiatry." Transl Res. 2017 Jan; 179:223-244. doi: 10.1016/j.trsl.2016.10.002.

-Sarris J, Sinclair J, Karamacoska D, et.al. (2020) "Medicinal cannabis for psychiatric disorders: a clinically-focused systematic review." BMC Psychiatry. 20: 24. Published online 2020 Jan 16. doi: 10.1186/s12888-019-2409-8

-SCA CENTRE MÈDIC - ASSOCIACIÓ P.A.R.I.S. Cannabis-Historia http://www.sca-centremedic.com/cast/cannabis.html

-Schievenini Stefanoni, José Domingo "La prohibición de la marihuana en México, 1920-1940" Tesis para obtener el grado de maestro en estudios históricos. Querétaro. 2012.

-Schräder N. H. B., Duipmans J. C., Molenbuur B., et.al. "Combined THC and CBD to treat pain in epidermolysis bullosa: a report of three cases." Br J Dermatology. 2019 Apr;180(4):922-924. doi:10.1111/bjd.17341.

-Schrot R. J., Hubbard J. R. "Cannabinoids: Medical implications." Ann Med 2016;48(3):128–41. doi: 10.3109/07853890.2016.1145794.

-Schultz N. R., Bassett D. T., Messina B. G., et.al. "Evaluation of the psychometric properties of the cannabis use disorders identification test - revised among college students." Addict Behav. 2019 Aug; 95:11-15. doi: 10.1016/j.addbeh.2019.02.016

-Schurman L. and Lichtman A. "Endocannabinoids: A Promising Impact for Traumatic Brain Injury." Front Pharmacol. 2017; 8: 69. Published online 2017 Feb 17. doi: 10.3389/fphar.2017.00069

-Shannon S., Lewis N., Lee H., et.al. "Cannabidiol in Anxiety and Sleep: A Large Case Series". Perm J. 2019; 23:18-041. doi:10.7812/TPP/18-041.

-Shin S., Mitchell C., Mannion K., et.al. "An Integrated Review of Cannabis and Cannabinoids in Adult Oncologic Pain Management." Pain Manag Nurs. 2019; Jun;20(3):185-191. doi: 10.1016/j.pmn.2018.09.006.

-Sihota A., Smith B. K., Ahmed S. A., et al. "Consensus-based recommendations for titrating cannabinoids and tapering opioids for chronic pain control." Int J Clin Pract. 2021 Aug;75(8): e13871. doi: 10.1111/ijcp.13871.

-Silote G. P., Sartim A., Sales A., et.al. "Emerging evidence for the antidepressant effect of cannabidiol and the underlying molecular mechanisms." J Chem Neuroanat. 2019 Jul;98:104-116. doi: 10.1016/j.jchemneu.2019.04.006.

-Simopoulos A. P. "The importance of the ratio of omega-6/omega-3 essential fatty acids." Biomed Pharmacother. 2002 Oct;56(8):365-79. doi: 10.1016/s0753-3322(02)00253-6.

-Simpson, Rick. Producing the Oil. http://phoenixtears.ca/producing-the-oil/

-Slavin M. N., Farmer S., Earleywine M. "Expectancy mediated effects of marijuana on menopause symptoms." Addict Res Theory. 2016. 24:322–329. doi: 10.3109/16066359.2016.1139701

-Slavin M., Barach E., Farmer S., et.al. "Cannabis and symptoms of PMS and PMDD." Addiction Research & Theory, 2017. doi: 10.1080/16066359.2017.1294165

-Solowij, N., Broyd, S., Greenwood, L., et. al. "A randomised controlled trial of vaporised Δ9-tetrahydrocannabinol and cannabidiol alone and in combination in frequent and infrequent cannabis users: acute intoxication effects". 2019. European Archives of Psychiatry and Clinical Neuroscience. doi:10.1007/s00406-019-00978-2

-Song J., Xian D., Yang L., et.al. "Pruritus: Progress toward Pathogenesis and Treatment". Biomed Res Int. 2018; Apr 11; 2018:9625936. doi: 10.1155/2018/9625936.

-Sophocleous A., Robertson R., Ferreira N. B., et.al. "Heavy Cannabis Use Is Associated With Low Bone Mineral Density and an Increased Risk of Fractures." (2017). The American Journal of Medicine, 130(2), 214–221. doi: 10.1016/j.amjmed.2016.07.034

-Spindle T., Cone E., Schlienz N., et.al. "Acute Pharmacokinetic Profile of Smoked and Vaporized Cannabis in Human Blood and Oral Fluid." J Anal Toxicol. 2019 May 1;43(4):233-258. doi: 10.1093/jat/bky104.

-Stahnisch, F. W.; Verhoef, M. (2012). "The Flexner Report of 1910 and Its Impact on Complementary and Alternative Medicine and Psychiatry in North America in the 20th Century". Evid Based Complement Alternat Med. 2012; 2012:647896. doi: 10.1155/2012/647896.

-Starowicz K., & Finn D. P. "Cannabinoids and Pain: Sites and Mechanisms of Action." Advances in Pharmacology. 2017. 437–475. doi: 10.1016/bs.apha.2017.05.003.

-Steingrímsdóttir Ó. A., Landmark T., Macfarlane G. J., et.al. "Defining chronic pain in epidemiological studies: a systematic review and meta-analysis." Pain. 2017 Nov;158(11):2092-2107. doi: 10.1097/j.pain.0000000000001009

-Stone T., Henkle J. & Prakash V. "Pulmonary mucormycosis associated with medical marijuana use". Respir Med Case Rep. 2019. 26: 176–179. doi: 10.1016/j.rmcr.2019.01.008.

-Suryadevara U., Bruijnzeel D. M., Nuthi M., et.al. "Pros and Cons of Medical Cannabis use by People with Chronic Brain Disorders". Curr Neuropharmacol. 2017;15(6):800-814. doi: 10.2174/1570159X14666161101095325.

-Tashkin, Donald P. "Effect of Marijuana Smoking on the Lung." Ann Ame Thorac Soc. 2013 Jun;10(3):239-47. doi: 10.1513/AnnalsATS.201212-127FR.

-Tenorio Tagle, Fernando. El control social de las drogas en México, Instituto Nacional de Ciencias Penales, México, 1991.

-Terpenos. Temas de Farmacognosia - Plantas medicinales. 2016. https://www.plantas-medicinal-farmacognosia.com/temas/aceites-esenciales/terpenos

-Thapa D., Cairns E.A., Szczesniak A. M., et.al. "The Cannabinoids Δ8THC, CBD, and HU-308 Act via Distinct Receptors to Reduce Corneal Pain and Inflammation". Cannabis Cannabinoid Res. 2018 Feb 1;3(1):11-20. doi: 10.1089/can.2017.0041.

-Theile D., Hohmann N., Kiemel D., et.al. "Clementine juice has the potential for drug interactions - In vitro comparison with grapefruit and mandarin juice". Eur J Pharm Sci. 2017 Jan 15; 97:247-256. doi: 10.1016/j.ejps.2016.11.021

-Travers S., Litofsky N. S. "Daily Lifestyle Modifications to Improve Quality of Life and Survival in Glioblastoma: A Review." Brain Sci. 2021 11(5), 533. doi: 10.3390/brainsci11050533.

-Treede R. D., Jensen T. S., Campbell J. N., et.al. "Neuropathic pain: redefinition and a grading system for clinical and research purposes." Neurology. 2008 Apr 29;70(18):1630-5. doi: 10.1212/01.wnl.0000282763.29778.59.

-Treede R. D., Rief W., Barke A., et.al. "Chronic Pain as a Symptom or a Disease: The IASP Classification of Chronic Pain for the International Classification of Diseases (ICD-11)." Pain. 2019 Jan;160(1):19-27. doi: 10.1097/j.pain.0000000000001384.

-Uranga J. A., Vera G., Abalo R. "Cannabinoid pharmacology and therapy in gut disorders." Biochem Pharmacol. 2018 Nov; 157:134-147. doi: 10.1016/j.bcp.2018.07.048.

-Urits I., Borchart M., Hasegawa M., "An Update of Current Cannabis-Based Pharmaceuticals in Pain Medicine.". Pain Ther. 2019 Feb 5. doi: 10.1007/s40122-019-0114-4.

-U.S. Department of Justice. Drug Enforcement Administration. Diversion Control Division. 2016. Title 21 USC Codified CSA. Section 812 https://www.deadiversion.usdoj.gov/21cfr/21usc/812.htm

-Valero F. "Esquizofrenia y Psicosis según el DSM 5. Clasificación, causas, nivel de gravedad, síntomas y tratamientos de la esquizofrenia". 1 Marzo, 2018. www.Psicovalero.wordpress.com

-Vandrey, R., Raber, J. C., Raber, M. E., et.al. "Cannabinoid Dose and Label Accuracy in Edible Medical Cannabis Products". JAMA, 2015 313(24), 2491–2493. doi: 10.1001/jama.2015.6613.

-Velasco G., Sánchez C., Guzmán M. "Towards the use of cannabinoids as antitumour agents". Nat Rev Cancer. 2012 May 4; 12(6):436-44. doi:10.1038/nrc3247

-Velasco G, Sánchez C, Guzmán M. "Anticancer mechanisms of cannabinoids". 2016. Curr Oncol. Mar;23(2): S23-32. doi: 10.3747/co.23.3080.

-Watkins B, Hutchins H, Li Y, et.al. "The endocannabinoid signaling system: a marriage of PUFA and musculoskeletal health." Journal of Nutritional Biochemistry. 2010; 21: 1141–1152. doi: 10.1016/j.jnutbio.2010.04.011.

-Watson, J. E., Kim, J. S., & Das, A. (2019). "Emerging class of omega-3 fatty acid endocannabinoids & their derivatives. Prostaglandins & other lipid mediators." 2019 Aug;143:106337. doi: 10.1016/j.prostaglandins.2019.106337.

-Watts G. "Cannabis confusions". BMJ. 2006 Jan 21; 332(7534): 175–176. doi: 10.1136/bmj.332.7534.175.

-White C. M. "Dietary Supplements Pose Real Dangers to Patients." Ann Pharmacother. 2020 Aug;54(8):815-819. doi: 10.1177/1060028019900504.

-White C. M. "A Review of Human Studies Assessing Cannabidiol's (CBD) Therapeutic Actions and Potential." (2019). The Journal of Clinical Pharmacology. doi:10.1002/jcph.1387

-World Health Organization. WHO experts committee on drug dependence. 2012

-Wilkinson J. D. and Williamson E. M. "Cannabinoids inhibit human keratinocyte proliferation through a non-CB1/CB2 mechanism and have a potential therapeutic value in the treatment of psoriasis". 2007. J.Dermatol.Sci. 45: 87-92. doi: 10.1016/j.jdermsci.2006.10.009.

-Wolfe F., Clauw D. J., Fitzcharles M. A., et.al. "The American College of Rheumatology Preliminary Diagnostic Criteria for Fibromyalgia and Measurement of Symptom Severity". Arthritis Care & Research. Vol 62, No 5, May 2010 pp 600-610 doi: 10.1002/acr.20140.

-Woodward, M. R., Harper, D. G., Stolyar, A., et.al. "Dronabinol for the Treatment of Agitation and Aggressive Behavior in Acutely Hospitalized Severely Demented Patients with Noncognitive Behavioral Symptoms." The American Journal of Geriatric Psychiatry. 2014; 22(4), 415–419. doi: 10.1016/j.jagp.2012.11.022.

-Wong S. S., Wilens T. E. "Medical Cannabinoids in Children and Adolescents: A Systematic Review." Pediatrics. 2017 Nov;140(5): e20171818. doi: 10.1542/peds.2017-1818.

-www.gob.mx/cultura/articulos/en-1940-lazaro-cardenas-legalizo-las-drogas-en-mexico

-www.lasdrogas.info/noticias/la-onu-reconoce-oficialmente-las-propiedades-medicinales-del-cannabis/

-www.phytofacts.info

-Zaami S., Di Luca A., Di Luca N., et.al. "Medical use of cannabis: Italian and European legislation." Eur Rev Med Pharmacol Sci. 2018. 22(4):1161-1167. doi: 10.26355/eurrev_201802_14405.

-Zaccardelli, A., Friedlander, H. M., Ford, J. A. et.al. "Potential of Lifestyle Changes for Reducing the Risk of Developing Rheumatoid Arthritis: Is an Ounce of Prevention Worth a Pound of Cure?" Clinical Therapeutics. 2019 41(7):1323-1345. doi: 10.1016/j.clinthera.2019.04.021

-Zagožen M., Čerenak A., Kreft S. "Cannabigerol and cannabichromene in Cannabis sativa L". Acta Pharm. 2020 Dec 31;71(3):355-364. doi: 10.2478/acph-2021-0021.

-Zendulka O., Dovrtělová G., Nosková K., et.al. "Cannabinoids and Cytochrome P450 Interactions". Curr Drug Metab. 2016;17(3):206-26. doi: 10.2174/1389200217666151210142051.

-Zuardi, A., Crippa, J., Hallak, J., et.al. "Cannabidiol for the treatment of psychosis in Parkinson's disease." Journal of Psychopharmacology. 2009; 23(8), 979–983. doi: 10.1177/0269881108096519

-Zumbrun E. E., Sido J. M., Nagarkatti P. S., et.al. "Epigenetic Regulation of Immunological Alterations Following Prenatal Exposure to Marijuana Cannabinoids and its Long Term Consequences in Offspring." Journal of Neuroimmune Pharmacology, 2015. 10(2), 245–254. doi:10.1007/s11481-015-9586-0

AGRADECIMIENTOS

Agradezco a el cannabis, un gran regalo de la naturaleza. Sin él este libro no existiría.

Gracias a las personas que se han cruzado en mi camino, a mis familiares, maestros, médicos, compañeros, alumnos, pacientes, amigos y no tan amigos, de todos he aprendido.

A Max Simon por invitarme a participar en el proyecto Green Flower y poder ayudar a disolver el estigma que tiene el cannabis a base de conocimiento científico, así como darme la oportunidad de conocer gente experta en la materia.

A Arno Hazekamp por ser un excelente maestro, por su pasión, conocimiento y experiencia alrededor del cannabis, gracias por permitirme formar parte de la familia Masterclass Medicinal Cannabis, por presentarme grandes eminencias en el estudio del cannabis como John McPartland DO, MS, Dr. Ernest Small, Roy Upton RH, Dr. Caroline MacCallum y también conocer a personas que han dedicado su vida a estudiar, investigar y aplicar sus conocimientos acerca de esta planta y la forma en la que puede beneficiar a los pacientes. Miri Ogintz, Gregor Zorn, Tal Lupo, Chris Spooner.

A la Dra. Lenis, Dra. Xiomara, Dra. Paula y el Dr. Juan Manuel por su tiempo, dedicación y generosidad al compartir sus valiosas experiencias, las cuales han sido fundamentales para el desarrollo de este importante proyecto.

A la Dra. María Fernanda Arboleda por compartir sus conocimientos, su tiempo y sus sugerencias en la elaboración de este libro. Gracias por tu empatía y cariño.

Lo que se debe saber

Dr. Michael Verbora, por recibirme en las clínicas Canabo en Toronto y permitirme aprender acerca del sistema de salud canadiense, gracias a todos los pacientes que compartieron conmigo sus experiencias.

Craig Munro muchas gracias por compartir y permitirme utilizar tus fotografías para ilustrar este libro.

Patrick Moran de Pebble Wellness por las imágenes proporcionadas, por tu opinión acerca de este libro, por ser un activista y una persona responsable, además de excelente empresario.

Ruth Vidaurre, muchas gracias por invitarme a aprender más del cannabis, recibirme con los brazos abiertos en Cascáis, compartir tus conocimientos, experiencias y amistad.

Muchas gracias, Russell Cole por incluirme en tus proyectos, escucharme, recibirme en Toronto y por tu amistad.

A todas las personas activistas que han luchado durante años por los derechos humanos y el uso del cannabis, así como aquellas personas que no se quedaron calladas y alzaron la voz a favor del cannabis medicinal.

En especial quiero agradecer a toda mi familia por siempre contar con su amor, apoyo y respeto. A mis padres por darme amor, educación y las oportunidades para ser quien soy. A mi hermano por demostrarme día a día que nunca hay que darse por vencido. A mi pareja por ser un maravilloso ser humano que quiso compartir su vida conmigo, ser mi maestra, ayudarme y empujarme cada día a ser mejor. Y al más pequeño de la familia, gracias por escogerme como una de tus guías en este mundo.

Lo que se debe saber

Dr. Michael Verbora, por recibirme en las clínicas Canabo en Toronto y permitirme aprender acerca del sistema de salud canadiense, gracias a todos los pacientes que compartieron conmigo sus experiencias.

Craig Munro muchas gracias por compartir y permitirme utilizar tus fotografías para ilustrar este libro.

Patrick Moran de Pebble Wellness por las imágenes proporcionadas, por tu opinión acerca de este libro, por ser un activista y una persona responsable, además de excelente empresario.

Ruth Vidaurre, muchas gracias por invitarme a aprender más del cannabis, recibirme con los brazos abiertos en Cascáis, compartir tus conocimientos, experiencias y amistad.

Muchas gracias, Russell Cole por incluirme en tus proyectos, escucharme, recibirme en Toronto y por tu amistad.

A todas las personas activistas que han luchado durante años por los derechos humanos y el uso del cannabis, así como aquellas personas que no se quedaron calladas y alzaron la voz a favor del cannabis medicinal.

En especial quiero agradecer a toda mi familia por siempre contar con su amor, apoyo y respeto. A mis padres por darme amor, educación y las oportunidades para ser quien soy. A mi hermano por demostrarme día a día que nunca hay que darse por vencido. A mi pareja por ser un maravilloso ser humano que quiso compartir su vida conmigo, ser mi maestra, ayudarme y empujarme cada día a ser mejor. Y al más pequeño de la familia, gracias por escogerme como una de tus guías en este mundo.

www.ingramcontent.com/pod-product-compliance
Lightning Source LLC
Chambersburg PA
CBHW052138220526
45471CB00004B/1431